体の悩みを解決! ずっと元気に!

サプリメント健康事典

SUPPLEMENTS

一般社団法人 日本サプリメント協会
監修／NPO日本抗加齢協会

集英社

はじめに

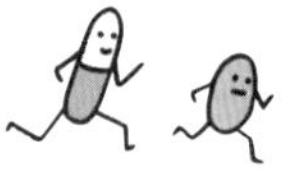

近年、世界はますますグローバル化し、貿易の自由化が進んで、さまざまな地域の産物が輸入されるようになると、私たちが口にする食品には、これまで以上に「見えない」リスクが生じるようになります。それとともに、安全で安心な食品への意識は、ますます高まるでしょう。

しかし、実際に安全の保証はどこにあるのか、誰が認めているのか、その情報は確かなのか、など、「安全・安心」の根拠はわかりにくく、容易に判断できないことが多いのも事実です。

リスクに関するあらゆる情報や意見を交換することを「リスクコミュニケーション」といいますが、何がリスクで、どう防げばよいか、という情報を共有し、学びあうことは、今後、とても大切になるでしょう。

そして、私たちはいつも信頼できる情報、活用できる情報を求めています。とりわけ「健康」に関わることは、老若男女に共通する関心事です。個人が、よりよい人生を生きるために、「健康」は大切な要素だからです。また、高齢化する日本の、持続

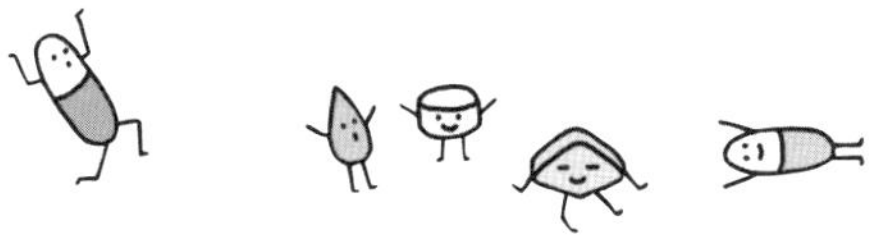

可能な社会をつくるためにも、一人ひとりのセルフケア、セルフメディケーションは重要なテーマです。

本書は、こうしたテーマをサポートするものの一つに、食品のもつ機能性があり、その機能性を活かした健康食品やサプリメントがあると考え、それらの情報を中立的な視点で収集し、まとめたものです。

「健康」は他人まかせにはできません。自分の体を自分で守るという自己責任の意識が必要です。そのためには、「CMでよく見るから」、「友だちがいいと言うから」、「流行っているから」といった根拠のない判断をせず、より高い情報リテラシーを身につけることを目指したいものです。

確かに、氾濫する情報の中から、信頼に足るものを見出すのは容易ではないかもしれません。しかし、情報には必ず目的があります。誰が、何を目的に出している情報なのかをよく考えて、俯瞰的に見る目を養いましょう。

そうした個人の適正な「判断能力」と「購入行為」が、よい商品、よい企業、よい市場をつくり出すのではないでしょうか。

２０１５年12月　一般社団法人日本サプリメント協会理事長　後藤典子

CONTENTS

目次

気になる悩み別、サプリメントの選び方

サプリメントの成分と食品

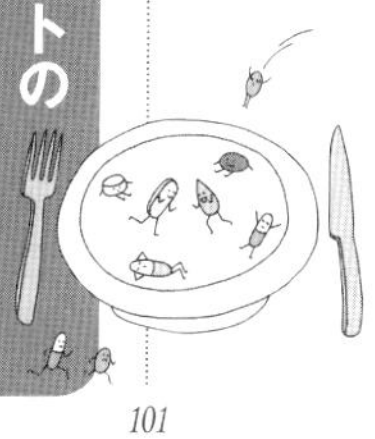

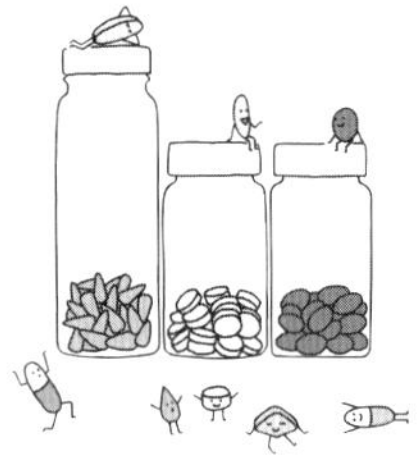

●装丁・デザイン …… 若林貴子
●撮影 …… 奥谷 仁
●イラスト …… 石川ともこ
…… 臼木クレイ
●編集・構成 …… 後藤典子
●編集スタッフ …… 平田史明
…… 額賀敏恵
…… 小栗みさと

第1章

サプリメントの基礎知識

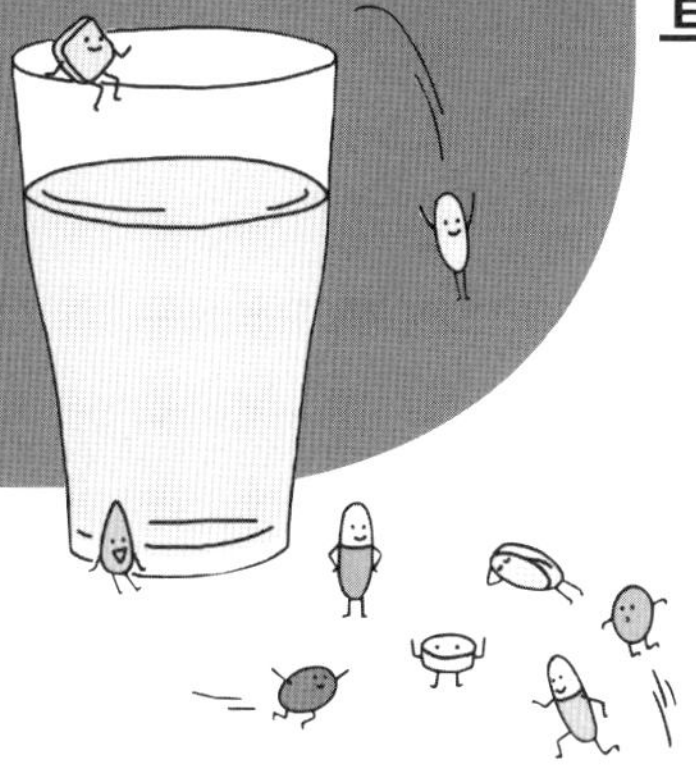

1

社会の変化とサプリメント

1 健康でいることが社会貢献になる

近年、日本人の栄養状態は良好で、世界でもトップクラスの長寿国です。今後も、平均寿命は伸びていくでしょう。しかし問題は、超高齢化社会と、平均寿命と健康寿命（日常生活に制限のない期間）との差です。これが社会保障費を押し上げ、日本の財政破たんを招くと、多くの専門家が警鐘を鳴らしています。

平成25年度の国民医療費は40兆６１０億円、前年度に比べ８４９３億円の増加となり、一人当たりにすると31万４７００円。毎年、増加の一途をたどっています。このうち約3割を生活習慣病が占めています。また年齢別で見ると、65歳以上が57・7％、23兆円を超える医療費になっています（図①：年齢階級別医療費）。

団塊の世代が後期高齢者になる「２０２５年問題」では、医療費は54兆円に、介護費は20兆円に膨らむとされ、財源の確保や介護従事者の人手不足が大きな問題となっています。

政府は対策の一つとして「健康寿命の延伸」を掲げています。平均寿命と健康寿命の差は、「不健康な期間」です。この差を縮めることは、医療費や介護給付費など社会保障負担の軽減となります。そして何よりも、自立した健康な老後を送ることは、一人ひとりの幸福につながるといえるでしょう。

では、「寝たきり」や「要介護」にならないために、できることは何か。それは食事や運動、休養などの日々の生活習慣のコントロールなのです。言葉にすれば簡単なことですが、実践するには少なからず個々人の意志と適正な知識がなければなりません。

2 米国の法整備の神髄は「健康教育」にある

図① 平成25年度：年齢階級別医療費

資料／厚生労働省　（億円）

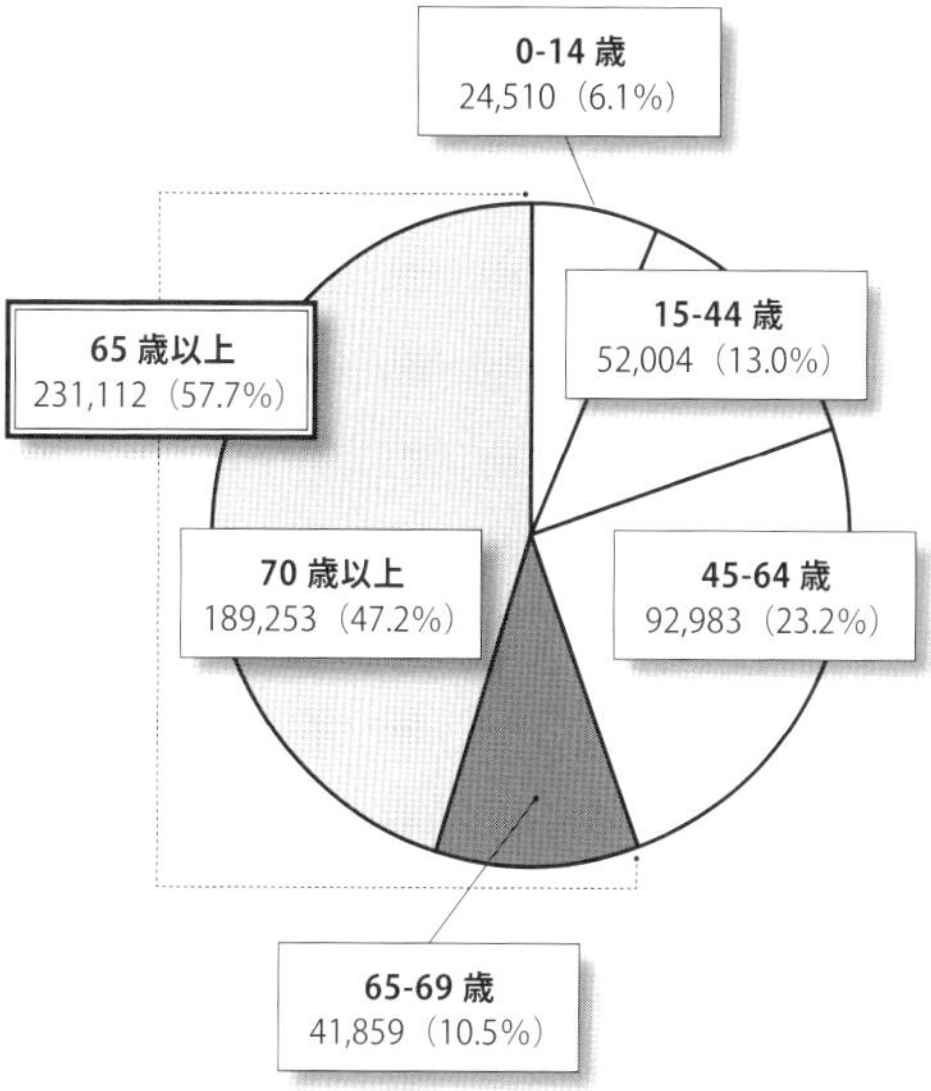

米国では、１９６０年にアポロ計画が成功を収めた後、当時のニクソン大統領が巨額の予算を、がんの死亡率半減のための治療技術の向上に投じました。しかし一向に成果が上がらず、議論の末、「治療」ではなく「予防」を重視した対策を行うべきだということになったのです。

そして１９７６年、上院に栄養問題特別委員会が設置され、国民の健康と栄養の関係を調査しました。それが『マクガバンレポート』です。レポートは、がんや心臓病、糖尿病などの現代病は、食事が原因の「食源病」であると結論しました。特に動物性脂肪の過剰摂取と、カルシウムや鉄、ビタミンＡ、B_1、B_6、Ｃ、Ｅの不足が深刻だと報告しています。

これにより食事が見直されるとともに、サプリメント（supplement）へのニーズが生まれたのです。サプリメントを直訳すると「補助するもの」「補完するもの」となります。つまり必要な栄養素は食事でとるのが基本ですが、足りないものはサプリメントで補い、健康維持を心がけようというわけです。

やがて食品の機能性への関心の高まりは、健康政策として整えられていきます。その最初の一歩となったのが、１９９０年に制定されたＮＬＥＡ（栄養表示教育法）と、１９９４年に制定されたＤＳＨＥＡ（ダイエタリーサプリメント健康教育法）ですが、どちらも「教育法」とされていることに、制度づくりの目的が見て取れます。

この制度の基本的なミッションは、米国民の健康の増進や病気の予防であり、そのための栄養やサプリメントの有用性について、いかに国民に啓蒙し、正しい理解と判断を養うことができるかという点にあるのです。

また政府は、サプリメントに関するエビデンス（科学的根拠）研究を支援し、評価された研究成果は、ヘルスケアの専門家や医療従事者にも広く情報提供しています。例えば販売店には客の相談に応じる十分なスキルを身につけたアドバイザーがおり、また代替医療のクリニックやサプリメントに詳しい医師から製品情報をもらうことも多いのです。

こうした多面的な啓蒙活動が、国民の健康促進やＱＯＬの向上につながるとともに、最近の研究では、医療費削減に貢献しているという報告もあります。

サプリメントを使用することで、どの程度の医療費抑制になるかを検討した結果が２０１４年秋に報告されましたが、それによると、ある10種類のサプリメント素材に限定して調査した結果、7年間の累積で、５兆円を超える削減額が見込めるという結果でした。

民間保険制度の米国では医療費が高額だということもあり、国民は「自分の健康は自分で守る」という意識をもって、知識を身につけ、情報を収集し、アドバイスを受けます。

日本でも今後、国民がヘルスケアの的確な判断ができるよう、さまざまな環境整備が必要となりますが、最も大切なことは、「自分の健康は自分で守る」という一人ひとりの自立の意識だということを忘れないようにしたいものです。

3 日本の情報リテラシーを育てるために

２０１５年４月に「機能性表示食品」の新制度がスタートしました。食品表示制度の43年ぶりの改定です。これは安倍政権が推進するアベノミクスの成長戦略の一環として、食品産業の市場拡大と、医療費削減を視野に入れたものだといえるでしょう。

米国では、先述のダイエタリーサプリメントの法整備を行ってのち、市場に大きな経済効果を生んでいます。当初約８０００億円程度であった市場規模が、２０１２年には３兆２５００億円と、20年ほどで約４倍に拡大したのです。こうした米国のサプリメント法整備にならい、日本も有効な手を打とうというわけです。

では、実際に日本の消費者は「健康食品」とどのようにつき合っているのかを、いくつかのポイントで見てみましょう（以下のデータは、平成24年、消費者委員会が行った1万人を対象にしたアンケート調査『消費者の「健康食品」の利用に関する実態調査』より引用）。

まず、健康食品を現在利用している消費者は約6割。ほぼ毎日利用している人は26%で、利用したことがない人も同様に25%。50代以上では、約3割が毎日利用しています。

健康食品を利用する目的についての回答では、最も多いのが「体調の維持・病気の予防」で50%、「健康の増進」が43%で、意外と少ないのが「美容」や「ダイエット」。また「病状の改善」と答えた人が11%でした。

そして、購入時に参考にする情報は何か、という問いに、６割以上の人が「機能性（効果・効能）」と「含有成分名・含有成分量」を挙げています（Ｐ14図②）。

ところが、消費者が最も知りたい健康食品の機能性は、基本的には薬機法（医薬品、医療機器等の品質、有効性及び安全性の確保等に関する法律）や健康増進法などで表示を制限されており、「骨の健康」や「おなかの調子」「血圧」「血糖値」など体の構造や機能に関わる文言は、これまで「トクホ」や「栄養機能食品」以外では使えませんでした。

新制度の「機能性表示食品」はこうした消費者の要求に応えたものですが、この制度にはまだいくつかの壁もあります。例えば、有効成分が特定できないもの、特定できても成分の内容にばらつきがあるもの、健常者でのエビデンスがないものなどは、相変わらず「いわゆる健康食品」として機能性表示は許されません。

消費者にとって商品の情報収集は、まだ十分にその環境が整っているとはいえないでしょう。

　では消費者は、健康食品に関する情報収集をどのように行っているのでしょうか。「インターネット」57％に続いて、「テレビ・ラジオの番組やコマーシャル」が44％、「雑誌・新聞・書籍の記事や広告」が29％となっています。また「インターネット」という回答の内訳を見ると、6割が「健康食品メーカーや販売店のサイト・ブログ」と答えています。そして、「行政機関」からの情報収集はわずかに1％にすぎません。おしなべて見れば、中立・公正な情報の乏しさと、情報リテラシーの未熟さを表しているといわざるをえません。

　先の米国では、国家機関である米国衛生研究所（NIH）が一般消費者に向けて提供しているウェブサイト Medline Plus （http://www.nlm.nih.gov/medlineplus/）で、医薬品やサプリメントなどに関する情報、疾患の処置に関する情報などが画像やイラストなどを使ってわかりやすく解説されており、年間、1億5000万人の閲覧があるといいます。

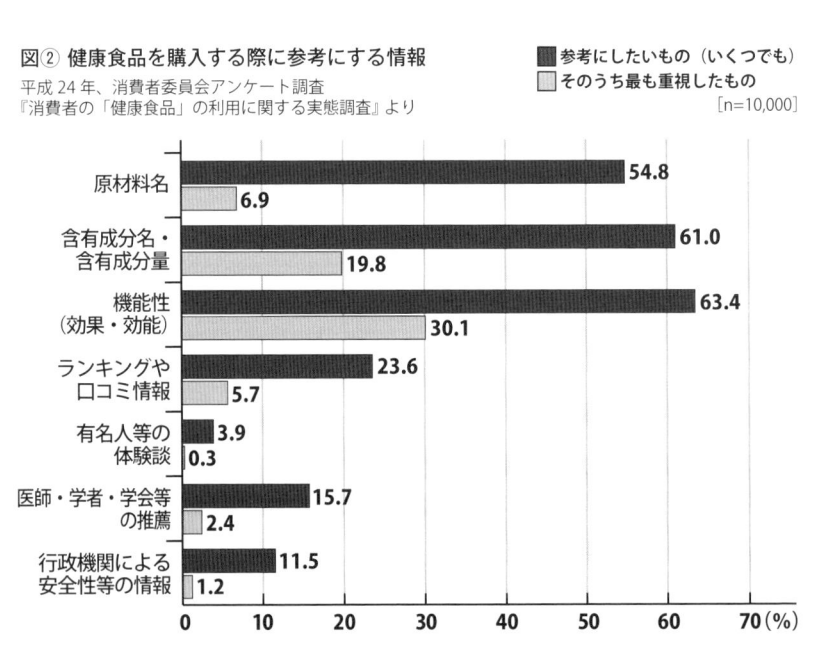

図② 健康食品を購入する際に参考にする情報

平成24年、消費者委員会アンケート調査
『消費者の「健康食品」の利用に関する実態調査』より

■ 参考にしたいもの（いくつでも）
■ そのうち最も重視したもの
［n=10,000］

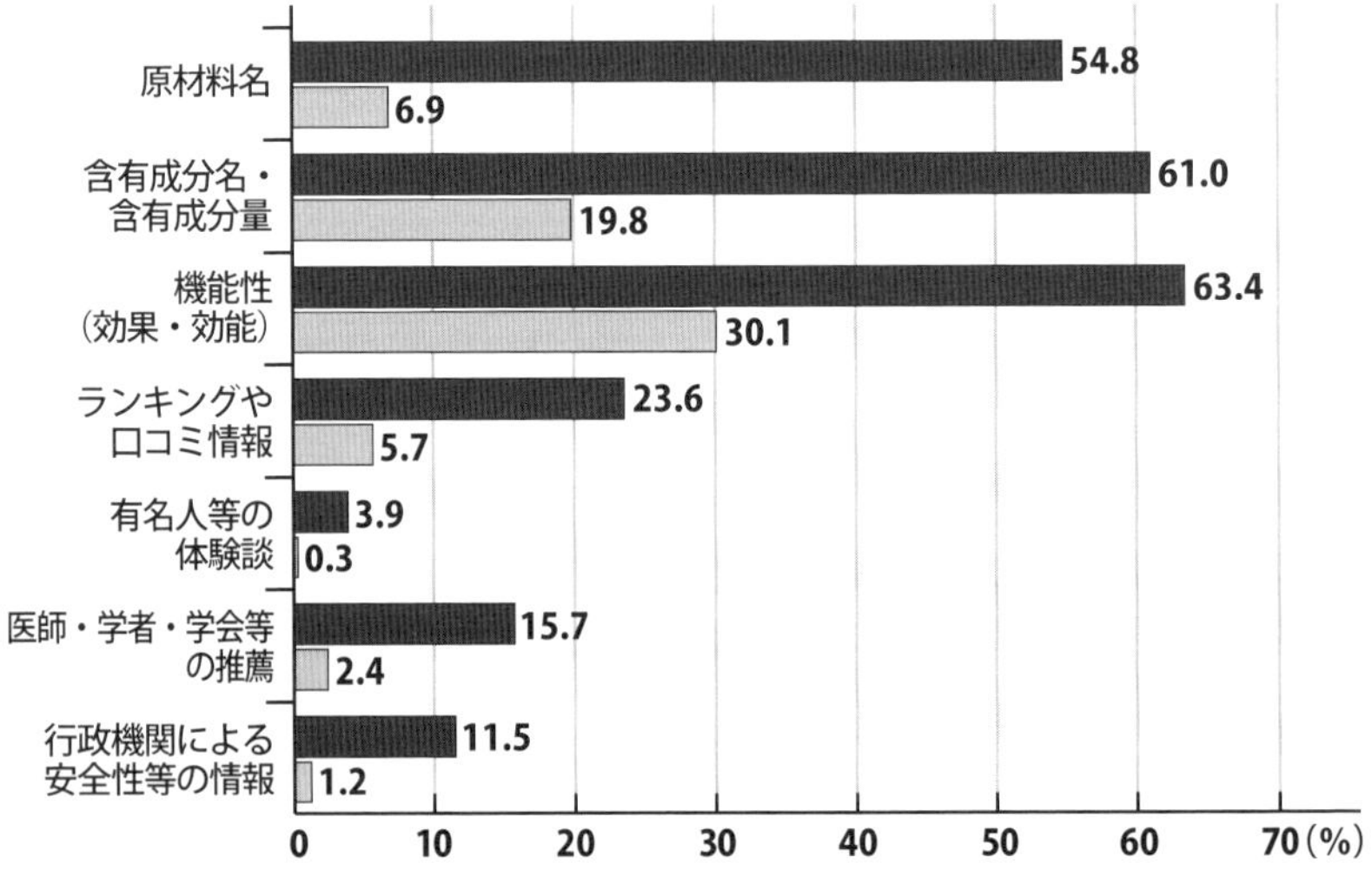

4 サプリメントは本当に必要か？

そもそもサプリメントは必要でしょうか、という問いかけには、必要のない環境がのぞましい、と答えるほかないでしょう。

健康の基本は食事です。サプリメントを食事の代用とするべきではありませんし、またファストフードのツケをサプリメントで帳消しにすることもできません。病気の改善に過大な期待をよせても、結果は得られないかもしれません。なかには十分な安全性の根拠が確立されていないものもありますし、生産・製造管理が行き届いているわけでもありません。

ただ、こうしてサプリメントがその市場を拡大し、さまざまな研究が進められているのには理由があります。それは環境の変化です。大きく分けると「食環境」「社会環境」「自然環境」の急激な変化が要因です。

現代人の食生活は、多くの問題をはらんでいます。厚生労働省がまとめた「国民健康・栄養調査」（平成25年）を見ると、食のアンバランスや若年層の朝食の欠食や孤食、40歳代男性の肥満傾向と対照的に20歳代女性の過度のやせ、食の欧米化による脂質の過剰摂取など、食環境のさまざまな問題が顕在化してきています。

そしてこれらの問題から推察されるのは、必須栄養素、特に必須微量栄養素であるビタミンやミネラルの摂取不足です。必須微量栄養素は、細胞の新陳代謝やエネルギー代謝に関わる補酵素として不可欠で、不足すると体の代謝システムの働きに支障をきたします。つまり、心身の基本となる細胞の機能が壊れてしまうのです。

また社会環境も大きく関わってきます。現代人の多くは多忙となり、食事に払う時間や意識が希薄になっています。ゆっくりと食事を楽しむ団欒の機会が失われ、ファストフードや加工食品が多用されています。加えて、社会のストレスはますます増大しています。ストレスは多量のビタミンを消費しますが、耐えられる限度を超えた過度のストレスや継続的なストレスが体に与える影響は計り知れません。

心理的なストレスばかりではなく、物理的、科学的ストレスも蔓延しています。紫外線やパソコン、携帯電話などが発する電磁波、排気ガス、ダイオキシンなどもストレスとなります。いくつかは自然環境の変化にも関わることですが、壊れた自然を元に戻すことができないのであれば、リスクを避ける対策を講じなければなりません。

こうしたストレスは免疫機能を低下させるとともに、活性酸素の過剰発生を招き、それがＤＮＡを傷つけるとがんや老化のリスクが高まります。

人間の体は、もともと活性酸素のダメージから身を守るために抗酸化酵素を備えていますが、現代社会がもたらす多くの強いストレスはこの酵素だけでは歯が立たないこともあり、食品に含まれる抗酸化成分の力を借りる必要があります。

ところが近年、農畜水産物の栄養価の低下が報告されています。化学肥料や農薬、抗生物質や成長促進剤の多用によって食材が栄養的に非力になったといわれています。できるだけ栄養価の高い食材を選択することも一つの方法ですが、不足を補うサプリメントを上手に活用するのも現代人の知恵なのかもしれません。

5 効くサプリメントの条件

サプリメントが効くか効かないか、を考えるとき、そこには多くの条件が関わってきます。それを３つの要素に分けると「製品の品質と内容」「摂取の仕方」「利用者の状態」になります（図③）。

【要素１：製品の品質と内容】

成分の有効性が、そのままサプリメント（製品）の有効性にはなりません。その製品の有効成分の含有量（あるいは原材料相当量）や吸収率、一緒に加えられた成分との相乗作用などが有効性に影響します。例えばカルシウムは、マグネシウムと２：１の割合で配合すると相乗的に吸収効率が高まり、これにビタミンDを加えれば吸収が促進されます。このように成分の特性を活かす配合になっているかどうかは重要な要素です。

製造や保存、販売過程での品質管理も大切な要素です。例えば、n-3（ω3）系の脂肪酸を含んだサプリメントなら、製造段階で低温搾抽や遮光処理、冷蔵保存などが行われているかどうかが重要です。酸化し、劣化したものを使用し続ければ、場合によっては健康を害するおそれもあります。

品質管理の目安として、米国では世界基準のGMP（Good Manufacturing Practice）を義務化していますが、日本はまだ任意です。また製造年月日の確認も大切です。製造後に経過した時間が長くなればなるほど、効力は失われていきます。特にある種のビタミン類は8カ月を経過すると、その作用が半減するといわれています。

【要素2：摂取の仕方】

同じ製品でも、摂取する量やタイミング、ほかの素材や薬品との飲み合わせなどによって、有効性に差が生じます。

【要素3：利用者の状態】

年齢、体格、遺伝的素因、消化・吸収能力、職業、食環境、喫煙や飲酒の習慣、運動習慣など、その人の状態や環境によっても、効果は変わります。製品がうたう効果を鵜《う》呑《のみ》みにせず、自分の体調の変化を見ながら効果をチェックする習慣を身につけましょう。

図③ 3つの要素

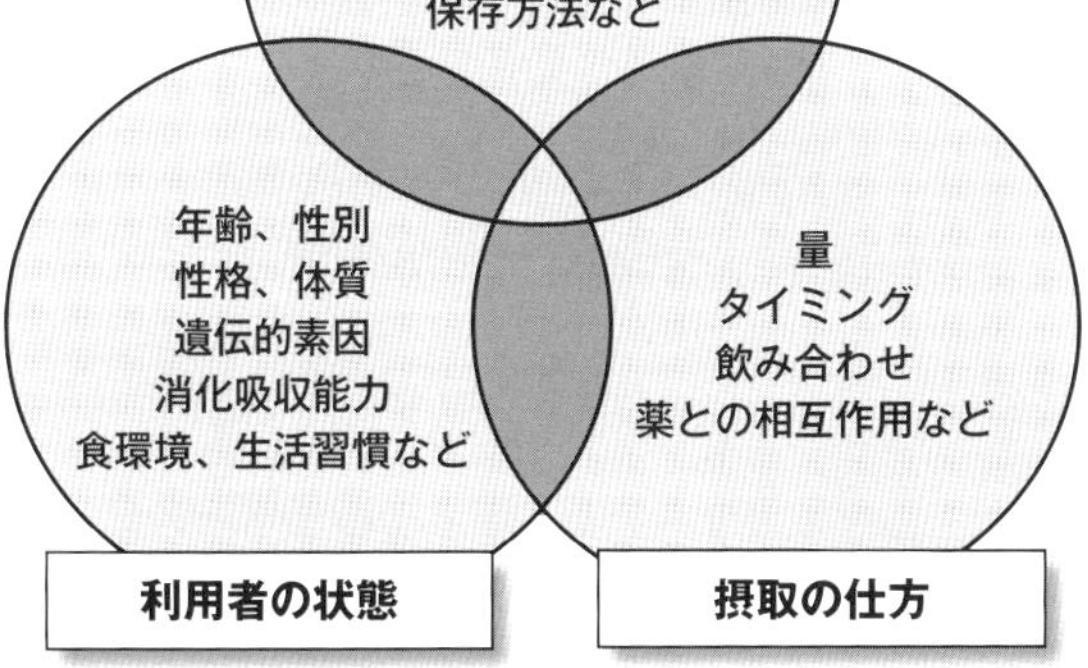

2

体と栄養の基礎知識

「食の大切さ」は誰もがわかっています。しかし、なぜバランスのよい食事が健康をもたらすのか、食べ物が私たちの体にどのように作用しているのか、ということはあまり関心を持たれなかったように思います。

ここでは、体をつくっている細胞の仕組みや、それぞれの栄養素の働きなど、生きるために、健康であるために人体が行っているさまざまなことを、わかりやすく解説します。

1 体は食べ物でできている

私たちの体は、いくつもの元素で構成されています。酸素（O）、炭素（C）、水素（H）、窒素（N）の4元素が96％を占め、これらが人体の水分、たんぱく質、脂質、糖質をつくっています（図④）。

そのほかの元素では、カルシウム（Ca）、マグネシウム（Mg）、リン（P）などが骨格をつくり、ナトリウム（Na）、カリウム（K）、塩素（Cl）などは細胞内外の体液中にあってさまざまな生理作用に関わっています。鉄（Fe）は、主に血液中のヘモグロビンとして存在します。

そして、これらの元素によってつくられる体成分を栄養素で示すと、60％ほどが水分で、それ以外はたんぱく質（16％）、脂質（16～30％）、糖質（0.5％）、ミネラル（5％）、ビタミン（微量）の5大栄養素になります。

ちなみに食事から一番たくさん食べているのは糖質ですが、体成分としての糖質が0.5％ととても少ないのは、糖質がエネルギー源として代謝されてしまうからです。加えて、余った糖質は脂質として体内に蓄えられるためです。

このように体成分（栄養素）は、生命現象である「代謝」によってたえず消費されます。そのため私たちは食物から栄養素を摂取して、失われた栄養素を補充しているのです。

2 体は、毎日少しずつつくり直される

さて「代謝」とは、生きていくために体内で起こっているたえまない物質変換です。

これには「同化」と「異化」があります。物質を合成して体をつくるための代謝＝新陳代謝を「同化」、物質を分解してエネルギー源をつくる代謝＝エネルギー代謝を「異化」といいます。

食べたものから、私たちは生きるためのエネルギーをつくり出し、また体の細胞をつくり直しています。例えば、変化しないように見える骨のミネラルも、常に少しずつ入れ替わり、1年間で20〜30％が生まれ変わります。これは一生涯続く生命活動なのです。

図④人体を構成する元素と栄養素

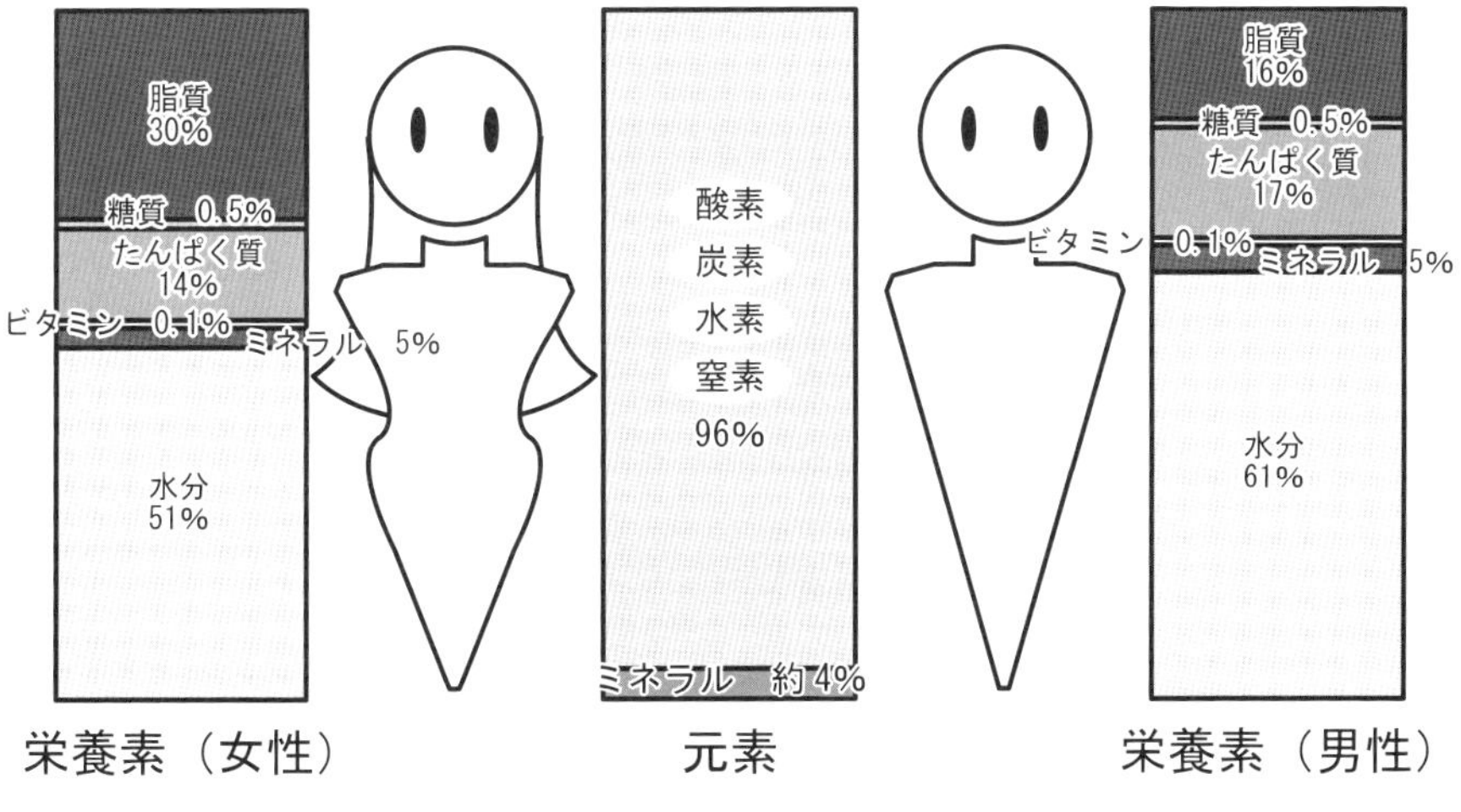

3 命を守っている5大栄養素

人が食べ物からエネルギーを得たり、体の新しい細胞をつくったりして生命活動を営む現象を「栄養」といいます。そして、この生命活動のために必要とされる食べ物の中の成分を「栄養素」と呼びます。

栄養素として重要な「たんぱく質」「脂質」「糖質」を3大栄養素、これに「ミネラル」と「ビタミン」を入れて5大栄養素と呼んでいます（図⑤）。

このほか生きていくためには「水」と「酸素」も必要です。「水」を加えて6大栄養素とすることもあれば、「食物繊維」や「ファイトケミカル」を第6、第7の栄養素と呼ぶこともあります。

さて、5大栄養素の主な働きは、1：エネルギーの供給源となる、2：体の構成成分となる、3：生理作用の調節に関わる、の3つに大別され、どれが欠けても健康を維持できなくなります。

図⑤ 5大栄養素の主な働き

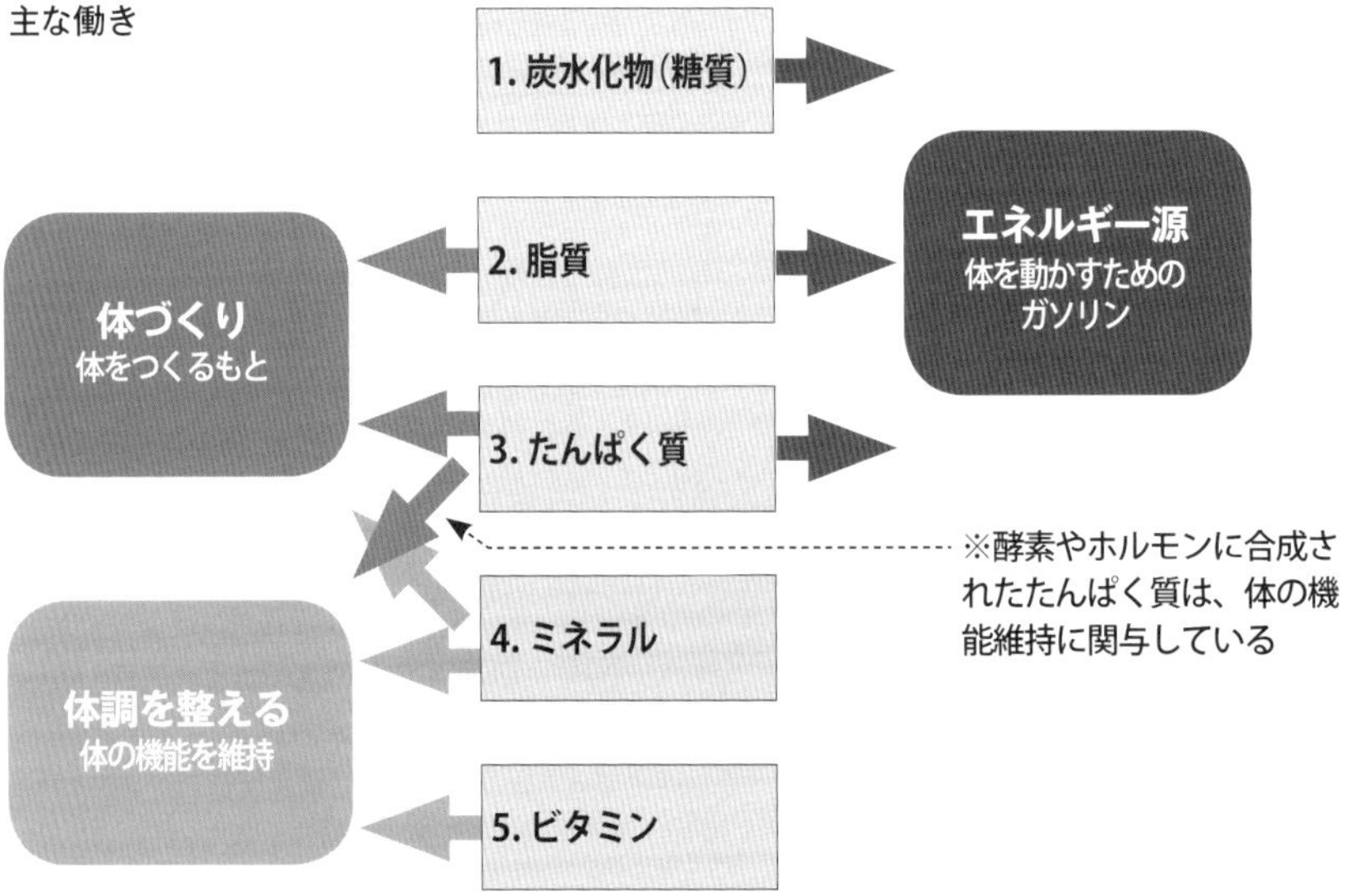

4 3大栄養素の相互関係

エネルギー源となる3大栄養素は、必要に応じて不足を補ったり、余剰分を蓄えたりする仕組みを持っています。

例えば糖質を余分に取ると、余剰分は脂肪になり脂肪細胞に蓄えられます。たんぱく質も余ったものは脂肪やブドウ糖に変換され、ブドウ糖は血糖として利用され、脂肪は脂肪細胞に蓄えられます。

一方、糖質や脂質が不足すると、たんぱく質を構成するアミノ酸からブドウ糖や脂質がつくられます。

例えば、脳は1日に１２０ｇのブドウ糖を必要としますが、このブドウ糖が食事で十分補給されないと、食事でとったたんぱく質のアミノ酸からブドウ糖をつくることになります。それでも足りないと、筋肉などのたんぱく質からブドウ糖を捻出します。

もしダイエットなどで糖質や脂質を減らす食生活を続けていると、体をつくるたんぱく質が不足するだけでなく、体内のたんぱく質がどんどん壊されてしまい、やがて健康を損なうことになりかねないということを認識しておきましょう。

たんぱく質は不足しても、脂質や糖質からのサポートはないので、食事でたんぱく質不足を招かないことが大切です。

5 食の三次機能を活かした「機能性食品」

食品には３つの機能があります。

一次機能は、先述の5大栄養素の働きである体成分をつくる、エネルギーを生み出す、体調を整える、という栄養素本来の栄養機能です

二次機能は、香りや味、色、歯ざわりなど五感に関わる「おいしさ」に影響する感覚機能です。

そして三次機能は、食品成分の持つ生体防御作用や

体調リズムの調節、老化の抑制、病気の防止や回復などに関わる生体調節機能です。つまり食べ物はそれぞれに、健康状態をよくしたり、病気を予防する働きを持っているということです。

　こうした食品の機能性成分が体に及ぼす作用を活かして、その機能を強化したり加工した食品が「健康食品」や「サプリメント」です。

図⑥ 必須栄養素

		必須栄養素
脂質	脂肪酸	リノール酸
		α-リノレン酸
たんぱく質	アミノ酸	イソロイシン、ロイシン、リジン、メチオニン フェニルアラニン、トレオニン、トリプトファン バリン、ヒスチジン
ミネラル	主要元素	カルシウム、リン、カリウム、硫黄、塩素 ナトリウム、マグネシウム
	微量元素	鉄、亜鉛、銅、マンガン、ヨウ素、セレン モリブデン、クロム、フッ素
ビタミン	脂溶性	ビタミンA、ビタミンD、ビタミンE、ビタミンK
	水溶性	ビタミンB_1、ビタミンB_2、ナイアシン パントテン酸、ビタミンB_6、葉酸、ビオチン、ビタミンB_{12}
		ビタミンC

6 食べ物でとらなければならない必須栄養素

栄養素は人が生きていくために必要不可欠なものですが、その多くは体内で合成できないか、合成できても必要な量には足りないため、食べ物として取り込まなければなりません。これを「必須栄養素」といいます。

　必須栄養素は、5大栄養素の中のビタミン13種、ミネラル16種、たんぱく質では必須アミノ酸が9種、脂質にも必須脂肪酸が2種あります（図⑥）。

　いずれもエネルギー代謝や細胞の新陳代謝、免疫機能、生殖といった生命活動と深く関わっており、相互に働きを助け合っていることが多く、1種類でも不足すると体のシステムがうまく機能しなくなってしまいます。必須栄養素の不足は、そのまま〝栄養失調〟だと認識し、足りないと思ったらサプリメントなどを上手に活用しましょう。

7 栄養素の過不足を、食事摂取基準で見る

厚生労働省が定めた「日本人の食事摂取基準（２０１５年版）」には、栄養素の過不足を判断する指標が設けられているので、サプリメントなどで補うときの一つの目安となります。

まず、栄養素の不足がないかを見る指標として「推奨量」と「目安量」があります。「推奨量」は、１日の必要量を満たすと推定される摂取量です。「目安量」は、推奨量のような根拠には乏しいけれど一定の栄養状態を保てる十分な量ということです。よって、これらの値を下回れば栄養素が足りないおそれがあります。

一方、「耐容上限量」は、危険のない栄養摂取の最大限度量ですから、この値を上回ると、過剰摂取による健康被害のリスクが高まるということです。

この数値が設定されている栄養素は、ビタミンで６種（脂溶性ビタミンのＡ、Ｄ、Ｅ、水溶性ビタミンのナイアシン、ビタミンB_6、葉酸）、ミネラルで10種（カルシウム、マグネシウム、リン、鉄、亜鉛、銅、マンガン、ヨウ素、セレン、モリブデン）です。サプリメントで補うとき、気をつけたい項目です（図⑦）。

また、生活習慣病予防のためにとりたい栄養素の、目標とすべき摂取量を「目標量」として設けています。これが設定されているのは８項目、たんぱく質、脂質、飽和脂肪酸、炭水化物、食物繊維、ナトリウム、カリウム、そしてエネルギー産生栄養素バランスです。

この中で不足しがちなものは、食物繊維とカリウム、逆に過剰摂取になりやすいものは、飽和脂肪酸とナトリウム（食塩相当量）で、いずれもとりすぎによる健康への悪影響が指摘されています。

ただ、食肉の飽和脂肪酸であるパルミチン酸にはコレステロール上昇作用がないことや、ステアリン酸にはＬＤＬ（悪玉）コレステロールを減らしてＨＤＬ（善玉）コレステロールを増やす働きがあることなども確認されているので、むやみに食肉を控えることはないでしょう。むしろ、動物性食品を制限することによるたんぱく質摂取量の不足が懸念されます。

図⑦ 基準を策定した栄養素と、設定した指標（30 ～ 49 歳の男性・女性）

㊟男性と女性で数値が同じものは1つにしている

栄養素			推奨量（RDA）	目安量（AI）	耐容上限量（UL）	目標量（DG）	単位
たんぱく質			60g/日・50g/日	-	-	13~20 ◉	%エネルギー
脂質		脂質	-	-	-	20~30 ◉	%エネルギー
		飽和脂肪酸	-	-	-	7 以下	%エネルギー
		n－6 系脂肪酸	-	10g/日・8g/日	-	-	-
		n－3 系脂肪酸	-	2.1g/日・1.6g/日	-	-	-
炭水化物		炭水化物	-	-	-	50~65 ◉	%エネルギー
		食物繊維	-	-	-	20以上・18以上	（g/日）
エネルギー産生栄養素バランス			-	-	-	上記による	-
ビタミン	脂溶性	ビタミンA	900・700	-	2700	-	（μgRAE/日）
		ビタミンD	-	5.5	100	-	（μg/日）
		ビタミンE	-	6.5・6.0	900・700	-	（mg/日）
		ビタミンK	-	150	-	-	（μg/日）
	水溶性	ビタミンB_1	1.4・1.1	-	-	-	（mg/日）
		ビタミンB_2	1.6・1.2	-	-	-	（mg/日）
		ナイアシン	15・12	-	350・250	-	（mgNE/日）
		ビタミンB_6	1.4・1.2	-	60・45	-	（mg/日）
		ビタミンB_{12}	2.4	-	-	-	（μg/日）
		葉酸	240	-	1000 ※	-	（μg/日）
		パントテン酸	-	5・4	-	-	（mg/日）
		ビオチン	-	50	-	-	（μg/日）
		ビタミンC	100	-	-	-	（mg/日）
ミネラル	多量	ナトリウム	-	-	-	8.0・7.0 未満 未満	（食塩相当量） （g/日）
		カリウム	-	2500・2000	-	3000・2600 以上 以上	（mg/日）
		カルシウム	650	-	2500	-	（mg/日）
		マグネシウム	370・290	-	350 ※	-	（mg/日）
		リン	-	1000・800	3000	-	（mg/日）
	微量	鉄	7.5 月経なし 6.5 月経あり 10.5	-	55・40	-	（mg/日）
		亜鉛	10・8	-	45・35	-	（mg/日）
		銅	1.0・0.8	-	10	-	（mg/日）
		マンガン	-	4.0・3.5	11	-	（mg/日）
		ヨウ素	130	-	3000	-	（μg/日）
		セレン	30・25	-	460・350	-	（μg/日）
		クロム	-	10	-	-	（μg/日）
		モリブデン	30・25	-	550・450	-	（μg/日）

◉たんぱく質、脂質、炭水化物（アルコール含む）が、総エネルギー摂取量に占めるべき割合（%エネルギー）
※通常の食品以外からの摂取量の耐容上限量

『日本人の食事摂取基準（2015年版）』を参照して作成

8 たんぱく質とはどんな栄養素か？

たんぱく質は、約20種類のアミノ酸からつくられています。このアミノ酸が１００〜１０００、鎖状に結びついたもので、その結合の状態や、種類、配列、数によってたんぱく質の種類が決まります。

人の体内では、たんぱく質は毎日２００〜３００gが分解され、一部は再合成され、およそ1カ月で全身の半分ほどのたんぱく質が新しくなります。こうしてたえず分解と合成を繰り返し、生命維持のためにさまざまな働きをしているのです。

たんぱく質の働きは、図⑧にあるように、筋肉や臓器などをつくったり、酵素やホルモン、免疫体などに合成されて、重要な生理機能に関わっています。

ちなみに、インスリンやエンドルフィンなどのホルモンを生理活性ペプチドといいますが、さまざまなアミノ酸がつながってできた分子が「ペプチド」です。

アミノ酸が２分子結合したものがジペプチド、３分子結合したものをトリペプチド、これ以上で10個以下だとオリゴペプチド、さらに多くなるとポリペプチドと呼びます。

図⑧ たんぱく質の主な働きとその名前

分類	役割	体の器官	主な構成たんぱく質の名前
構造たんぱく質	体の形を整える	筋肉、内臓、皮膚、毛髪、爪	コラーゲン、エラスチン、ケラチン、フィブロイン
酵素	代謝	消化酵素	ペプシン、トリプシン、リパーゼ、ヌクレアーゼ
輸送たんぱく質	栄養や酸素の運搬	血液	ヘモグロビン（酸素運搬）、リポたんぱく質（脂質運搬）、トランスフェリン
運動性たんぱく質	筋肉の収縮	筋肉	アクチン、ミオシン
防御たんぱく質	感染などからの防御、免疫	免疫システム	免疫グロブリン、フィブリノーゲン、トロンビン（血液凝固）
調節たんぱく質	生理作用の調節（ホルモン）	消化管、脳神経系	成長ホルモン、インスリン、コルチコトロピン、エンドルフィン

9 動物性たんぱく質か、植物性たんぱく質か

たんぱく質の栄養価を評価する指標に「アミノ酸スコア」があります。必須アミノ酸がすべて充足していれば、スコアは１００です。

栄養価の高い良質なたんぱく質とは、人の体が必要とするアミノ酸の種類と量にできるだけ近い組成を持ったんぱく質、ということです。

図⑩を見ると、肉や魚、卵や牛乳などの動物性たんぱく質はスコア１００で、体内で効率よく利用できる理想的なたんぱく質ということになります。また大豆もアミノ酸スコア１００で、植物性たんぱく質の中では唯一、良質なたんぱく質源となっています。サプリメントのプロテインなどは大豆を利用し、アミノ酸スコア１００を表記しているものもあります。

一方、精白米は65、じゃがいもは68となっていますが、この数値が小さくなるほどバランスが悪く、体内での利用率も低くなることを意味します。

そして「第一制限アミノ酸」には、精白米ではリジン、じゃがいもではロイシンとありますが、これはいちばん充足率の低いアミノ酸のことです。

図⑨の「リービッヒの最小律」で示すように、桶はいちばん短い板の高さまでしか水が入りませんが、これと同じで、いちばん充足率の低いアミノ酸（これを「第一制限アミノ酸」という）に合わせて、ほかのアミノ酸もそれ以上は体内で利用されない、ということを表しています。

例えば、バリンは必要量の１２０％とれていても、リジンが50％しかとれていなければ、摂取したアミノ酸全体が50％しか活用されないことになります。

一般的に、植物性たんぱく質は動物性に比べてアミノ酸バランスが悪く、体内での利用率が低いのです。ただ、アミノ酸バランスのよい動物性たんぱく質と「食べ合わせる」ことによって補足効果があります。おおむね総摂取量の4割以上を動物性でとっていれば、たんぱく質不足を心配する必要はないといえるでしょう。

図⑨ アミノ酸の利用効率を決める「リービッヒの最小律」

桶は１枚でも短い板があると、その高さまでしか水位が上がらないという「桶の理論」を用いた「リービッヒの最小律」。いちばん充足率の低いアミノ酸を「第一制限アミノ酸」と呼ぶ。

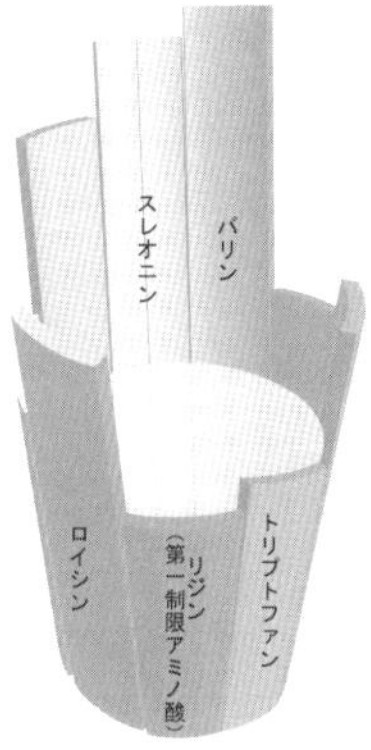

図⑩ 食品たんぱく質のアミノ酸スコア

食品	アミノ酸スコア	第一制限アミノ酸
精白米	65	リジン
大豆	100	-
卵	100	-
牛乳	100	-
プロセスチーズ	91	メチオニン
じゃがいも	68	ロイシン
里いも	84	イソロイシン
牛肉・豚肉・鶏肉	100	-
魚類	100	-
トマト	48	ロイシン
みかん	50	ロイシン

アミノ酸スコアは、人間にとって理想的と考えられるアミノ酸バランスを基準として評価する。理想的なバランスを100として、数値が小さくなるほどアミノ酸バランスが悪く、体内での利用率も低くなる。

10 ブドウ糖と血糖と脳の関係

糖質の最小単位のものを「単糖」と呼びます。その一つがグルコース（ブドウ糖）で、血糖として血液中に約０・１％濃度で含まれ、これが細胞に取り込まれてエネルギー源になります。

特に脳にはたえずエネルギーを送り込まなければなりませんので、さまざまなホルモンの働きによって血糖値が一定になるよう調節されているのです。

通常、脳はブドウ糖しかエネルギーとして使えず、１日に約１２０ｇものブドウ糖を消費します。この必要な量の糖質がとれていないと集中力が低下したり、ひどい場合には意識を失うこともあります。

また糖質を極端に減らす過激なダイエットなどを行うと、長く糖質不足・低血糖状態が続くことから脳が「飢餓状態」であると判断し、かえって痩せにくい体になってしまうこともあります。

そして糖質をエネルギーとして効率よく利用するにはビタミンB_1が欠かせません。豚肉やウナギ、タラコ、玄米、ごまなど、ビタミンB_1を多く含む食品を一緒にとることが大切です。

11 食物繊維＝難消化性多糖類の重要な働き

単糖が多数結合したものを多糖類といい、消化性多糖類（糖質）と難消化性多糖類（食物繊維）に分けられます。そして糖質と食物繊維を合わせて「炭水化物」といいます。

「でんぷん」は糖質で、穀類、いも類、豆類などの植物性食品に多く含まれ、エネルギー源として最も多く摂取されています。

一方、食物繊維は消化されずに大腸まで運ばれ、そこで重要な働きをしています。水に溶けない「不溶性食物繊維」と、水に溶ける「水溶性食物繊維」に分けられ、この2つは体内での働きが大きく異なります。図⑪の食物繊維の重要な働きを見てみましょう。

《1．便秘を改善し、腸内環境を整える》

水溶性食物繊維は腸内細菌により発酵分解され、短鎖脂肪酸をつくります。これが腸内を酸性にして善玉菌を増やし、腸内環境を整えます。

一方、不溶性食物繊維は水を吸収し膨らむことで便をやわらかくするので便秘の予防や改善に働きます。

また不溶性食物繊維は便の量や回数を増やすので、発がん性物質などが大腸粘膜と接触する時間を短くすること、そして発がん物質やアレルギー性物質などを吸着し体外に排出することで、病気の予防に有効だと考えられています。

《2．血糖値の急な上昇を抑える》

水溶性食物繊維は粘り気があり、胃から十二指腸への食べ物の移動がゆっくりになるため、でんぷんの消化吸収速度が遅くなります。その結果、食後の血糖値の急な上昇が抑えられ、インスリンの分泌も抑制されます。

《3．コレステロールの減量になる》

水溶性食物繊維は小腸でコレステロールを吸着し排泄するとともに、胆汁酸を吸着して減少させるため、新しい胆汁酸をつくるために原料となるコレステロールが使われ、体内コレステロールを減少させる働きもあります。

《4．食べすぎによる肥満を防ぐ》

食物繊維は消化管内で膨らんでカサを増やすので、食べ物が胃の中にとどまる時間が長くなります。これが満腹感をもたらし、食べすぎを防ぐのです。

12 脂質は、脂肪酸によって働きや栄養価が異なる

図⑪ 食物繊維の働きと、多く含まれる食品

分類	水溶性食物繊維	不溶性食物繊維
主な働き	善玉菌を増やし、腸内環境を整える	便をやわらかく、量を増やすので、便通をよくする
	血糖値の急な上昇を抑える	腸内の有害物質を吸着し、体外に排出する
	コレステロールや胆汁酸を吸着し、排泄する	食品の腸の通過時間を短くしがんの予防になる
	ナトリウムの排出を促し、高血圧を予防する	胃内での滞留時間が長く、満腹感が得られ、肥満予防になる
名称（多く含む食品）	水溶性ペクチン（熟した果実、野菜）	不溶性ペクチン（未熟な果実、野菜）
	グルコマンナン（こんにゃく、山いも）	セルロース（穀類、野菜、豆類）
	コンドロイチン硫酸（フカヒレ、ワカメ、モズク、オクラ）	ヘミセルロース（穀類、豆類）
	β-グルカン（大麦、オーツ）	β-グルカン（キノコ類、パン酵母）
	イヌリン（ごぼう、きくいも、にら）	リグナン（豆類、野菜、ココア）
	アルギン酸、寒天、フコイダンなどの海藻多糖類	キチン（エビ・カニの殻）

脂質は、エネルギー源としては１ｇあたり９ｋｃａｌを生じる高効率のエネルギー源であり、また細胞膜や血液などの構成成分として、その働きを維持する役割や、体脂肪として体温の保持を助けたり、衝撃から内臓を守るクッションの役割も果たし、生命の維持に欠かせない栄養素の一つです。

さて、これらの脂質のとり方が健康に大きな影響を及ぼすことは、さまざまな研究でわかっています。

脂質はグリセロールに脂肪酸がくっついたものですが、その構成成分である脂肪酸はおよそ40種類ほどあり、それぞれの脂肪酸がどのような割合で含まれるかによって、油脂の働きや栄養価が異なってきます。

図⑫に、脂肪酸の種類と代謝経路をまとめました。

脂肪酸は、炭素（Ｃ）と水素（Ｈ）と酸素（Ｏ）の３種類の元素からできていますが、鎖状につながった炭素の数と、結合の状態によって分類されます。

まず、炭素どうしの結合に「二重結合があるかどうか」によって、大きく「飽和脂肪酸」と「不飽和脂肪酸」に分けられます。

二重結合とは、簡単にいえば「不安定な状態」で、二重結合を持たない飽和脂肪酸は常温で固体となり、二重結合を持つ不飽和脂肪酸は常温で液体となります。

私たちが通常の食卓で最も多く摂取する食肉のパルミチン酸やステアリン酸などの飽和脂肪酸は、炭素数の長い長鎖脂肪酸ですが、いずれもコレステロール上昇作用がないことや、ＨＤＬを増やす働きがあることがわかっています。また、バターやココナッツオイルのカプリル酸やラウリン酸などの中鎖脂肪酸は、エネルギー代謝がよく体内に蓄積されにくいので、健康リスクは低いといえます。

一方、常温で液体の不飽和脂肪酸は、二重結合を１つ持つ「一価不飽和脂肪酸」と、２つ以上持つ「多価不飽和脂肪酸」に分かれます。

一価不飽和脂肪酸のオレイン酸（ｎ－９系）は、オリーブ油に多く含まれ、コレステロールを下げる作用があります。また多価不飽和脂肪酸に比べて酸化されにくいという利点があります。地中海料理によく用いられており、虚血性心疾患の予防などの健康効果が評価されています。

図⑫「脂肪酸の種類と代謝経路」

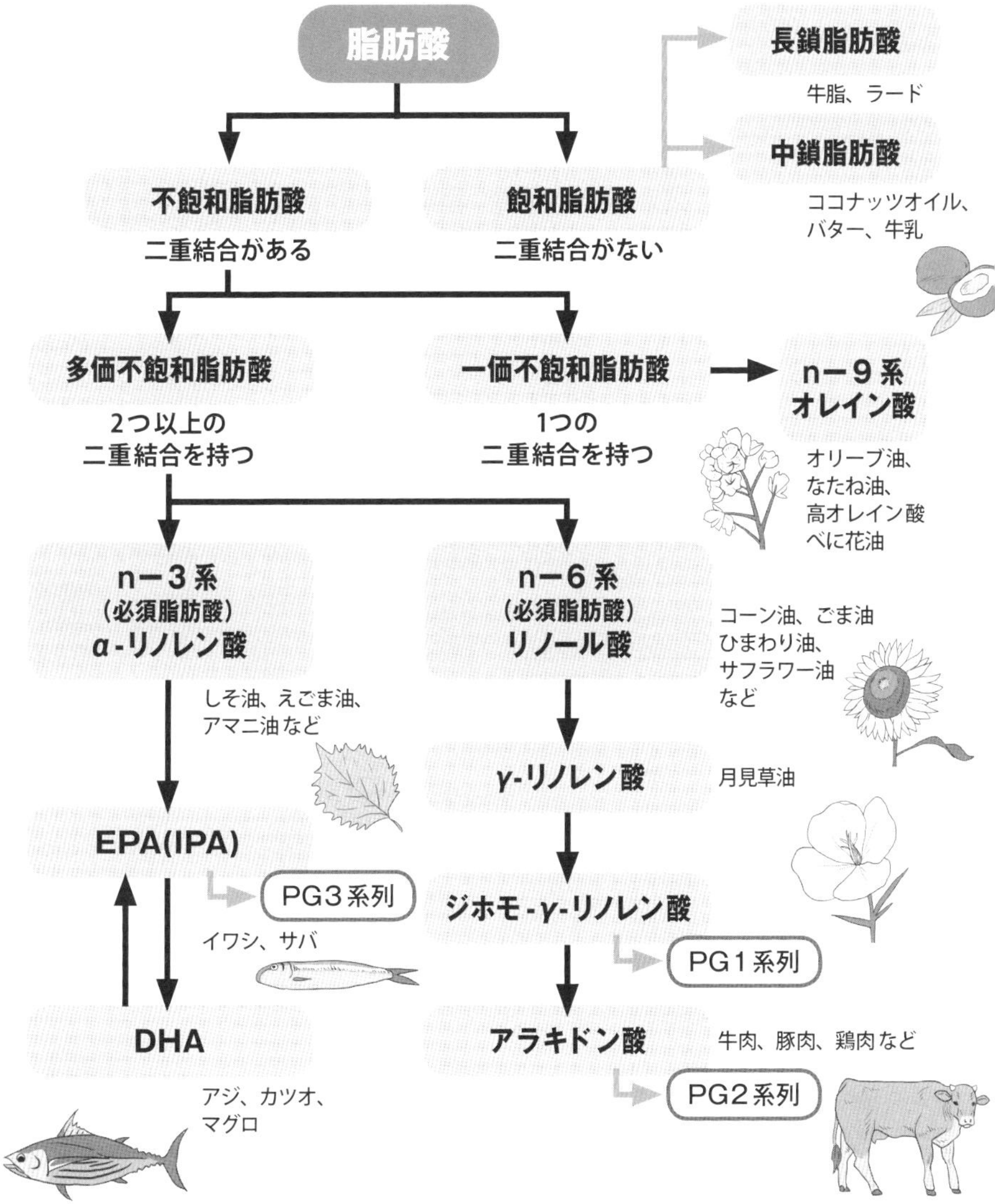

●n－3系：n－6系の摂取比率は1：4がよいといわれています。

●エネルギー摂取量に占める割合で見ると、飽和脂肪酸が7％以下（18歳以上）、n－6系脂肪酸が10％未満がよいとされています。

●必須脂肪酸から合成される生理活性物質プロスタグランジン(PG)には、1系列、2系列、3系列の3つの系列があり、炎症や免疫機能などの調節に関わりますが、大切なのはそれらのバランスです。アラキドン酸のとりすぎはPG2系列のPGE2を増やし、免疫系の機能を低下させるといわれています。

多価不飽和脂肪酸は、二重結合の位置によって、「α-リノレン酸などの n-3系」と「リノール酸などのn-6系」の2つに分かれます。どちらも体内で合成されないため食事でとる必要がある「必須脂肪酸」です。

α-リノレン酸は、しそ油やアマニ油などに多く含まれ、血中総コレステロール濃度を低下させる作用があります。そして体内の酵素の働きでＥＰＡ（ＩＰＡ）やＤＨＡがつくられます。ＥＰＡ、ＤＨＡは魚油にも多く含まれますが、血中の中性脂肪を減らし、脂質異常症を予防します。

リノール酸は、コーン油やひまわり油など一般的な植物油に多く含まれており、同じく血中総コレステロール値を下げる作用がありますが、とりすぎるとＨＤＬ（善玉）コレステロールも下げてしまったり、動脈硬化やアレルギー疾患につながる可能性もあります。そして、体内の酵素の働きで、γ-リノレン酸、ジホモ-γ-リノレン酸、アラキドン酸へと変化します。なお、アラキドン酸は体内で十分な量が合成されないので、必須脂肪酸と考える場合もあります。

13 脂肪酸の種類と病気との密接な関係

さて、ここで問題なのは、ＥＰＡ（ＩＰＡ）や、ジホモ-γ-リノレン酸、アラキドン酸などからつくられるイコサノイドという生理活性物質の働きです。

イコサノイドは、プロスタグランジン（ＰＧ）、トロンボキサン（ＴＸ）、ロイコトリエン（ＬＴ）などの総称ですが、数多くあるイコサノイドは、体を異物の攻撃から守るために一過性の炎症反応を起こして対抗します。しかし、これが慢性的に起こると自らの組織をも攻撃してしまうのです。

生活習慣病や慢性病、がんなどの多くに炎症という病理が深く関わっていますが、イコサノイドは常に拮抗しながら炎症をコントロールしています。このバランスが崩れたとき、病気になると考えられます。

特にn-6系・リノール酸系列のアラキドン酸から代謝されるプロスタグランジン2系列（ＰＧ２）の増

加により、n-3系（ＰＧ３）とのバランスが崩れていることが免疫系の機能を低下させていると考えられています。

現状では、n-6系脂肪酸をとりすぎているので、エネルギー摂取量に占める割合を10％未満と定め、一方でn-3系脂肪酸は不足しているので一日の「目安量（必要量を満たしている量）」を定め、これ以上とるようにすすめています。「日本人の食事摂取基準（２０１５年版）」によると、例えば50～69歳の女性では、n-3系は１日２g、男性では２・４gが目安量です。

ちなみにn-3系：n-6系の摂取比率はおよそ１：４の割合がよいとされています。しかし食生活の変化やファストフードの台頭で、現状は１：14と大きく崩れているといわれています。アメリカ国立予防衛生研究所の報告によると、先進国のリノール酸摂取は必要量の10倍になるとされ、日本でも5倍をとっていると推測されます。

健康のためには、n-6系の調理油を控え、魚の脂などでn-3系の摂取量を増やすよう心がけましょう。

14 ビタミンの潜在的欠乏症が増えている

ビタミンは、体の構成成分やエネルギー源にはなりませんが、たんぱく質、脂質、糖質の3大栄養素の「エネルギー代謝」や、体組織をつくるための「新陳代謝」に必要な酵素の働きを助ける補酵素として欠かせない存在です。またさまざまな生理機能の維持にも関わっています。

ビタミンは「微量栄養素」といわれ、mg（ミリグラム）やμg（マイクログラム）レベルの微量で働きますが、ほとんどが体内では合成できないので、野菜や肉などの食材でとる必要があります。

十分な量がとれないと脚気（ビタミンB_1不足）やペラグラ（ナイアシン不足）、壊血病（ビタミンC不足）、くる病（ビタミンD不足）、悪性貧血（ビタミンB_{12}不足）といった命にかかわる重大な欠乏症を起こします。かつてはビタミンの存在や必要性がわからず、こうした欠乏症で多くの命が奪われました。

現代は、このような典型的な欠乏症はみられなくなりましたが、食生活の乱れやダイエットによる食事制限などで「潜在性欠乏症」は増えており、さまざまな体調不良が生じています。

ビタミンは大きく「水溶性」と「脂溶性」に分かれます。水溶性ビタミンは水に溶けやすく、油脂には溶けません。熱に弱いビタミンで、B群８種とCを合わせて９種あります。体内に蓄積しておけないので、毎日一定の量を摂取する必要があります。多めに摂取しても尿中に排出されてしまいます。とりわけナイアシン、ビタミンB_6、葉酸は耐容上限量が決められていますので、過剰摂取にならないよう気をつけましょう。

脂溶性ビタミンは油脂に溶け、水には溶けません。また熱に強い性質を持ち、A、D、E、Kの４種あります。使いきれなかった脂溶性ビタミンは肝臓や脂肪細胞に蓄積されるため、急性中毒や頭痛（ビタミンA）や食欲不振（ビタミンD）、疲労、吐き気（ビタミンE）など、過剰症の心配があります。普通の食品からとっている限り、ほとんど危険はありませんが、サプリメントなどでとる場合は注意が必要です。

15 ミネラルの4つの働き

地球上には１１８種類の元素がありますが、体内に存在する元素は約60種類といわれています。

人間の体の96％は酸素、炭素、水素、窒素の4元素で構成されており、残り４％の、それ以外の元素をまとめて「ミネラル（無機質）」と呼びます。

人間の体内で、ミネラルは約８割が骨に、１割が筋肉に存在します。ビタミンと同じく、ミネラルは人間の体内では合成できないため、食事からとる必要があります。なかでも、体の中で「絶対に欠かせない」働きを担っていることが確認されているものを「必須ミネラル」といいます。

その必須ミネラルの中で、１日に１００mg以上の摂取が必要なものを「主要ミネラル」といい、カルシウム、リン、カリウム、硫黄、塩素、ナトリウム、マグネシウムの7種類があります。

ミネラル自体はエネルギー源とはなりませんが、大きく分けて４つの働きを持ちます。

①骨や歯などの構成成分となる。

②筋肉、皮膚、臓器の構成成分となる。

③体内で浸透圧やpHを調節する。

④体内の化学反応に関わる酵素の働きを助ける補酵素として働く。

例えば、リンは歯や骨の構成要素となる一方で、遺伝子をつくる材料となる核酸や、代謝で重要な役割を担うＡＴＰ（アデノシン三リン酸）などの構成成分としても働いています。

食事からとるミネラルの不足や過剰が続くと欠乏症や過剰症が現れます。

例えば血液中のカルシウムは心臓や脳の機能に影響する重要な役割を担っているので、常に一定の濃度を保っていなければなりません。そのため食事から十分なミネラルがとれなければ、骨からカルシウムを取り出すので、骨粗しょう症を招きます。

逆に、大量にとりすぎると、高血圧やむくみ（ナトリウム過剰）、甲状腺腫（ヨウ素過剰）、鉄欠乏症貧血（マンガン過剰）などの過剰症の原因となります。

ミネラルを多く含む食材としては、牛乳・小魚（カルシウム）、穀類・豆類（リン）、レバー・貝類・小松菜（鉄）などがありますが、どれも、もともと植物や動物が体内に持っていたものではなく、植物が土から吸い上げたり、家畜がその土から生えてくる牧草を食べたり、海中生物が海水から吸収したものです。そのため肥沃な土地で育った農作物や果物、森林から流れ出る真水と海水が出会う豊かな海域で育った海産物などは、ミネラルを豊富に含むと考えられています。

16 生命の最小単位「元素」から「臓器」まで

私たちの体は、小さな単位から次第に大きな単位になる複合的な相互作用によって構成されています。最も小さいレベルは酸素、炭素、水素、窒素とミネラル（カルシウム、リンなど）などの元素です。この原子が集まって、たんぱく質、脂質、糖質、ビタミン、水などの分子をつくります。そして分子は結合して細胞をつくります。細胞は体を構成する基本単位で、神経細胞、骨細胞、筋細胞、血球、リンパ球など、人体におよそ60兆個あるといわれています。1個の受精卵から始まって、46回の細胞分裂を繰り返して60兆個にたどり着きます。

細胞は同じ構成と機能を持つものが集まり組織が形成されます。皮膚や粘膜上皮などシート状に覆う細胞の集まりを上皮組織、骨や軟骨など体を支えたり隙間を埋めてつなぐ支持組織、伸び縮みする筋組織、神経細胞（ニューロン）でできた神経組織の4種類です。

この4種類の組織が組み合わさって脳、心臓、肝臓、大腸などの器官（臓器）がつくられます。そして協調して働く器官をまとめて器官系（システム）と呼び、消化器系、呼吸器系、循環器系、腎・泌尿器系、生殖器系、内分泌系、免疫系、神経系、感覚器系、運動器系などがあります。

17 60兆個の細胞の命に支えられる健康

細胞は脳細胞や肝細胞、筋細胞など、組織ごとに異なりますが、基本構造は共通しています。

細胞は、分裂したり増殖したりすることができる命を持った体内の最小単位です。毎日、およそ1兆個もの細胞が死んで新しい細胞に生まれ変わっていますが、この細胞に不具合が起きると、体調を崩したり病気になるのです。つまり、健やかな細胞の営みこそが基本的な健康の要です。

では、細胞の働きを見てみましょう。

細胞の周囲は細胞膜に囲まれ、中に細胞質があり、その中央に核があります。

細胞膜は、たんぱく質と脂肪でできています。そしてウイルスやバクテリア、発がん性物質など不要なものの侵入を防ぎ、栄養素や酵素などの必要なものは中に取り入れ、老廃物を排出するという仕事をしています。しかしこのフィルターの目が乱れると、膜の関所としての機能が働かなくなり老化や病気が起こります。

細胞質には、細胞が生きるために必要な機能を持つたくさんの細胞小器官があります。その中の４つを紹介しましょう。まずミトコンドリアは、酵素の力で食物の糖質や脂肪からエネルギー源となるＡＴＰ（アデノシン三リン酸）をつくります。細胞はこのＡＴＰを利用して分裂や運動を行っています。次にリボソームは、小胞体の膜に付着しているものもありますが、食物のアミノ酸を材料に、ＤＮＡの遺伝情報に基づいてたんぱく質をつくる工場です。ゴルジ体は、リボソームでつくられたたんぱく質を顆粒状にして貯蔵し、必要に応じて細胞の外に放出します。そしてリソソームは消化作用のある酵素で満たされた袋ですが、細胞内に取り込まれた栄養素を消化吸収して、カスを分解処理する働きがあります。

最後に、細胞の「脳」にあたる細胞核ですが、核膜に包まれ、命の遺伝コードであるＤＮＡ（デオキシリボ核酸）を持っています。ＤＮＡは染色体に分かれ、さらに分化して遺伝子という機能単位になります。すべての細胞は、およそ10万個の遺伝子を持っています。また核小体（仁）の中にはＲＮＡ（リボ核酸）があり、たんぱく質合成の際にＤＮＡの遺伝情報を伝える役割を果たしています。

図⑬「細胞の構造」

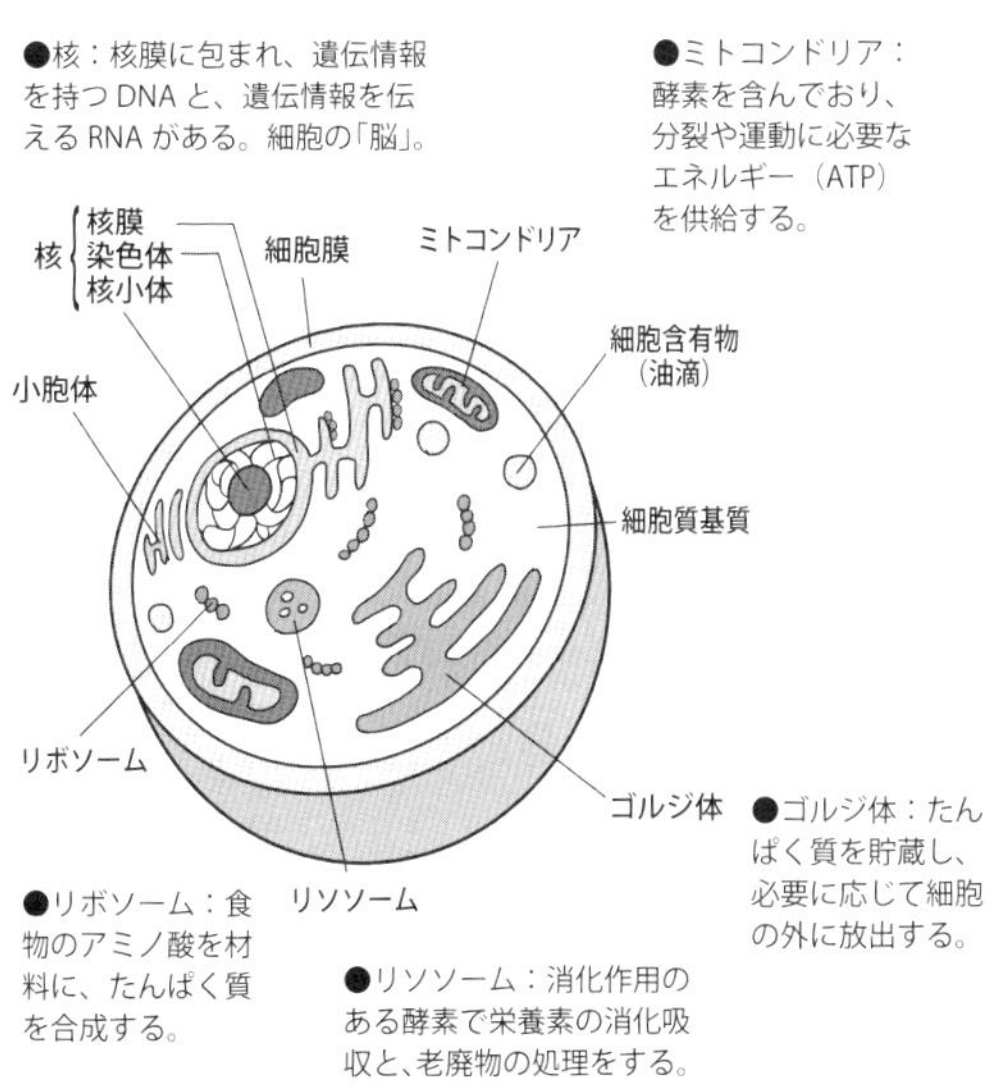
●核：核膜に包まれ、遺伝情報を持つ DNA と、遺伝情報を伝える RNA がある。細胞の「脳」。
●ミトコンドリア：酵素を含んでおり、分裂や運動に必要なエネルギー（ATP）を供給する。
核
核膜
染色体
核小体
細胞膜
ミトコンドリア
細胞含有物（油滴）
小胞体
細胞質基質
リボソーム
ゴルジ体
リソソーム
●ゴルジ体：たんぱく質を貯蔵し、必要に応じて細胞の外に放出する。
●リボソーム：食物のアミノ酸を材料に、たんぱく質を合成する。
●リソソーム：消化作用のある酵素で栄養素の消化吸収と、老廃物の処理をする。

18 傷ついた細胞を毎日、修復しているもの

私たちの細胞は、いまだ科学の分析が及ばないほどの精巧なシステムを持った不思議な生命力に満ちています。

例えば脳の一つひとつの神経細胞はシンプルな働きをしていますが、それがなぜさまざまな素晴らしい知恵を生み出すのかは理解できていません。

また免疫や自己治癒力（自己修復）といった生きるための機能も、局所的にはわかっていても、まだ全体を把握できていません。

そこには人の元素から臓器に至る多層の階層構造を貫く立体的な相互作用が起きているという見方があります。この予測できない相互作用を創発現象とするなら、生命は創発現象の塊だといえます。

人はなぜ老いて死ぬのか、という問いも解明されていません。寿命が尽きるのは、細胞に組み込まれたプログラムだという説もあります。人体から取って培養した細胞は、およそ50回分裂すると死んでしまうことがわかっています。

そして確かなことは、この深遠な細胞を、私たちは食べることと呼吸することで生かし、働かせているということです。

細胞は1個から2個に分裂するとき、材料となるたんぱく質や、分裂のためのエネルギーを必要とします。そのため、たんぱく質やビタミン、ミネラルなどの栄養素や酸素を十分に供給しなければ、細胞分裂が止まってしまい、健康な体をつくることができなくなってしまうのです。

細胞の新生は毎日、休むことなく行われていますが、特に病気やケガをしたときなどは、修復のために正常な細胞を増産しなければなりませんから、必要となる栄養素は多くなるでしょう。また細胞核のＤＮＡが確かな修復作業を行えるように、さまざまなリスクに対処した日々の生活習慣が大切になってきます。

食生活はいうまでもなく重要な要素です。栄養不足や過剰、ビタミン・ミネラルなどの微量栄養素の不足、

不規則な食事、添加物の多い食事などはリスクを高めます。加えて、運動不足や運動のしすぎ、ストレスや睡眠不足、浅い呼吸などは、正常な細胞分裂をおびやかします。

　このミクロの世界の現象に思いを致すことが、自身の体を慈しむ一つの手がかりになるでしょう。

19 細胞の生命力こそが自然治癒力になる

「自然治癒力」とはよく耳にする言葉です。解釈としては「自分の意識とは関係なく、たえず作動し、常に待機しており、何らかの損傷が発生すると自動的に自己修復プロセスを活性化する力」ということになります。人はだれも生まれながらに持っている力です。

　古代ギリシャのヒポクラテスは、すでにこうした見解を持っていました――「病気というのは、失われたバランスを体が取り戻そうとしている状態なのだ」と。この自然に治癒しようとする力を助けること、またその妨げになるものを取り除くことが、医者の主たる役割であり、その結果として体はそれ自体で健康を取り戻す、とも述べています。

　人の免疫機能は非常に高度なシステムで、その担い手であるリンパ球にはナチュラルキラー細胞、T細胞、B細胞などが知られています。加えて白血球の仲間であるマクロファージは、〝大食細胞〟と呼ばれるほど体内の異物を貪食します。

　また人体は、自然治癒に必要なさまざまな物質を分泌していることもわかっています。例えばニトログリセリンは狭心症の薬ですが、体内にはそれと同じような働きを持つ一酸化窒素が分泌されており、強力に血管を広げる作用を担っていることが発見されました。

　こうした自然治癒力に関わる物質は今後もいろいろと見出されるでしょうが、その力を発揮するための基本的な要件は、細胞の十分な休養と、栄養素と酸素の補給です。

　つまり一つひとつの細胞の生命力を高めることによって、自然治癒力を動かしているといえるでしょう。

3

薬の飲み合わせ・食品との食べ合わせ

1 サプリメントと薬を併用している人は多い

サプリメントを日常的に利用している人の中には、薬と併用しているケースも少なくありません。

平成24年に利用者1万人を対象に実施された、消費者の「健康食品」の利用に関する実態調査によると、健康食品を利用する目的として「病状の改善」と回答した人が11%います。

そして「健康食品」の利用者のうち、34%は病院からもらった処方薬と健康食品を併用しており、特に生活習慣病などハイリスク・グループでは46%が処方薬と健康食品を併用しているということです。なかでも70代の高齢者においては、約3分の2が処方薬と併用していると回答しています。

ところが、医薬品の処方にあたり、「健康食品」の利用者のうち通院をしている者の約8割が、医師などから健康食品の利用状況に関する確認を受けていないという状況もわかりました。

実際、こうした薬とサプリメントの併用による弊害は報告されており、日本医科大学付属病院薬剤部の調査では、入院患者１００人のうち、13人が主治医に相談しないでサプリメントを服用しており、そのうちの9人に、処方されていたワルファリンという血液凝固防止剤の効力低下が疑われました。

また、血糖値を下げる作用があるとされるサプリメントには、薬剤のα-グルコシダーゼ阻害薬と同じ作用を有するものがあり、併用すると低血糖を起こしたり、両者の作用が重なって腸内に未消化の糖が増え、重大な副作用発現の可能性も出てきます。

医師に相談せずに併用することの危険性を認識しなければなりません。

2 医薬品に近づくサプリメント成分

相互作用とは、「お互いに働きかけ、影響を及ぼすこと」ですが、医薬品は、サプリメントや食品との〝飲み合わせ〟によって、効果が予想以上に強く現れたり、逆に弱まったりすることがあります。

このような相互作用のリスクが高まる要因として、医薬品とサプリメントの成分の距離が近づいている現状があります。

一つには、平成10年の規制緩和によって、エキナセア、エゾウコギ、ノコギリヤシ、マリアアザミ、イチョウ葉などのハーブ（薬草）が〝食品（サプリメント）〟になったことです。

また、通常の食品から摂取するのに比べて、有効成分を何十倍、何百倍にも濃縮したエキスが錠剤やカプセルの形状で作られ、過剰摂取が可能になったことも注意すべきことです。

なかにはα-リポ酸やコエンザイムQ10のように、もともと医薬品として開発されたものもあります。

このように医薬品とサプリメントとの距離が縮まることで、より相互作用による健康障害が起きやすい状況にあることを心にとめながら利用する必要があります。

相互作用には2通りある

医薬品と食品成分の相互作用は、大きく2つに分けられます。

1つは、薬の吸収→代謝→分布→代謝→排泄といった体内動態（物質が体に入ってから排泄に至る過程）に影響し、変化を起こす「薬物動態学的相互作用」。もう1つは、薬の効果が同じ作用か逆の作用かで、その効果の増減が起こる「薬物力学的相互作用」です。

口から摂取されたサプリメントは、医薬品と同じ経路をたどります。食道から胃へ入り、そこで溶かされて小腸へと送られ、小腸の上皮粘膜から吸収された成分は、肝臓へ送られて代謝を受けた後、血液によって全身に運ばれ、その作用を発揮することになります。

図⑭ 薬との相互作用が起こる経路

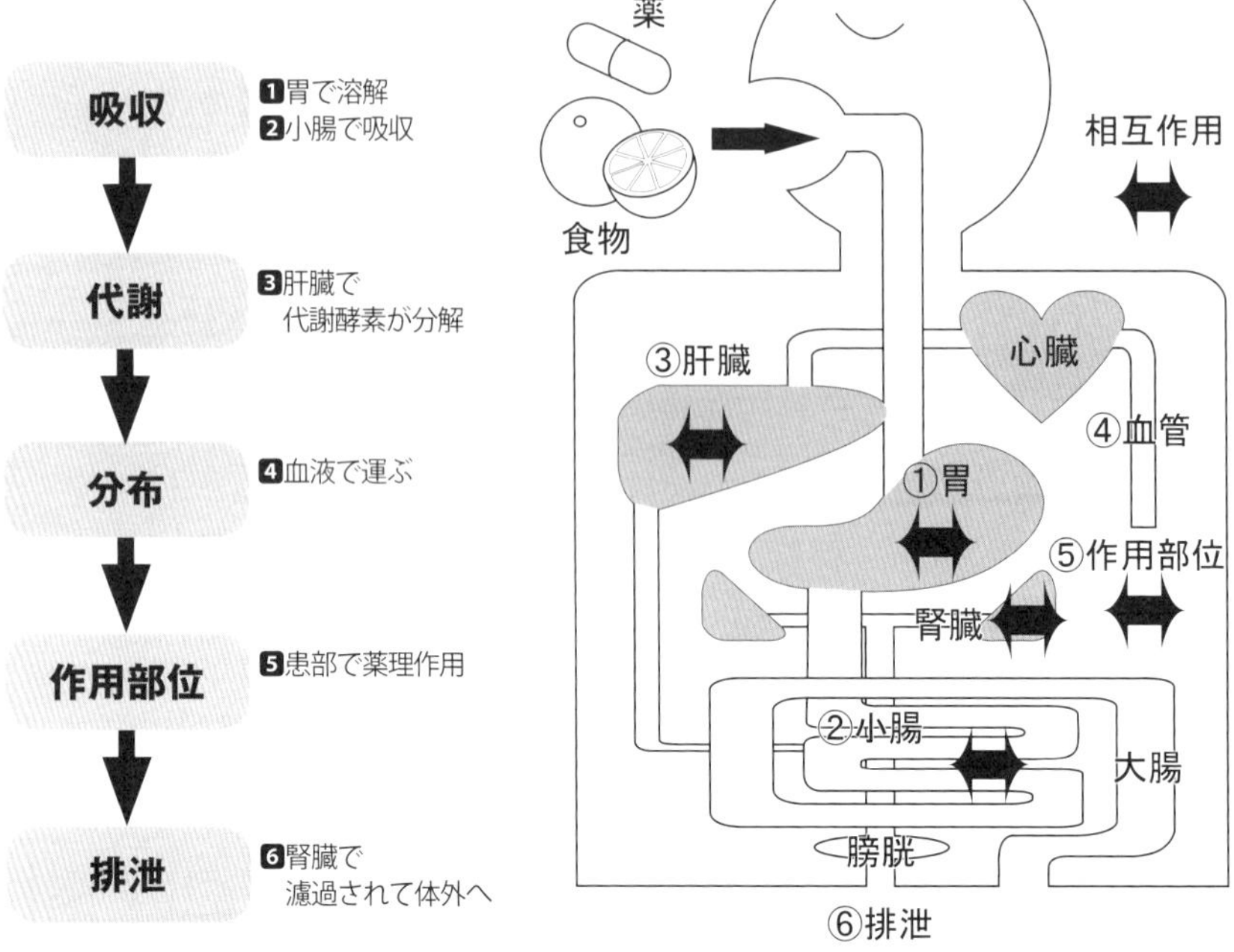

その後、再び肝臓に戻って代謝され、主に腎臓で濾過されて排泄されます。

この「吸収→代謝→分布→代謝→排泄」という過程は薬と同じなので、お互いに影響し合うと考えられているのです。

ただ、このような吸収過程での相互作用は、薬と食品やサプリメントの成分を2～4時間あけて摂取すれば避けることができます。

問題は、薬を分解する酵素（薬物代謝酵素）によって起こる相互作用です。

例えば、薬物代謝酵素を増やす成分をとると、薬の分解が早まり、作用を弱めてしまう可能性があります。これは時間をあけても防ぐことはできないため、注意が必要です。

一方、薬物力学的相互作用の代表例としては、アスピリンとイチョウ葉が挙げられます。この2つを一緒に飲むと、どちらにも血小板の凝集を阻害する働きがあるので、血液凝固阻害作用が増大されてしまいます。

3 吸収・代謝・作用の過程で起こる相互作用

では、医薬品と食品、またはサプリメントの相互作用について、「吸収」「代謝」「作用」のそれぞれの過程で問題となる代表的な例を挙げて解説しましょう。

「吸収」過程で起こる相互作用

「吸収」とは、「生体膜を通過して、体内に入ってくること」をいいます。

その吸収にあたって、トランスポーター（運び屋）の存在が解明されつつありますが、細胞膜に存在するトランスポーターは、栄養素だけでなく、薬物の吸収や排泄にも関与しています。

栄養素と薬物とで、同じトランスポーターが関与していると、トランスポーターの取り合いになり、互いの吸収が阻害されてしまうことがあるのです。

それらの主な事例を見てみましょう。

《1．ミネラルと抗生物質、抗菌剤》

吸収過程での相互作用例としてよく知られているのは、カルシウムや鉄、マグネシウムなどミネラルを含むサプリメントと、テトラサイクリン系の抗生物質、ニューキノロン系の抗菌剤などを併用すると、それぞれの吸収が悪くなるということです。

例えば、にきびの治療に使われるテトラサイクリン系の抗生物質である「ミノサイクリン」や「ドキシサイクリン」の添付文書を見ると、併用注意として次のようなことが記載されています――「カルシウム、マグネシウム、アルミニウムまたは鉄剤と併用すると、消化管内でキレート*を形成して、本剤の吸収を阻害する。両剤の服用間隔を2～4時間とすること」。

つまり、薬の効き目が悪くなるので、乳製品などカルシウムの多い食品やミネラルのサプリメントはずらしてとるように、ということです。

一般的に抗生物質は、短期間の使用になることが多いので、それほど神経質になることはありませんが、にきび治療のように長期間使用されることがある場合には、注意が必要です。

＊キレート…化学において、複数の配位座をもつ配位子（多座配位子）による金属イオンの結合をいう

そして、これを栄養素のミネラルの側から見ると、薬剤と一緒になって吸収されないわけですから、ミネラル不足になる可能性が出てきます。食事中のカルシウム不足が問題となっている現状を考えると、薬剤によるさらなる不足は避けたいところです。

ミネラルと相互作用のあるこのような医薬品を長期で服用する場合には、時間をずらして、サプリメントのマルチミネラルなどを積極的に摂取し、その不足を補うようにするといいでしょう。

《２．カルシウムと骨粗しょう症治療薬》

「骨を丈夫にしたいから」とカルシウムのサプリメントを求める人は少なくありませんが、すでに骨粗しょう症の治療を受けている場合は、服用中の薬剤によっては危険が伴います。

例えば活性型ビタミンD_3製剤ですが、ビタミンＤには腸管からのカルシウムの吸収を亢進する作用があり、サプリメントなどからカルシウムを摂取すると、高カルシウム血症（便秘、食欲不振、吐き気、多尿、口の渇きなど）をきたすおそれがあります。

特に医師から指示された場合を除き、サプリメントによるカルシウムの補給は控えたほうがよいでしょう。「骨粗しょう症にはカルシウム」という一般的な理解だけでは、思わぬ危険を招くことにもなりかねないということを認識しておきましょう。

「代謝」過程で起こる相互作用

私たちの体には、異物を処理して体外に排泄しやすい形に変える解毒機構（代謝ともいう）が備わっています。

医薬品も、体にとっては異物ですから、体内で代謝され、その作用を失くしていくのですが、この薬物を代謝する酵素として代表的なのが、チトクロームＰ４５０（ＣＹＰ）です。

このＣＹＰには、ＣＹＰ３Ａ４やＣＹＰ１Ａ２など、いろいろなタイプがあり、それぞれ薬の代謝に関わっているのですが、この酵素の働きを阻害したり、逆に促進したりする食品成分やサプリメントがあります。

それらの主な事例について、解説しましょう。

《1．グレープフルーツと降圧剤》

高血圧や狭心症に使用される降圧剤のカルシウム拮抗剤の代謝には、ＣＹＰ３Ａ４という酵素が関与していますが、この酵素を阻害することが知られているものにグレープフルーツがあります。

この中に含まれるフラノクマリン類が、薬剤の代謝を抑制するので、薬の効き目が強くなり副作用が問題になります。

また、この酵素の阻害作用は24～72時間持続するといわれているため、摂取時間をずらしても防ぐことはできません。

ＣＹＰ３Ａ４で代謝される薬は、ほかにも脂質異常症治療薬や偏頭痛治療薬、免疫抑制薬などがあり、これらを服用するときには、グレープフルーツだけでなく、よくマーマレードなどに使用されるブンタンやスウィーティーなどもフラノクマリン類を含む仲間なのでとらないよう注意が必要です。

同じ柑橘類でも、レモンやカボス、温州みかんは代謝阻害を起こさないことがわかっています。

《2、セント・ジョーンズ・ワートとピル（経口避妊薬）》

前述のグレープフルーツとは逆に、薬物代謝酵素ＣＹＰ３Ａ４を増やして、薬の効果を弱めるとされているのがセント・ジョーンズ・ワート（セイヨウオトギリソウ）です。

関与する薬剤は、抗てんかん薬、強心薬、抗不整脈薬、気管支拡張薬などさまざまですが、特に気をつけたいものの一つにピル（経口避妊薬）があります。

セント・ジョーンズ・ワートをとると、ピルの効果が弱まるため、避妊しようという場合に要注意です。

セント・ジョーンズ・ワートは、ダイエット用のサプリメントなどにも配合されていることがあり、本人の自覚がないまま摂取していることも多いので、配合成分を確認しましょう。

「作用」過程で起こる相互作用

サプリメントや食品は基本的に、体への効果や作用をうたうことはできませんが、実際には何らかの作用を有しています。その作用を、ある一定の条件をクリアして表示しているのが、トクホ（特定保健用食品）

や機能性表示食品です。

そして、何らかの作用を持っているサプリメントや食品が、同じような作用を持つ薬と併用されると、その作用は重複し、相反する作用を持つものであれば、作用の減弱が引き起こされる可能性があります。

特に体への作用や機能性がある程度明確なサプリメントでは、その作用機序が医薬品と同じものも多いのです。

例えば「血圧が高めの方の食品」という表示を見て、血圧の薬を服用中の患者が摂取すると、作用の増強が起こる可能性は高いといえます。

トクホ（特定保健用食品）は、あくまでも〝未病〟の人が使用するためのものであり、薬の代わりに用いるものではないこと、また併用による影響もあることを理解しておかなければなりません。

以下にサプリメントや食品の相互作用の例をいくつか挙げておきます。

※なお未病とは、東洋医学的には、症状があるが検査では異常がない状態、西洋医学的には、自覚症状はなく検査をすると正常値ではないが医療の介入が必要なほどではない状態、をいいます。

《1、「血圧高めの方」のトクホと、ACE阻害薬》

血圧高めの方のトクホに含まれる成分として、ラクトトリペプチドやかつお節オリゴペプチド、ゴマペプチドなどのペプチド類がありますが、これらは医薬品のACE（アンジオテンシン変換酵素）阻害薬と同じ作用機序を有するものです。

併用により血圧が下がりすぎたり、血圧のコントロールに影響が及んだりする可能性があるので、要注意です。

なかには、かつお節オリゴペプチドの入った味噌汁のようなものもありますが、これをサプリメントとして認識することは少ないかもしれません。こうした食品形状のものにも、相互作用の確認は必要になることを忘れてはいけません。

《2、「血糖値が気になり始めた方」のトクホと、α-グルコシダーゼ阻害薬》

血糖値が気になり始めた方にすすめるトクホに、L-アラビノース、グァバ葉ポリフェノール、豆豉エキスなどがありますが、これらに含まれる成分は、α-グルコシダーゼなどの糖質分解酵素を阻害する働きを持つため、医薬品のα-グルコシダーゼ阻害薬と併用すると相互の作用が重なり、血糖値の過度の低下や、腹部膨満感、便秘といった副作用が現れやすくなります。

《3、「血液サラサラ」のサプリメントと、抗凝固薬や血小板凝集抑制薬》

血液をサラサラに、という作用を期待して使用されるサプリメントに、イチョウ葉、ナットウキナーゼ、にんにく、ＥＰＡ、ＤＨＡなどがあります。

これらは血液を固まりにくくする作用（血小板凝集抑制作用など）を持っていることが知られています。そのため、抗凝固薬のワルファリンカリウムや血小板凝集抑制薬のアスピリンなどの医薬品の作用を強めることが考えられ、出血などの副作用を引き起こす可能性があります。

《4、ビタミンKを含む食品やサプリメントと、抗凝固薬》

ビタミンＫは血液凝固作用がありますが、これを多く含む食品やサプリメントに、納豆、青汁、クロレラ、スピルリナなどがあります。

抗凝固薬のワルファリンカリウムは、このビタミンＫの働きに拮抗するため、併用すると薬の作用が弱まる可能性があります。

4 薬とサプリメントの併用がよい結果をもたらすこともある

医薬品と栄養素の相互作用が起きた場合、吸収阻害や排泄促進、あるいは体内での合成阻害などから栄養素が減少することがあります。このとき、サプリメントを活用することが有用な場合もあるのです。

一般に、薬とサプリメントの相互作用というと、一緒にとってはいけないというネガティブな情報ばかりが先行しがちです。しかし実際には、薬の服用によって不足しやすい栄養素や成分をサプリメントで補うなど、サプリメントが副作用の予防や軽減に役立ったり、ときには症状の改善をサポートすることも意外と多いと考えられます。

そこで、サプリメントと医薬品のポジティブな関係について、いくつかの具体例を挙げて解説します。

●スタチン系薬剤には、コエンザイムQ10が役に立つ

コエンザイムＱ10といえば、アンチエイジングやダイエットのサプリメントとして大ブームを巻き起こしましたが、そうしたイメージはさておき、主な作用は細胞のミトコンドリアにおけるＡＴＰ（エネルギー物質）産生と抗酸化作用です。

このコエンザイムＱ10が、脂質異常症治療薬であるスタチン系薬剤の副作用を軽減するということで、実際に併用をすすめる医療関係者も増えています。

スタチン系薬剤の副作用として代表的なものに横紋筋融解症があります。その程度の軽いものとして筋肉痛やむくみなどの症状がみられます。

スタチン系薬剤の作用として、コレステロールの合成を抑制するため、それに関わる還元酵素の働きを阻害します。しかしコレステロールの合成過程は、コエンザイムＱ10の合成過程と途中まで同じなので、還元酵素の働きが阻害されるとコレステロールだけでなく、コエンザイムＱ10の合成も抑えられることになります。

これが筋肉痛やむくみを生じる原因の一つと考えられており、コエンザイムＱ10の併用がよいとされているのです。

コエンザイムＱ10はもともと医薬品として開発されたもので、「ユビデカレノン」という名称で医療用や一般用の薬として用いられています。

ただ、医薬品の場合は1日の最大服用量が30㎎であるのに比べて、サプリメントでは1日摂取目安量が１００㎎を超えるものもあります。特に上限値は決められていないので、サプリメントを選択するメリットも考えられます。

また「還元型」コエンザイムＱ10も開発され、高齢者に対してその使用がすすめられています。高齢者では、コエンザイムＱ10を還元型に変換する能力が低下しているためです。

サプリメントのメリットを理解して上手に活用でき

れば、薬ともよい関係を築けるでしょう。

●抗てんかん薬には、葉酸が役に立つ

葉酸は、核酸（DNA、RNA）やアミノ酸の合成に不可欠で、細胞分裂・増殖が活発に行われる胎児にとって重要な栄養素です。食品からの摂取に加えて、サプリメントから1日0.4mgの葉酸を摂取すれば、神経管閉鎖障害の発症リスクが低減することがわかっています。

ただし、先天異常の多くは妊娠10週以内に発症しますが、中枢神経系は妊娠7週未満に発生するとされていますので、妊娠がわかって母子手帳を受け取ってから飲み始めても遅いのです。

このことを理解したうえで、医薬品と葉酸との関係について考えてみましょう。

例えば、抗てんかん薬を服用している女性からは、高い確率で奇形を持った赤ちゃんが生まれることが知られており、これについては、薬による葉酸の欠乏が関与しているといわれています。また葉酸の欠乏はホモシステインの増加を伴い、これが動脈硬化のリスク因子ともなります。

ですから妊娠中に限らず、抗てんかん薬を服用中は葉酸を摂取することで、これらの予防につながると考えられています。

また、関節リウマチや白血病などの治療に用いられるメトトレキサートは、医師の判断でその副作用の軽減のために葉酸の摂取を指示されることがあります。

●骨粗しょう症治療薬（ビスホスフォネート系製剤）には、カルシウムが役に立つ

骨粗しょう症治療薬として、ビスホスフォネート系製剤を服用している場合、骨吸収が抑制され、低カルシウム血症を引き起こすおそれがあります。

骨は体内のカルシウムの99％を貯蔵しており、残りの1％は血液中や細胞内にありますが、この1％のカルシウムが筋肉の動きや心臓の働き、ホルモンの分泌や血液凝固など、骨以外のところで重要な働きをしています。

そのため、血液中のカルシウム濃度は常に1％になるよう調整されており、この濃度が低下すると、骨に

貯蔵されたカルシウムを融解して血液中に移動し、カルシウム濃度を一定に保とうとします。これが骨吸収です。そして骨吸収が続くと、骨はもろくなります。ビスホスフォネート系製剤はこの骨吸収を抑えて、骨からカルシウムが出ていかないようにするため、カルシウムの摂取量が少ないと、血液中のカルシウム濃度が低下するおそれがあるのです。

そうならないように、カルシウムのサプリメントで補充することは有用だと考えられます。

ただし、この薬剤はミネラルなどと一緒にとると吸収が悪くなるとされていますので、薬剤との同時摂取は避けて、30分～2時間（薬剤によって異なる）間隔をおいて摂取するようにしましょう。また1回の摂取量は５００㎎を超えないように注意してください。これは、カルシウムの過剰摂取により、心血管疾患のリスクが高まるという報告があるためです。ただ、食品として摂取するカルシウムについては問題ありません。

同じ骨粗しょう症治療薬でも、前述した活性型ビタミンD_3製剤の場合とは、まるで違った対応になるので注意しましょう。

●抗生物質や抗菌剤には、ミネラルやビタミンB群が役に立つ

抗生物質や抗菌剤の使用で注意が必要なのは、腸内細菌への影響です。

これらの薬剤の使用により腸内細菌が抑制された場合、腸内細菌によってつくられるビタミンB_1、ビタミンB_2、葉酸、パントテン酸、ビタミンKなどの栄養素が不足してくる可能性があります。

特に高齢者の場合のビタミンK不足は、血液凝固に影響し、出血のリスクが高まります。

抗生物質や抗菌剤を長期に服用する場合には、ビタミンKを含む食品（納豆、モロヘイヤ、小松菜など）を積極的にとったり、ビタミンB群やマルチビタミン、また、粘膜を強くする働きのあるビタミンAなどのサプリメントを補給する必要があるでしょう。

加えて、ハーブのエキナセアには抗ウイルス作用や免疫力を高める作用があるといわれていますので、必要に応じて利用するとよいでしょう。

食品・サプリメントと薬の相互作用

（作成者：堀 美智子）

分類	サプリメント・食品名	相互作用が考えられる医薬品名の例 一般名（商品名）	相互作用の分類	相互作用
特定保健用食品	**『血糖値が気になりはじめた方の食品』の関与成分** ・グァバ葉ポリフェノール ・豆豉エキス ・小麦アルブミン ・L-アラビノースなど	**食後過血糖改善薬（α-グルコシダーゼ阻害薬）**：アカルボース（グルコバイ）、ボグリボース（ベイスン）、ミグリトール（セイブル）	作用	「血糖値が気になり始めた方の食品」に用いられている成分には、糖類分解酵素の活性を阻害する働きがあるとされるため、α-グルコシダーゼ阻害薬と併用すると、腸内に未消化の糖が増え、腹部膨満感、放屁、便秘、下痢などが現れやすくなることがある。開腹手術の既往のある人では、腹部ガスの増加から腸内の癒着が起こるおそれがある。
特定保健用食品	**「血圧が高めの方の食品」の関与成分** ・ラクトトリペプチド ・かつお節オリゴペプチド ・カゼインドデカペプチド ・サーデンペプチド ・ワカメペプチド ・イソロイシンチロシルなど	① **ACE阻害薬**：マレイン酸エナラプリル（レニベース）、塩酸イミダプリル（タナトリル）など ② **アンジオテンシンII受容体拮抗薬（ARB）**：カンデルサルタンシレキセチル（ブロプレス）、オルメサルタンメドキソミル（オルメテック）など ③ **ARB・利尿薬配合剤**：ロサルタンカリウム・ヒドロクロロチアジド（プレミネント）	作用	①これらのペプチド類は、体内で血圧を調節しているレニン-アンジオテンシン系において、アンジオテンシン変換酵素（Angiotensin Coverting Enzyme）の働きを抑え、血圧上昇作用を持つアンジオテンシンIIをつくらせないようにすることで、血圧の上昇を抑える。この機序は、医療用医薬品として用いられているACE阻害薬と同じである。併用によって両者の作用が重複し、血圧が下がりすぎたり、血圧のコントロールに影響が及んだりすることが考えられる。ACE阻害薬の副作用である空咳や高カリウム血症（頻脈、不整脈、筋肉に力が入らない、手足のしびれ、吐き気など）が、併用によって発現しやすくなることも考えられる。 ② ARBはACE阻害薬とは作用機序が若干異なり、空咳の副作用も少ないといわれているが、実際は空咳の報告もみられる。基本的にはACE阻害薬と同様に注意する。 ③ ARB・利尿薬配合剤でも、同様の注意が必要となるだろう。利尿剤を一緒に配合しているため、高カリウム血症は起こりにくいのではないかとも考えられるが、服用中の薬剤がある場合の特定保健用食品やサプリメントの利用は自己判断では行わず、医師や薬剤師に相談する。
特定保健用食品	**「おなかの調子を整える食品」「コレステロールが高めの方の食品」の関与成分** ・サイリウム種皮 ・難消化性デキストリン ・小麦ふすま ・オリゴ糖類など	**食後過血糖改善薬（α-グルコシダーゼ阻害薬）**：アカルボース（グルコバイ）、ボグリボース（ベイスン）、ミグリトール（セイブル）	吸収	難消化性の食物繊維とα-グルコシダーゼ阻害薬を併用すると、未消化の糖が腸内に増え、腹部膨満感、放屁、便秘、下痢などの消化器症状が現れやすくなると考えられる。開腹手術の既往がある人では、腸内のガスが増えることによって癒着が起こり、腸閉塞のような症状を引き起こすおそれもある。

分類	サプリメント・食品名	相互作用が考えられる医薬品名の例 一般名（商品名）	相互作用の分類	相互作用
特定保健用食品	**「コレステロールが高めの方の食品」の関与成分** ・キトサン ・植物ステロール	**脂溶性ビタミン**：ビタミンA・D・E・K **脂溶性の高い薬剤**：イトラコナゾール（イトリゾール）、グリセオフルビン（ポンシルFP）、EPA・DHA製剤	**吸収**	脂溶性ビタミンや脂溶性の高い薬剤の吸収には、胆汁酸の存在が不可欠であるが、キトサンは胆汁酸の体外への排泄を促進する作用を持つ。このため、両者を併用すると、脂溶性ビタミンや薬剤が十分に吸収されなくなる可能性がある。
特定保健用食品	**「コレステロールが高めの方の食品」の関与成分** ・キトサン ・植物ステロール	低用量ピル	**吸収**	低用量ピルは胆汁・胆汁酸の働きによって腸肝循環を繰り返しながら、吸収される。これらのサプリメントの働きによって、胆汁酸の排泄が促進されると、この循環が抑制されるため、低用量ピルの吸収低下、作用の減弱などが起こる可能性がある。
特定保健用食品	**「ミネラルの吸収を助ける食品」の関与成分** ・クエン酸リンゴ酸カルシウム（CCM） ・カゼインホスホペプチド（CPP） ・ポリグルタミン酸	**カルシウム製剤** **活性型ビタミン D_3 製剤**：アルファカルシドール（アルファロール）、カルシトリオール（ロカルトロール）	**吸収**	これらの成分は、カルシウムの吸収を促進する作用があるため、カルシウム（大量）との併用により、血中カルシウム値が上昇することがある。商品によっては、カルシウムを含む食品と一緒にとるようにすすめているものもあり、食事に含まれる程度のカルシウムであれば問題はないと思われるが、医薬品やサプリメントでカルシウムを補給している場合は過剰摂取にならないように注意する。
特定保健用食品	**「骨の健康が気になる方の食品」の関与成分** ・大豆イソフラボン	**エストロゲン製剤**：エストラジオール（エストラダーム）、結合型エストロゲン（プレマリン）	**作用**	大豆イソフラボンは、エストロゲン様作用を持っているため、併用によって薬剤の作用や効果に変動を生じることがある。 ＊エストロゲン製剤以外のホルモン製剤についても、同様に注意する。
特定保健用食品	**「食後の血清中性脂肪が上昇しにくい食品」の関与成分** ・イコサペント酸（EPA） ・ドコサヘキサエン酸（DHA）	**抗凝固薬**：ワルファリンカリウム（ワーファリン） **血小板凝集抑制薬**：アスピリン（バイアスピリン）、塩酸チクロピジン（パナルジン）、硫酸クロピドグレル（プラビックス）など	**作用**	EPA・DHAは血液の凝固能を低下させる作用があるため、これらの薬剤と併用すると、作用が重複し、出血傾向（出血しやすくなる、出血が止まりにくくなるなど）がみられることがある。
ビタミン	**ナイアシン（ニコチン酸、ニコチン酸アミド）**	**HMG-CoA還元酵素阻害薬（高脂血症薬）**：シンバスタチン（リポバス）、アトルバスタチンカルシウム水和物（リピトール）など	**作用**	大量のニコチン酸とロバスタチン（HMG-CoA還元酵素阻害薬の一種、日本では発売されていない）の併用で、横紋筋融解症が発現したとの報告がある。ニコチン酸、HMG-Co還元酵素阻害薬それぞれ単独でも筋肉障害の副作用が知られており、併用によって両者の副作用が増強されたのではないかと考えられる。サプリメントで補給する場合は摂取目安量を守ってとるようにする。

分類	サプリメント・食品名	相互作用が考えられる医薬品名の例 一般名（商品名）	相互作用の分類	相互作用
ビタミン	**ビタミンA**	**パクリタキセル**（タキソール、抗がん薬・注射剤）	**代謝**	ビタミンAが薬物代謝酵素CYP2C8などを阻害するため、この酵素で代謝を受けるパクリタキセルの代謝が抑制されて血中濃度が上昇、骨髄抑制などの副作用が現れやすくなったり、強く現れたりするおそれがある。
ビタミン	**ビタミンC**	**アセタゾラミド**（ダイアモックス、炭酸脱水酵素阻害薬）	**排泄**	ビタミンCは、単独でも大量摂取によって尿中へのシュウ酸の排泄が増加し、結石の形成が促進されることが知られている。アセタゾラミドを服用している場合は、1日600～800mgのビタミンCでも腎結石がみられたとの報告がある。
ビタミン	**ビタミンK**	**ワルファリンカリウム**（ワーファリン、抗凝固薬）	**作用**	ワルファリンはビタミンKに拮抗し、血液凝固因子の産生を抑制することにより、抗凝固作用を示す。このため、ビタミンKを摂取すると、ワルファリンの作用が減弱することが考えられる。併用は避ける。 ＊ビタミンK_2（メナキノン-7）は特定保健用食品「ミネラルの吸収を助ける食品」の関与成分ともなっている。 ＊青汁やクロレラ、スピルリナなどにはビタミンKが豊富に含まれている（含有量は商品によって異なる）。
ビタミン	**葉酸**	**抗てんかん薬**：フェニトイン（アレビアチン）、フェノバルビタール（フェノバール）		妊娠中、抗てんかん薬を服用していた女性で、葉酸の血中濃度の低下がみられたとの報告がある。一般に、妊娠している女性（妊娠を希望する女性も含む）の場合は、サプリメントなどを活用して、葉酸を積極的にとることがすすめられるが、抗てんかん薬を服用している場合は、医師に相談し、医師の指示を受けるようにする。
ミネラル	**亜鉛**	**ACE阻害薬**：カプトプリル（カプトリル）、アラセプリル（セタプリル）など	**吸収**	ACE阻害薬では味覚異常（食事がおいしくない、味を感じにくい、味覚が変わったなど）の副作用がみられることがあるが、これはACE阻害薬と亜鉛がキレートをつくり、亜鉛の排泄が促進されて亜鉛が欠乏するためと考えられている。 ＊亜鉛は、構造中に－SH基、－COOH基、－NH 2基を持っている薬物とキレートをつくりやすく、五員環、六員環のキレートを形成すると安定することが知られているため、味の変化や食欲不振などがみられたときには、服用中の薬剤を確認することも必要となる。

分類	サプリメント・食品名	相互作用が考えられる医薬品名の例 一般名（商品名）	相互作用の分類	相互作用
ミネラル	カルシウム	**テトラサイクリン系抗生物質**：ドキシサイクリン（ビブラミシン）、ミノサイクリン（ミノマイシン） **ニューキノロン系抗菌薬**：シプロフロキサシン（シプロキサン）、トスフロキサシン（オゼックス）	吸収	カルシウムはこれらの薬剤と難溶性のキレートをつくるため、両者の吸収が低下する。併用する場合は、2～3時間ずらして摂取するようにする。ニューキノロン系抗菌薬については、レボフロキサシン（クラビット）やガチフロキサシン水和物（ガチフロ）などはカルシウムの影響をほとんど受けないとされるが、シプロフロキサシン（シプロキサン）などは牛乳との併用でも吸収低下が認められるものもあるので、やはり注意が必要だろう。
ミネラル	カルシウム	**ビスホスフォネート系製剤**：アレンドロン酸ナトリウム水和物（フォサマック）、エチドロン酸二ナトリウム（ダイドロネル）ミノドロン酸水和物（ボノテオ錠）リセドロン酸ナトリウム水和物（ベネット）	吸収	カルシウムはビスホスフォネート系製剤と難溶性のキレートをつくるため、両者の吸収が低下する。ビスホスフォネート系製剤は骨吸収を強力に抑制するため、低カルシウム血症を起こすことがある。それを予防するためにカルシウムを補給することがすすめられるが、同時摂取は避け、2～3時間ずらしてとるようにする。
ミネラル	カルシウム	**活性型ビタミン D_3 製剤**：アルファカルシドール（アルファロール）、カルシトリオール（ロカルトロール）エルデカルシトール（エディロール）	吸収	活性型ビタミン D_3 は腸管でのカルシウムの吸収を促進する作用があるため、サプリメントなどでカルシウムを補給すると高カルシウム血症（全身のかゆみ、便秘、食欲低下、吐き気、喉の渇き、多飲、多尿などを引き起こすことがあるので、自己判断での併用は避ける。骨粗しょう症の治療によく用いられる薬剤だが、カルシウムの摂取については医師の指示を確認する。
ミネラル	クロム	**経口血糖降下薬** **インスリン製剤**	作用	クロムには、インスリンに対する感受性を高める作用があるといわれるため、併用によって血糖降下作用が強く現れることも考えられる。
ミネラル	鉄	**プロトンポンプ阻害薬**：オメプラゾール（オメプラール）、ランソプラゾール（タケプロン） **H2 ブロッカー**：ファモチジン（ガスター）、シメチジン（タガメット） **制酸薬**：乾燥水酸化アルミニウムゲル・水酸化マグネシウム（マーロックス）、沈降炭酸カルシウムなど	吸収	鉄は、胃内の酸性度が低下すると吸収されにくくなるといわれる。ヘム鉄は吸収されやすい性質を持ち、pH の影響を受けないともいわれるが、念のため、同時に摂取することは避けるようにする。 ＊ヘム鉄は特定保健用食品「ミネラルの吸収を助ける食品」の関与成分ともなっている。

分類	サプリメント・食品名	相互作用が考えられる医薬品名の例 一般名（商品名）	相互作用の分類	相互作用
ミネラル	鉄	**テトラサイクリン系抗生物質**：ドキシサイクリン（ビブラマシン）、ミノサイクリン（ミノマイシン） **ニューキノロン系抗菌薬**：ガチフロキサシン水和物（ガチフロ）、ノルフロキサシン（バクシダール）など **ビスホスフォネート系製剤**：アレンドロン酸ナトリウム水和物（フォサマック）、エチドロン酸二ナトリウム（ダイドロネル）ミノドロン酸水和物（ボノテオ錠）リセドロン酸ナトリウム水和物（ベネット） 甲状腺ホルモン剤	吸収	鉄とテトラサイクリン系抗生物質、ニューキノロン系抗菌薬、ビスホスフォネート系製剤は難溶性のキレートをつくりやすく、同時にとると鉄・薬剤ともに吸収が阻害され、十分な効果が得られなくなる。併用する場合は、同時摂取は避け、2～3時間、間隔をあけるようにする。
	マグネシウム			マグネシウムはこれらの薬剤と難溶性のキレートをつくるため、両者の吸収が低下する。併用する場合は、2～3時間ずらして摂取するようにする。特にビスホスフォネート系製剤は、服用前後の飲食物や他の薬剤は摂取しないこととされている。ミネラル分の多いミネラルウォーターの摂取も控える。
ミネラル	マグネシウム	**マグネシウム含有製剤**：硫酸マグネシウム（便秘薬）、酸化マグネシウム（便秘薬・制酸薬）など	作用	併用によってマグネシウムの過剰摂取となり、下痢を起こすことがある。 *にがり（塩化マグネシウム）の原液を希釈せずに飲み、脳浮腫、低酸素脳症をきたして死亡した例もある。
サプリメント	青汁、クロレラ、スピルリナ	**ACE 阻害薬**：マレイン酸エナラプリル（レニベース）、塩酸イミダプリル（タナトリル）など アンジオテンシンII受容体**拮抗薬（ARB）**：カンデルサルタンシレキセチル（ブロプレス）、オルメサルタンメドキソミル（オルメテック）など **カリウム保持性利尿薬**：スピロノラクトン（アルダクトン）	作用	これらのサプリメントはカリウムを豊富に含んでいることが多いため、体内にカリウムを貯留させる作用を持つ薬剤と併用すると高カリウム血症を引き起こすことが考えられる。 *カリウムの含有量は商品によって異なる。パッケージに大きく表示されていないことも多いので注意する。
サプリメント	アルギニン	**降圧薬**	作用	アルギニンは窒素を含むアミノ酸で、体内で一酸化窒素（NO）に変換される。NO は血管拡張作用があるため、降圧薬との併用により、降圧作用が強く現れる可能性がある。
サプリメント	桑の葉	**経口血糖降下薬** **インスリン製剤**	吸収 作用	桑の葉に含まれる1-デオキシノジリマイシンはブドウ糖と構造が似ていることから、糖類分解酵素と結びつきやすい性質を持つ。その結果、ブドウ糖の消化・吸収が抑えられ、血糖値の上昇が抑えられるといわれる。このほか、インスリン分泌促進、血糖値正常化などの作用を有するともされ、糖尿病治療薬との併用によって、血糖降下作用が増強されることが考えられる。

分類	サプリメント・食品名	相互作用が考えられる医薬品名の例 一般名（商品名）	相互作用の分類	相互作用
サプリメント	**青汁、クロレラ、スピルリナ**	**ワルファリンカリウム**（ワーファリン、抗凝固薬）	**作用**	これらのサプリメントはビタミンKを含んでいるため、ワルファリンの作用に拮抗し、ワルファリンの作用が減弱することが考えられる。 ＊ビタミンKの含有量は商品によって異なる。パッケージに大きく表示されていないことも多いので注意する。
サプリメント	**イチョウ葉**	**抗凝固薬**：ワルファリンカリウム（ワーファリン） **血小板凝集抑制薬**：アスピリン（バイアスピリン）、塩酸チクロピジン（パナルジン）、硫酸クロピドグレル（プラビックス）など 血液の流れをよくするといわれる医薬品・サプリメント：ビタミンE（高用量）、DHA・EPA、ニンニクなど	**作用**	イチョウ葉に含まれるギンコライドには血小板活性化因子（PAF）に拮抗する作用があることが知られている。このため、抗凝血作用を持つ成分との併用によって、その作用が増強し、出血傾向を引き起こすおそれがある。ワルファリンとの併用では脳出血が、アスピリンとの併用では眼底出血が報告されているので、十分な注意が必要である。
サプリメント	**クエン酸**	アルミニウム含有製剤：アスピリン・ダイアルミネート（バファリン 330mg）、スクラルファート（アルサルミン）、合成ヒドロタルサイト（サモールN）など ＊一般用医薬品の胃腸薬や解熱鎮痛薬にも、制酸薬としてアルミニウム含有製剤が使われていることがある。	**吸収**	クエン酸とアルミニウムは易溶性のキレートをつくるため、アルミニウムの吸収が促進されることがあり、長期・大量服用では、アルミニウムが体内に蓄積し、アルミニウム脳症やアルミニウム骨症を引き起こすおそれがある。 ただし、クエン酸は鉄の吸収を促進することも知られているため、鉄剤の場合は、一緒に摂取することをすすめることもある。
サプリメント	**セント・ジョーンズ・ワート**（セイヨウオトギリソウ）	**カルシウム拮抗薬：前出** **HMG-CoA還元酵素阻害薬（高脂血症薬）：前出** **ジギタリス製剤：前出** **抗不整脈薬**：ジソピラミド（リスモダン）、硫酸キニジン（硫酸キニジン「ホエイ」 **抗てんかん薬**：フェニトイン（アレビアチン）、カルバマゼピン（テグレトール） **筋弛緩薬**：塩酸チザニジン（テルネリン） **免疫抑制薬**：シクロスポリン（ネオーラル）、タクロリムス水和物（プログラフ） **アルツハイマー型痴呆治療薬**：塩酸ドネペジル（アリセプト）	**代謝など**	セント・ジョーンズ・ワートには薬物代謝酵素（CYP1A2、3A4など）を誘導する作用があるため、薬物の代謝が促進され、血中濃度が低下したり、作用が減弱したりすることがある。 セント・ジョーンズ・ワートはP糖タンパクの誘導にも関与し、薬剤の排泄や腸管内への分泌を促進するともいわれている。 ＊セント・ジョーンズ・ワートは気分を明るくするサプリメントとして知られるが、ダイエットや更年期向けのサプリメントに配合されている場合もある。 ＊ここに挙げた薬剤以外にも、セント・ジョーンズ・ワートとの相互作用の可能性が考えられるものがあるので、個々の薬剤について確認する。

分類	サプリメント・食品名	相互作用が考えられる医薬品名の例 一般名（商品名）	相互作用の分類	相互作用
サプリメント	ギムネマ・シルベスタ	**経口血糖降下薬 インスリン製剤**	吸収	ギムネマに含まれるギムネマ酸は甘みを感じにくくする成分として知られるが、腸での糖の吸収を抑制して血糖値を低下させるともいわれる。このため、糖尿病治療薬との併用によって、血糖降下作用が増強されると考えられる。
サプリメント	ナットウキナーゼ	**抗凝固薬**：ワルファリンカリウム（ワーファリン） **血小板凝集抑制薬**：アスピリン（バイアスピリン）、塩酸チクロピジン（パナルジン）、硫酸クロピドグレル（プラビックス）など **血液の流れをよくするといわれる医薬品・サプリメント**：ビタミンE（高用量）、DHA・EPA、にんにくなど	作用	ナットウキナーゼには血栓溶解作用があるといわれるため、抗凝血薬との併用により、出血傾向がみられる可能性がある。 ＊納豆の場合は、ビタミンKが血液を固める方向に働くため、これらの成分の作用を減弱する可能性があるが、ナットウキナーゼは血液を固まりにくくする方向に働き、これらの成分の作用を増強する可能性がある。理由は異なるが、血液凝固に関連する薬剤（特にワルファリン）を服用している場合は注意する。
サプリメント	ベニコウジ（紅麹）	**HMG-CoA還元酵素阻害薬（高脂血症薬）**：シンバスタチン（リポバス）、アトルバスタチンカルシウム水和物（リピトール）など	作用	ベニコウジ菌が産生するモナコリンK（ロバスタチン）という物質には、体内でのHMG-CoA還元酵素の作用を阻害し、コレステロールの合成を抑える作用があるといわれる。これは医療用医薬品として使われているHMG-CoA還元酵素阻害薬と同じ機序であるため、併用によって作用が重複し、作用が増強することが考えられる。 ＊ベニコウジ菌は沖縄の伝統料理「豆腐よう」を作るときにも用いられるが、食品としてとる程度であれば、影響はないと思われる。
サプリメント	バレリアン	**中枢神経抑制作用を有する薬剤**（睡眠薬、抗不安薬、抗うつ薬、抗精神病薬、麻薬性鎮痛薬など）	作用	バレリアンは中枢神経に対して鎮静作用を示すことから、併用によって、中枢抑制作用が強く現れたり、薬剤の作用や症状を変動させたりする可能性がある。
サプリメント	ノコギリヤシ	**抗アンドロゲン作用を有する薬剤**：ビカルタミド（カソデックス）、フルタミド（オダイン）、酢酸クロルマジノン（プロスタール）、フィナステリド（プロペシア）	作用	ノコギリヤシは抗アンドロゲン作用を有するとされ、これらの薬剤の作用に影響を及ぼす可能性がある。5αリダクダーゼの阻害によってテストステロンからジヒドロテストステロンが生成されるのを抑制し、前立腺肥大の症状を軽減するといわれるが、前立腺がんの診断を困難にすることもあるため、自己判断での摂取は避ける。すでに摂取している場合は、その旨を医師に伝えるようにする。＊このほかのホルモン製剤との併用にも注意する。

分類	サプリメント・食品名	相互作用が考えられる医薬品名の例 一般名（商品名）	相互作用の分類	相互作用
食品	**カフェイン**	**キサンチン系気管支拡張薬**：テオフィリン（テオドール）、アミノフィリン（ネオフィリン）など **β刺激薬**：硫酸オルシプレナリン（アロテック）、硫酸サルブタモール（ベネトリン）など **中枢神経興奮薬**：塩酸メチルフェニデート（リタリン）など **交感神経刺激作用を有する薬剤**：エフェドリン、メチルエフェドリン、マオウ（麻黄）など	**作用**	カフェインもキサンチン系誘導体の一つであり、中枢興奮作用、心臓刺激作用などを持つため、これらの薬剤と併用すると、両者の作用が強まり、頭痛、不眠、動悸、不整脈などが現れることがある。 ＊カフェインはダイエットをうたったサプリメントに配合されていることがある。一般用医薬品でも解熱鎮痛薬、風邪薬、鼻炎薬、鎮咳薬、乗り物酔い予防薬、眠気防止薬、ドリンク剤などに広く配合され、コーヒーやドリンク剤以外にも、特定保健用食品のお茶、マカやガラナ、マテなどのサプリメントに含まれていることもある。重複による過剰摂取に注意する。
食品	**グレープフルーツ、ブンタン、スウィーティー**	**カルシウム拮抗薬**：ニフェジピン（アダラート）、ニトレンジピン（バイロテンシン）など **ベンゾジアゼピン系睡眠薬・抗不安薬**：トリアゾラム（ハルシオン）、ブロチゾラム（レンドルミン）など **HMG‐CoA還元酵素阻害薬（高脂血症薬）**：シンバスタチン（リポバス）、アトルバスタチンカルシウム水和物（リピトール）など **エルゴタミン製剤**：酒石酸エルゴタミン・無水カフェイン（カフェルゴット） **トリプタン系薬剤**：臭化水素酸エレトリプタン（レルパックス） **抗てんかん薬**：カルバマゼピン（テグレトール）など **免疫抑制薬**：シクロスポリン（ネオーラル）、タクロリムス水和物（プログラフ）	**代謝**	グレープフルーツやブンタン、スウィーティーには、これらの薬剤の代謝に関与するCYP3A4を阻害する物質が含まれているため、併用によって薬剤の代謝が抑えられ、血中濃度が上昇することが考えられる。ただし、同じグループに分類される薬剤でも、アムロジピン（ノルバスク）やジルチアゼム（ヘルベッサー）などのように、影響を受けにくいとされるものもある。患者の好きな食べ物、よく口にする食べ物なども考慮して、薬剤を選択する必要もあるだろう。 ＊ここに挙げた薬剤以外にも、グレープフルーツ、ブンタン、スウィーティーとの相互作用の可能性が考えられるものがあるので、個々の薬剤について確認する。
食品	納豆	**ワルファリンカリウム（ワーファリン、抗凝固薬）**	**作用**	納豆はビタミンKを豊富に含むとともに、納豆菌が腸内でビタミンKを産生する。ワルファリンはビタミンKの作用に拮抗して抗凝固作用を発現するため、併用によって作用が減弱することがあり、併用しないこと（禁忌）とされている。ビタミンKを豊富に含む青汁やクロレラなどとの併用も控え、緑葉野菜（ブロッコリー、ほうれん草など）は一度に大量摂取しないよう注意。

第2章

気になる悩み別、サプリメントの選び方

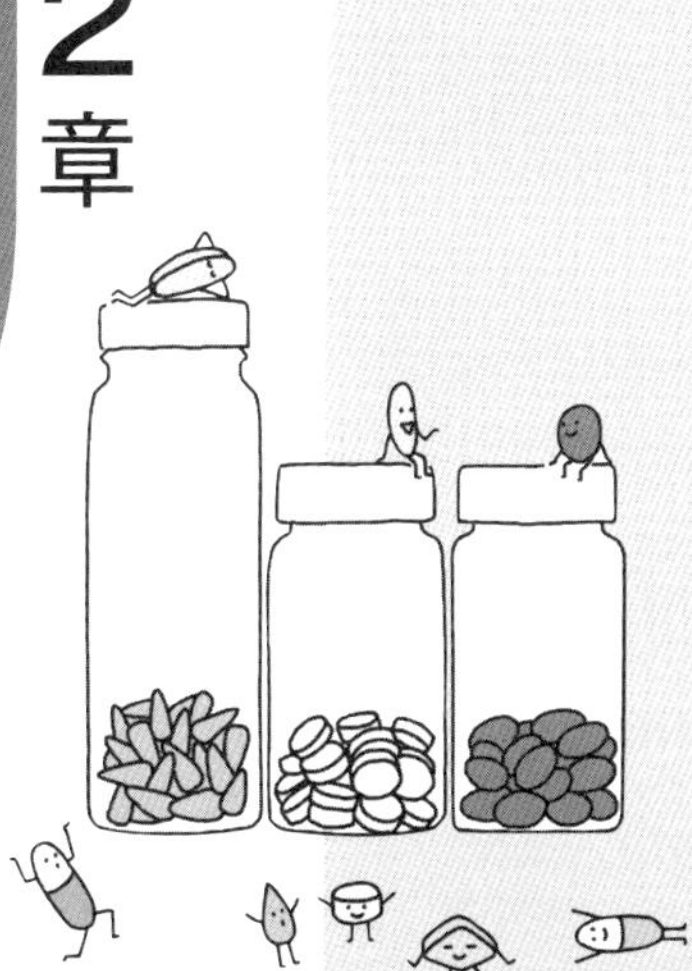

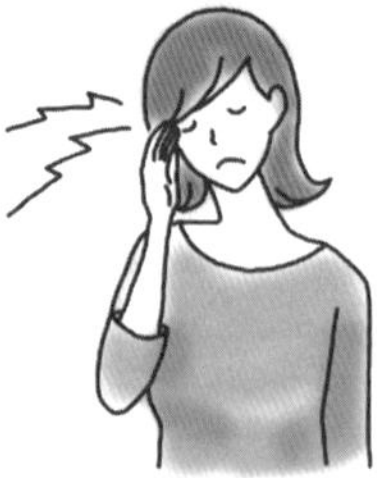

頭痛でつらい 1

要因は？ ストレスや疲労 パソコン作業などが原因

頭痛には、いわゆる〝頭痛もち〟の頭痛で、特にはっきりした病気があるわけではないのに繰り返し起こる一次性頭痛と、何らかの病気が原因で起こる二次性頭痛があります。

一次性頭痛で最も多いのが緊張性頭痛で、頭部の血行が悪くなることで起こります。頭部や首筋が締めつけられるように痛むのが特徴。ストレスの多い人、長時間のパソコン作業をする人に多くみられます。

次に多いのが偏頭痛で、収縮した脳の血管が炎症を起こし、腫れて拡張することが原因。脈拍に合わせて痛むのが特徴です。原因はストレスや疲労のほか、女性に多いことから女性ホルモンが関わっていると考えられています。二次性頭痛を起こす病気には脳腫瘍、くも膜下出血、脳出血、脳梗塞などの深刻な病気もあります。

改善Point 緊張性頭痛は血行を促し 偏頭痛は血管の拡張を抑えるサプリを

いつもと違う激しい頭痛や手足のしびれを伴うときは深刻な病気の可能性があるので、すぐに受診しましょう。

いわゆる〝頭痛もち〟の一次性頭痛の場合、タイプによって対処法が異なります。緊張性頭痛の場合は血行を促す対処法を。蒸しタオルなどで首や肩の筋肉を温めたり、ゆったりとした入浴や適度な運動がおすすめです。サプリメントでは末梢血管を拡げて血行を促すビタミンE、脳内の血流をよくするレシチンが有効。

偏頭痛の場合はこめかみを冷やし、安静に。アルコールやチョコレートなど、血管を拡張させる食品は控えましょう。血液循環を調整するマグネシウム、脳のエネルギー代謝に欠かせないビタミンB_2には頭痛の予防効果があるといわれます。（川嶋 朗）

関連するサプリメント

ビタミンB_2、ビタミンE、マグネシウム、レシチン など

2 もの忘れが多い

要因は？ 異常なたんぱく質が脳に蓄積することでアルツハイマー型認知症に

記憶力や思考力が低下して日常生活に支障をきたすようになった状態を認知症といいます。年齢とともに人の名前が思い出せない、物の置き場所を忘れるなど、誰でも記憶力は低下しますが、これは加齢によるもの忘れ。一方、日時や場所がわからなくなったり、食事したこと自体忘れてしまうのは認知症によるもの忘れといえます。

認知症にはさまざまなタイプがありますが、最も多いのがアルツハイマー型認知症で、日本の認知症患者の約70％を占めています。「アミロイドβペプチド」や「タウたんぱく質」などの異常なたんぱく質が脳に蓄積し、神経細胞の働きが低下することが原因であると考えられています。

このほかの主な認知症に脳血管性認知症、レビー小体型認知症、前頭側頭型認知症などがあり、2つのタイプを合併しているケースもあります。

改善Point 原因物質を取り除き血流を改善する成分を補給

認知症を根本的に治す決定的な治療薬はまだないため、予防や認知症の前段階（軽度認知症）での早期発見が重要。軽度であれば症状を改善することも十分可能です。糖尿病や高血圧、脂質異常症（高脂血症）の人が認知症になるリスクはそれぞれ約2倍といわれているので、これらの生活習慣病を改善することも予防につながります。

認知症の予防、改善が期待される食品成分として、クルクミンがあります。クルクミンは細胞レベルでアルツハイマー型の原因となるアミロイドβペプチドを取り除く作用があるという報告があります。また、認知症の原因となる動脈硬化や脳梗塞を予防するナットウキナーゼ、脳の血流を改善するイチョウ葉エキスやレシチン、脳機能を高めるＤＨＡなども有効です。（川嶋 朗）

関連するサプリメント

DHA、クルクミン、イチョウ葉エキス、レシチン など

3 ストレスを感じる

要因は？ **過労や睡眠不足 環境の変化などが引き金に**

ストレスは適度な緊張で生活に張りを与えるというプラス面もありますが、過度になると体じゅうにさまざまな不調を引き起こします。免疫力が低下して風邪などの感染症にかかりやすくなるほか、自律神経のバランスが乱れることで不眠やイライラ、うつ症状、生活習慣病の原因にもなります。

ストレスの原因は過労や睡眠不足、人間関係や仕事上の悩みなどさまざま。結婚や出産、昇進といったうれしい出来事が大きなストレスになることもあります。

改善Point **ビタミン・ミネラルを補給し ストレスに強い体に**

まずはストレスの原因を取り除くとともに、十分な栄養と休息をとることが大切です。

私たちの体はストレスを感じると、それに対抗するためアドレナリンを放出し、防衛態勢に入ります。このとき大量のビタミンCが消費されてしまうのです。このため、ストレスを感じるときはビタミンCを意識してとる必要があります。また、神経の興奮を鎮め、精神を安定させる作用があるビタミンB群やカルシウム、マグネシウムなどが不足しないよう、心がけるとよいでしょう。

脳の機能維持をサポートするＤＨＡ、レシチン、イチョウ葉エキス、ホスファチジルセリンも有効。月経前のイライラにはビタミンB_6が効果的です。

気がめいったときや落ち込みが激しいときは、抗うつ薬と同様の働きを持つハーブのセント・ジョーンズ・ワートを試してみるのもよいでしょう。ただし、血液凝固剤や経口避妊薬など、一部の処方薬の効力を弱める作用があるので、持病がある場合は自己判断で使用せず、必ず医師や薬剤師に相談しましょう。

（川嶋 朗）

関連するサプリメント

ビタミンB群、ビタミンC、カルシウム、マグネシウム、DHA、レシチン、イチョウ葉エキス、ホスファチジルセリン、セント・ジョーンズ・ワート など

4 眠れない

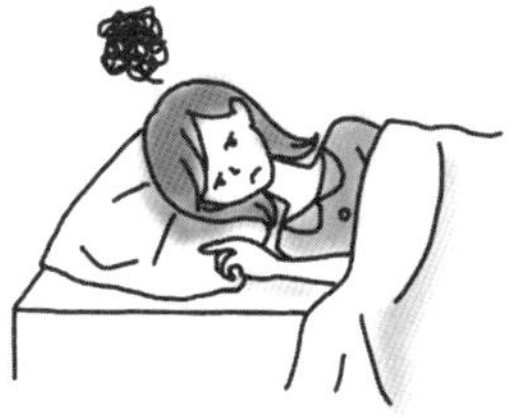

要因は？ 不規則な生活で生体リズムが乱れる

日本人の睡眠時間は年々減少傾向にあり、4～5人に1人が睡眠に関して何らかの悩みを持っているといわれています。悩みの内容は寝つきが悪い、途中で目が覚める、朝早く目が覚める、ぐっすり眠った気がしないなどさまざまです。

不眠の原因は不安やストレス、うつ病などの精神疾患、時差ボケ、病気による身体的苦痛などいろいろありますが、不規則な生活で生体リズムが乱れることも大きな要因です。私たちの体の中には体内時計が備わっており、約25時間の周期でリズムを刻んでいます。それを朝、太陽の光を浴びることで体内時計をリセットしているのですが、夜更かしなど不規則な生活をしているとそのリズムが乱れてしまうのです。過剰なストレスも不眠の原因になります。

改善Point 不規則な生活を改めリラックス効果の高いサプリを

まずは不規則な生活を改め、生体リズムを整えることが大事。仕事などで寝る時間が不規則になりがちな人は、なるべく同じ時間に起きるようにすると生体リズムが乱れにくくなります。また休日、昼まで寝ていると生体リズムが一気に乱れることに。休日でもふだん起きる時間の1～2時間後には起きるようにしましょう。就寝前に飲酒すると睡眠の質が低下するので、寝る2～3時間前には切り上げること。

サプリメントではセロトニンなどの神経伝達物質の生成に関わり、リラックス効果をもたらすビタミンB_6やマグネシウム、睡眠のリズムを整えるのに役立つビタミンB_{12}が有効。また、ハーブのバレリアンはリラックス効果があり、スムーズな入眠を助けます。

（川嶋　朗）

関連するサプリメント

ビタミンB_6、B_{12}、マグネシウム、バレリアンなど

5 薄毛・脱毛・白髪

要因は？ 加齢やストレスなどで発毛のサイクルが短くなる

毛髪は毛根部にある毛母細胞でつくられ、1カ月に1・2cmほど伸びます。永遠に伸び続けるわけではなく、ある一定の期間で抜け落ち、そこからまた新しい毛が生えてくるというヘアサイクルを繰り返しています。ヘアサイクルのうちのほとんどは、毛母細胞が分裂し髪が伸びる「成長期」で、成長期が長ければ、髪はその分長く、太くなる傾向があります。

このサイクルは通常4～6年なのですが、成長期が徐々に短くなり、髪が太く長く成長せずに短く細くなってしまうのが、男性にみられる壮年性脱毛です。主に前頭部や頭頂部の髪が短く細くなっていく特徴があります。原因としては、ストレスや加齢、遺伝、食生活の乱れ、ホルモンのアンバランスなどが考えられます。

白髪は色素をつくる細胞の活性が低下することで起こると考えられます。

改善Point 地肌の血行を促し髪の発育に関わる成分補給を

毛髪は地肌に張りめぐらされた血管から栄養を吸収しながら成長します。ところが、ストレスや食生活の偏りなどで皮脂が過剰に分泌されると毛根に悪い影響を及ぼします。このため、脂質のとりすぎには注意を。毛根に栄養分が十分届くよう、血流を促す作用のあるビタミンEやイチョウ葉エキスを補給するのもおすすめです。

このほか毛髪の原料となる絹たんぱく質には、髪を健康にする働きがあるといわれます。また、髪の発育には亜鉛、鉄、ビオチン、葉酸など多くの栄養素が関わっているので、マルチビタミンとマルチミネラルのサプリメントもおすすめ。白髪対策としては、髪を黒くするメラニン色素のもとになるアミノ酸のチロシンを補給するとよいでしょう。

（上馬場和夫）

関連するサプリメント

絹たんぱく質、ビタミンE、イチョウ葉エキス、亜鉛、鉄、ビオチン、葉酸、チロシン など

6 目が疲れる

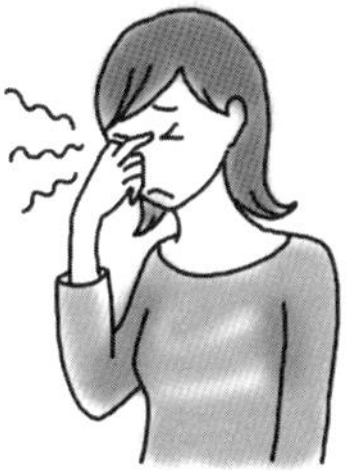

要因は？ パソコンなどの長時間使用が原因 集中力や注意力低下につながる

現代人はテレビやパソコン、スマホなどを通し、視覚から多くの情報を得ています。長時間パソコン作業をする人も増え、多くの人が目を酷使しているといえるでしょう。私たちは物を見るとき、レンズの役目を担っている水晶体の厚さを、毛様体筋という筋肉を使って調節し、遠くを見たり近くを見たりしています。ところが、パソコン作業などで近くばかり見ていると、毛様体筋の緊張状態が続き、筋肉が疲労することに。これが眼精疲労の正体です。

また、パソコン画面を見つめているとまばたきの回数が減り、涙の量が少なくなって目の表面が乾き、ドライアイの原因に。ドライアイになると角膜の表面が傷つき、炎症を起こしやすくなります。目の疲れは頭痛や肩こり、イライラなどの症状を引き起こし、集中力や注意力が低下します。

改善Point ロドプシンの材料や網膜の血流を促す成分を補給

パソコンを操作するときは室内の照明を確保し、画面との距離を50cm以上とりましょう。1時間作業したら10分休憩をとり、遠くを見て毛様体筋の緊張をほぐします。

ビタミンAは、網膜に存在して光を感じるロドプシンというたんぱく質の材料となるため、しっかり補給したいもの。視神経の働きをよくするビタミンB_1、B_2も大切です。ビルベリーやブルーベリーに含まれるアントシアニンはロドプシンの再合成を助け、網膜の血管の血行を促進するので、目を酷使する人におすすめ。また、ある大学病院が行った研究では、アスタキサンチンが眼精疲労を改善することが証明されています。このほか、失明の原因となる黄斑変性症や緑内障、白内障がルテインの摂取で改善したという報告もあります。

（上馬場和夫）

関連するサプリメント

ビタミンA、ビタミンB_1、B_2、ビルベリー、ブルーベリー、アスタキサンチン、ルテイン など

7 口内炎ができやすい

要因は？ 物理的刺激が引き金に 体調不良も影響

口内炎とは舌、唇、頬の内側など、口腔内の粘膜に起こる炎症で、口内に常在している菌が小さな傷に繁殖することで悪化します。

口内の粘膜を誤って噛む、歯や義歯の噛み合わせが悪くて粘膜が傷つく、熱いものを食べてやけどをするなど、物理的な刺激が引き金になります。また、口内の衛生状態が悪いと、小さな傷に細菌が繁殖して悪化しやすくなります。栄養不足やストレス、睡眠不足や風邪などで体の抵抗力が低下すると、粘膜が弱り、口内炎を起こしやすくなることもあります。

多くの場合、1～2週間で治ることが多いのですが、長引く場合は他の病気の可能性もあります。早めに受診するとよいでしょう。

改善Point 口内を清潔に保ち ビタミン不足に注意

口内炎になると食欲が低下して栄養不足になりやすく、不眠やイライラの原因にもなるので、早めに改善したいものです。香辛料や酸味の強い食品などの刺激物を避け、やわらかくて消化のよい献立を工夫しましょう。うがい薬でこまめにうがいをすると、口内の殺菌にも役立ちます。

予防としては、ふだんから歯みがきをていねいに行い、口の中を清潔に保つこと。また、噛み合わせの悪い歯や合わない義歯を治療しておくことも大切です。

ビタミンB群が不足していると口内炎になりやすいので、ふだんから不足しないように心がけることが予防につながります。さらに、皮膚や粘膜の健康に欠かせないビタミンAや、ビタミンCもしっかり補給しましょう。

（上馬場和夫）

関連するサプリメント

ビタミンA、ビタミンB群、ビタミンC など

8 歯周病が心配

要因は？ 歯周病菌の感染で歯肉が炎症を起こす

日本人が歯を失う原因でいちばん多いのが歯周病で、30歳以上の約8割が歯周病にかかっているといわれます。

歯周病は、細菌の感染によって引き起こされる病気。歯と歯肉の境目（歯肉溝）に多くの細菌が停滞すると、歯肉が炎症を起こすのです。

歯周病の初期は歯肉炎と呼ばれ、歯ぐきが腫れぼったくなる程度。この段階なら歯みがきなどの正しいケアを行うだけで改善します。ところが、進行すると出血が起こり、さらに進行すると歯がぐらついて、最終的には歯が抜け落ちてしまいます。

改善Point ていねいな歯みがきと定期的な検診がカギ

歯周病を予防するには、正しい方法で歯をみがくことが大切。特に、就寝中はだ液量が少なくなって歯周病が進みやすくなるので、就寝前は時間をかけてていねいにみがくようにしましょう。

毎日ていねいに歯をみがいていても、歯の表面、歯と歯の間、歯と歯ぐきの境にはバイオフィルムと呼ばれる汚れや細菌の集合物が少しずつ付着してしまいます。そこで、1年に2～3回は歯科でクリーニングをしてもらい、歯の状態をチェックしてもらうのが理想です。

最も歯に悪い生活習慣は喫煙です。というのも、たばこを吸うと口の中の血行が悪くなり、歯や歯ぐきに栄養が行き届きにくくなるからです。また、ストレスの多い人はだ液が少なくなるので、歯周病菌が繁殖しやすくなります。歯の健康のためにもストレス解消や禁煙を心がけましょう。

歯周病の予防効果が期待される成分としては、歯周病菌を殺菌する作用が確認されているカテキンや乳酸菌があります。

（上馬場和夫）

関連するサプリメント

カテキン、乳酸菌 など

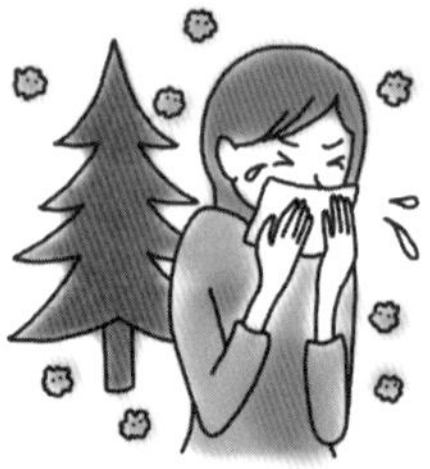

9 花粉症がつらい

要因は？ 本来無害な花粉に免疫システムが過剰に反応

花粉症とは、スギやヒノキなどの花粉によって起こるアレルギーです。

本来花粉は人体にとって無害な物質なのですが、体に備わっている免疫システムが花粉を敵とみなして過剰反応してしまうと、排除するための抗体をつくるようになります。抗体ができあがった後、再び花粉が体内に入ると、ヒスタミンなどの化学物質を分泌して、花粉をできる限り体外に放り出そうとします。ヒスタミンは鼻や目などの粘膜を刺激する性質があるため、くしゃみ、鼻水、目のかゆみなどを引き起こしてしまいます。これが花粉症のメカニズムです。

日本で花粉症を引き起こす植物は60種類ほどあるといわれます。このため、複数の植物の花粉に反応し、年間通してアレルギー症状に悩む人も少なくありません。

改善Point 乳酸菌やポリフェノールで免疫の働きを整える

治療法としては抗ヒスタミン剤などの薬物治療、鼻の粘膜を焼く外科的な治療がありますが、花粉症を根本から治す方法として注目されているのが舌下免疫療法です。花粉を含むエキスを、濃度調節しながら舌の下に投与することでアレルギー反応を抑えるという治療法で、スギ花粉症に対しては２０１４年から健康保険適用になりました。

日常生活では原因となる花粉を体内に取り込まないよう注意するとともに、免疫の働きを整えることが大切です。花粉症に有効な食品成分として注目されているのは、乳酸菌とポリフェノールです。乳酸菌は腸内環境を整えて免疫の働きを調節する働きがあります。甜茶、しそ、トマトなどに含まれるポリフェノールはヒスタミンなどの働きを抑えるのに有効です。

（川嶋 朗）

関連するサプリメント

乳酸菌、甜茶、しそ、トマト、ポリフェノール など

10 アトピー性皮膚炎

要因は? 免疫が過剰に反応して皮膚に炎症を起こす

アトピー性皮膚炎は皮膚のバリア機能が弱い人や、アレルギー体質の人に多くみられる病気。湿疹やかゆみが主な症状で、よくなったり悪くなったりを繰り返すのが特徴です。赤みのある湿疹やプツプツと盛り上がった湿疹、ジクジクと水分の多い湿疹が多く、かくことによって硬く盛り上がった状態になることもあります。

免疫機能は本来、有害なものから体を守るシステムですが、アトピー性皮膚炎ではダニ、ほこり、汗、せっけん、紫外線といった、本来退治する必要のないものや、ひっかく、こするなどの物理的刺激に対して免疫が過剰に反応し、炎症を起こします。ほとんどの場合、乳幼児期に発症して成長とともに改善しますが、なかには大人になっても症状が続く人も。また、大人になってから初めて発症する人もいます。

改善Point 皮膚を清潔に保ちバランスのよい食事を

発症してしまったら専門医を受診し、症状に合った薬を処方してもらいましょう。日常生活では原因となる皮膚への刺激を避けて清潔に保ち、保湿を心がけること。免疫バランスを整えるため、食生活も重要です。特に脂肪酸ではオメガ6（ω6）系脂肪酸（大豆油、コーン油など）の摂取量が多いとアレルギー疾患になりやすいといわれています。逆にオメガ3（ω3）系脂肪酸（EPA、DHA、アマニ油、えごま油など）は積極的にとるとよいでしょう。

サプリメントではγ-リノレン酸を含む月見草油や、α-リノレン酸を主成分としたしその実油、甜茶に含まれるポリフェノールなどが有効とされています。また、乳酸菌の摂取で、アトピー性皮膚炎などの皮膚トラブルのある成人女性の肌状態が改善したという報告があります。（川嶋 朗）

関連するサプリメント

魚油、アマニ油、えごま油、月見草油、しその実油、甜茶、ポリフェノール、乳酸菌 など

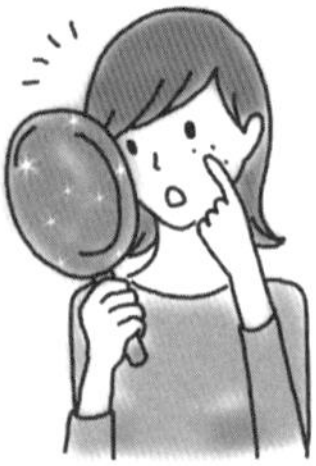

11 シワ、シミが気になる

原因は？ 加齢とともに新陳代謝が低下し コラーゲンやエラスチンが減少

皮膚の老化は10代後半からゆっくりと進みますが、その原因は主に紫外線。紫外線を浴びるとメラニン色素の合成が促されてシミのもとをつくります。さらに紫外線は、表皮の奥にある真皮細胞に影響して、肌の弾力をつくるコラーゲンやエラスチンを分解する酵素をつくります。その結果、コラーゲンやエラスチンが減少して肌は弾力を失い、シワやたるみができるのです。

20代前後は肌の新陳代謝（ターンオーバー）が活発なので、余分なメラニン色素は代謝されます。このため、日焼けしても色素は沈着しにくく、さらにコラーゲンも盛んに生成されているので、シワやシミができにくいのですが、加齢とともにターンオーバーが不規則になり、体内でのコラーゲンの生成量も減っていきます。このため、シワやシミなどができやすくなります。

改善Point 紫外線対策を万全に 抗酸化成分を十分に補給

まずは肌老化の原因となる紫外線から肌をガードしましょう。紫外線量は5～9月にかけて多くなるので、この期間は特に紫外線対策が必要です。肌の新陳代謝は睡眠時に盛んに行われますが、最も盛んなのが22～2時といわれます。このため、なるべく早い時間に就寝することも大切です。

栄養面ではコラーゲン生成に欠かせないビタミンCとたんぱく質をはじめ、肌の潤いに必要なビタミンAを補給しましょう。紫外線による酸化には、抗酸化作用の強いビタミンE、コエンザイムQ10、アスタキサンチン、レスベラトロール、プラセンタなどが有効。また、ＡＧＥＳ（最終糖化産物）もコラーゲンを凝集させてシワの原因となるので、糖化の原因となる糖質や、特にＡＧＥＳが多い揚げ物をとりすぎないよう注意しましょう。

（上馬場和夫）

関連するサプリメント

ビタミンA、ビタミンC、ビタミンE、コエンザイムQ10、アスタキサンチン、レスベラトロール、プラセンタ、抗AGES食品 など

12 肌があれやすい

要因は？ 保湿因子のバランスがくずれると肌あれに

肌の潤いは皮脂、天然保湿因子（アミノ酸など）、角質細胞間脂質（セラミドなど）という３つの保湿因子によって一定に保たれています。このうちどれかが減ってしまうと肌の水分量や皮脂が減少し、肌あれにつながります。

保湿因子が減ってしまう主な原因は、外気や室内の乾燥です。乾燥したところに長時間いると、肌の表面から水分がどんどん蒸発してしまうことに。また、熱いお風呂に長くつかる、脱脂力の強いボディソープで皮膚を洗う、ゴシゴシと強く洗うといった行為によっても、皮脂や角質細胞間脂質が流れ出し、肌を乾燥させることになってしまいます。

逆に、皮脂の分泌が多すぎると皮脂が毛穴につまって炎症を起こし、ニキビを引き起こします。

改善Point 十分な保湿を心がけ皮膚と腸をきれいにする成分を

美肌のために最も大切なのは保湿。化粧水や加湿器で保湿することで、肌の水分量を守るだけでなく、皮脂の過剰分泌も防ぐことができます。

食事では脂っこいものや甘いもの、辛いものなどは肌に刺激を与えるので控えめに。肌老化の原因となるＡＧＥＳが増えないよう、糖質のとりすぎにも注意します。また、腸内環境を整えると肌がきれいになるので、食物繊維や乳酸菌を十分摂取しましょう。睡眠中は新しい皮膚の形成が行われるので、睡眠時間を十分確保することも大切です。サプリメントでは、ビタミンＡ、Ｂ群、Ｃ、Ｅが肌の潤いやハリを保つのに有効。また、脂肪酸の摂取バランスがくずれると肌あれの原因になるので、不足しがちなオメガ３系のアマニ油、えごま油などを積極的にとりましょう。（上馬場和夫）

関連するサプリメント

ビタミンA、B群、C、E、アマニ油、えごま油など

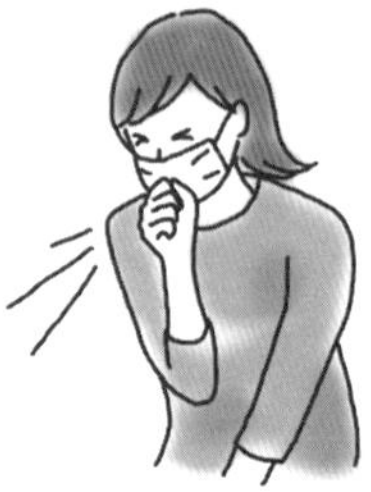

13 風邪をひきやすい

要因は？ 免疫力低下でウイルスや細菌が侵入しやすくなる

風邪とはウイルスなどの病原体による感染症で、感染することによって鼻やのどを中心とした上気道に炎症が起こります。症状はくしゃみ、鼻水、せき、のどの痛み、発熱などさまざまで、悪化すると肺炎や気管支炎などを招き、高齢者の場合は命に関わることもあります。

原因の一つであるウイルスだけでも200種類以上が確認されています。低温で乾燥した状態を好むものが多いため、冬場に流行しやすくなります。

風邪のウイルスは鼻やのどの粘膜から侵入しますが、体はこれを外に追い出そうとしてくしゃみやせき、鼻水を出します。また発熱は、高温の苦手なウイルスを増殖させないようにしたり、免疫活動を活発にしてウイルスを攻撃している証拠です。

改善Point 粘膜を保護し免疫力の底上げを

予防のためには原因となるウイルスなどの病原体を体内に入れないこと。特に風邪が流行っている時期は、マスクでウイルスの侵入を防ぎ、帰宅時のうがい、手洗いを習慣にしましょう。風邪にかかってしまったら、無理をせずにすぐに安静にして、十分睡眠をとること。外出を控え、他人に風邪をうつさないようにすることも大事なマナーです。

ふだんから免疫力を高めておけば、風邪のウイルスが体内に入っても、感染を防ぐことができます。

免疫力アップに不可欠なたんぱく質、ビタミンC、乳酸菌、粘膜を強くする働きのあるビタミンAなどを毎日十分に摂取しましょう。ハーブのエキナセアには抗ウイルス作用や免疫力を高める作用があるといわれています。

（川嶋 朗）

関連するサプリメント

たんぱく質、乳酸菌、ビタミンA、C、エキナセア など

14 疲れやすい

要因は？ 大量の活性酸素が体にダメージを与え疲労を引き起こす

疲れの多くは、自律神経の乱れが原因で引き起こされると考えられています。自律神経は体温や血圧、内臓の動き、血液の循環などをコントロールしていますが、そのリズムがくずれてしまうと疲労がつくり出されるのです。

自律神経のリズムをくずすもとになり、さらに体に直接ダメージを与えるのが活性酸素です。活性酸素はストレスや不規則な生活、偏った食生活、紫外線などによって大量に発生し、疲労をつくり出してしまいます。

疲れがたまったまま放っておくと、自律神経が乱れたままになって、体調不良が続く、いわゆる未病の状態に陥りやすくなります。また、免疫システムにもダメージを与えるので、さまざまな病気の原因となります。

改善Point 抗酸化成分を補給して活性酸素を除去する

疲労をためないためには、自律神経のリズムを整えることが大切。そのためには、規則正しい生活がいちばんです。どうしても不規則になってしまう人は、起きる時間を一定の時間帯にするだけで、リズムが整いやすくなります。また、日常こまめに体を動かしている人はその分FR＊という疲労回復物質が分泌されやすくなります。このため、体調がよいときは体を動かすことが疲労をためないコツ。

サプリメントでは、活性酸素の除去効果があるビタミンA、C、Eや抗酸化力が強いアスタキサンチン、リコピンなどのポリフェノールが有効。また、ビタミンB_1やクエン酸、コエンザイムQ10は体内でのエネルギー生成効率を高め、疲労回復を早めてくれます。イミダペプチドは疲労の予防と回復に有効といわれています。（川嶋 朗）

＊FR…ファティーグ・リカバー・ファクター

関連するサプリメント

ビタミンA、ビタミンC、ビタミンE、ビタミンB_1、アスタキサンチン、リコピン、クエン酸、コエンザイムQ10、イミダペプチド など

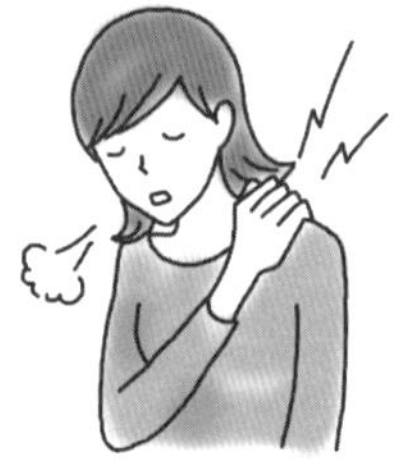

15 肩がこる

要因は？ 同じ姿勢をとり続けることで疲労物質が蓄積

重い頭を支えるだけで首や肩の筋肉には大きな負担がかかっています。体を動かすことで筋肉の緊張と弛緩が繰り返されていれば、ポンプ作用により血液がスムーズに流れますが、筋肉を動かさないでいると緊張して硬くなり、その部分の血流が悪くなると、疲労物質がたまって肩がこった状態になります。

肩こりは主に同じ姿勢を長時間とり続けることによって起こりますが、ストレスや過度の運動による使いすぎ、寝違え、貧血、低血圧、高血圧から痛みが発生することもあります。また、狭心症や心筋梗塞、胃潰瘍などが原因になっていることもあるので注意が必要です。また、最近ではパソコンやスマートフォンを前かがみの状態で長時間使用することが原因で、小中学生の中にも肩こりを感じる人が増えています。

改善Point 肩の血行を促し疲労物質をためない

肩こりを予防するには、同じ姿勢を長時間続けないようにすること。デスクワークや作業の合間に、肩や首まわりを軽く動かすようにしましょう。また、カバンをいつも同じ肩にかけているといった行為が肩こりを誘発するので、左右均等にかけるようにします。入浴や軽い運動、マッサージなどで血行をよくすることも有効です。

栄養面では体内での代謝を促す成分をとりましょう。ビタミンB_1は糖質のエネルギー代謝で補酵素として働き、エネルギーの生成効率をアップしてくれます。また、クエン酸はいち早く疲労物質を分解し、疲労を回復させて血流を促進する働きがあります。また、血行を促すビタミンEやイチョウ葉エキス、緊張状態をやわらげるカルシウムやマグネシウムも肩こり改善に有効です。

（川嶋 朗）

関連するサプリメント

ビタミンB_1、ビタミンE、クエン酸、イチョウ葉エキス、カルシウム、マグネシウム など

16 貧血気味

要因は? 鉄分不足により全身の細胞が酸欠状態に

貧血とは血液中の赤血球に含まれるヘモグロビンの量が正常より少なくなった状態です。ヘモグロビンは、細胞に酸素を運ぶ役目を担っているため、ヘモグロビンが不足すると全身の細胞が酸欠状態に。すると、動悸、息切れ、頭痛、めまい、食欲不振、疲れやすいといった症状が現れます。

代表的な貧血には悪性貧血や鉄欠乏性貧血があります。悪性貧血は赤血球がつくられるときに必要なビタミンB_{12}、葉酸が不足して赤血球が減少する貧血ですが、多くは鉄欠乏性貧血で、日本人の成人女性の約6割は潜在的な鉄欠乏状態にあるといわれます。というのも、女性は毎月の月経で体内から鉄が排出されてしまうからです。極端なダイエットや偏食でも、鉄分が不足しがちです。また、消化管からの出血があると貧血状態になることがあります。

改善Point 非ヘム鉄は吸収率を高める栄養素と一緒に補給

貧血症状が現れたら、まずその背後に病気がないかを調べましょう。

鉄欠乏性貧血を予防するためには、なんといっても三食きちんと食べて、鉄分を摂取することが大切です。レバーやマグロ、カツオ、アサリなどの動物性食品には、ヘム鉄と呼ばれる鉄分が多く含まれ、海藻類、小松菜などの植物性食品には非ヘム鉄が含まれていますが、ヘム鉄のほうが吸収率がよいといわれます。非ヘム鉄はたんぱく質やビタミンCと一緒だと吸収率がアップするので、同時にとれるよう工夫するとよいでしょう。

サプリメントで鉄を補給するのも有効ですが、過剰摂取にならないよう注意が必要。また、赤血球をつくるのに必要なビタミンB_{12}、葉酸も一緒に補給するのがおすすめです。

（川嶋 朗）

関連するサプリメント

鉄、ビタミンB_{12}、葉酸 など

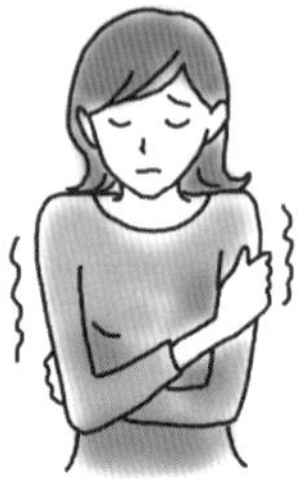

17 冷えやすい

要因は？ 自律神経の乱れにより血管が収縮しすぎてしまう

血行不良によって体の部位、特に末端部分の手足が冷えやすくなることを冷え症といいます。冷えは病気ではなく体質といえるものです。

冷えは体温調節を司《つかさど》っている自律神経の乱れによって起こります。自律神経が何らかの原因で乱れると、必要以上に血管の収縮が起こり、血行が悪くなってしまうのです。また、熱は主に筋肉でつくられていますが、筋肉量の少ない人は熱の産生量が少ないため、冷えやすいといえます。男性より女性に冷え症の人が多いのはこのためです。

夏は本来冷えの症状が弱まる季節ですが、エアコンの普及で外気温と室温の差が激しくなり、自律神経がさらに乱れ、冷えが加速しがちです。また、きつい下着も血行を悪くするため、冷えの原因になります。

改善Point 体を温める食材をとり血流アップを

冷えを解消するには、食事と運動両面からの対策が必要です。

食事では、冷たい飲みものはなるべく避け、火を通したメニューを。夏が旬の食材や熱帯でとれる果物は、体を冷やす傾向があるので、とりすぎに注意しましょう。寒冷な地方でとれる食材や冬が旬の野菜は体を温めてくれるので、意識的にとること。しょうがやにんにく、ねぎ、唐辛子などの薬味は体を温めてくれるので、食事に取り入れるとよいでしょう。サプリメントでは血行を促すビタミンE、ＥＰＡ、ＤＨＡ、イチョウ葉エキスなどがおすすめ。エネルギーの生成効率を高めるビタミンB群や、コエンザイムQ10が有効です。

運動面では、毎日こまめに体を動かすこと。軽い筋トレを取り入れると、筋肉量アップが期待できます。

（川嶋 朗）

関連するサプリメント

しょうが、にんにく、カプサイシン、ビタミンB群、ビタミンE、EPA、DHA、イチョウ葉エキス、コエンザイムQ10など

18 老けて見られる

要因は？ 体内で起こる糖化と酸化が細胞や血管を老化させる

同じ年齢でもすっきりとした体型で、見た目も若々しい人がいる一方で、ボディラインがくずれ、肌のたるみが目立つ人もいます。私たちは年齢とともに老化しますが、そのスピードには個人差があります。

老化を引き起こすいちばんの原因は、体内のたんぱく質が糖と反応して変性する糖化という現象です。糖化は体じゅうで起こっており、例えば、肌のコラーゲンが糖化して変性すると、弾力性がなくなってハリを失ったり、肌が褐色化してくすむ原因に。また、内臓や血管が糖化すると、さまざまな生活習慣病を引き起こす原因になります。

糖化以外で老化を進めるのが活性酸素によって起こる酸化。細胞や血管が酸化することによって、生活習慣病やがんなどの病気にもつながります。

改善Point 食習慣を変えて体の糖化や酸化を防ぐ

ボディラインを若々しく保つためには、体の柔軟性を維持し、筋力低下を防ぐことが必要。そのためにはこまめに体を動かしたり、適度な運動を習慣にするとよいでしょう。体の糖化や酸化は食生活の改善である程度防ぐことができます。

まず重要なのは、糖化を防ぐために糖質のとりすぎに注意すること。糖化を防ぐとして注目されているのがノビレチンという成分です。ノビレチンはか柑橘《かんきつ》類に含まれているフラボノイドの一種で、血糖値の上昇を抑えて糖化を防ぐほか、抗認知症作用に関する研究報告も。ハーブの一種であるカモミールにも糖化を進みにくくする働きがあります。抗酸化力の強いビタミンA、C、Eや、カテキン、アントシアニン、イソフラボンなどのポリフェノールも抗老化に有効です。

（川嶋 朗）

関連するサプリメント

ノビレチン、カモミール、ビタミンA、ビタミンC、ビタミンE、カテキン、アントシアニン、イソフラボン など

19 胸やけ、胃もたれしやすい

要因は？ 暴飲暴食が主な原因 習慣性になることも

胃液には食物を消化するために強い酸性の消化液が含まれています。食道と胃のつなぎ目には下部食道括約筋という筋肉があり、これがうまく動くことによって、胃液が食道に逆流しない仕組みになっています。ところが、この筋肉の働きが悪くなったり、胃酸が増えすぎたりすると、胃液が逆流して食道に届いてしまいます。これが逆流性食道炎で、食道の粘膜が荒れて胸やけを起こす要因になります。

胃もたれとは、胃が重たく感じられることで、胃の動きや消化する力が弱まることによって起こります。

逆流性食道炎も胃もたれも、飲みすぎ、食べすぎで起こる場合が多く、一時的なものであればすぐに解消されますが、日常的に食べすぎたり、高脂肪、高たんぱくの料理を多くとったりしていると、治りにくくなります。加齢やストレスが原因になることもあります。

改善Point 食事内容と量を見直し 消化を助ける成分を補給

大切なのは食事の量を見直すこと。満腹になるまで食べてしまう人は、常に腹八分目以下を心がけましょう。就寝する直前に食事をすると胃に負担がかかるので、2～3時間前には食事をすませるようにします。また、胃に負担がかかる高脂肪、高たんぱくの料理はとりすぎに注意し、消化のよい料理をよく噛んで食べるようにしましょう。

消化能力が落ちたと感じる人は、消化酵素の摂取も有効。胃粘膜の新陳代謝を活性化させ、過剰な胃酸の分泌を抑えるビタミンU、胸やけや胃弱に効果のあるビール酵母製剤がおすすめです。胃酸が弱く胃がもたれるときは、しょうがやしそ、梅干しなどで胃酸の分泌を促しましょう。（川嶋 朗）

関連するサプリメント

消化酵素、ビタミンU、胸、ビール酵母、しょうが、しそ、梅干し など

20 胃が痛む

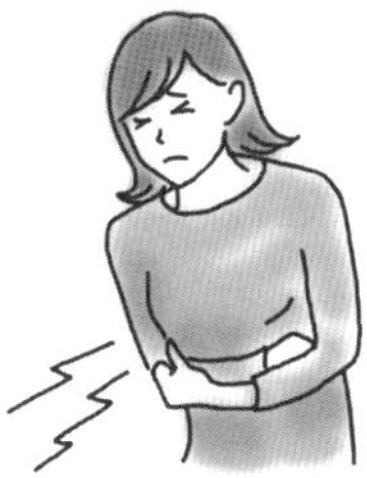

要因は？ ストレスによる胃酸過多やピロリ菌感染が原因

胃では食物を消化したり外部から侵入してきた細菌を殺すために、強い酸性の胃液が分泌されています。このため、胃の粘膜は粘液を出して、強い酸性の胃酸から自らを守っています。ところが、何らかの原因で胃酸が出すぎてしまうと胃粘膜を荒らすことに。これが胃痛の原因です。胃粘膜が荒れた状態が長く続くと、胃の粘膜が炎症を起こす胃炎や、胃の粘膜に潰瘍ができる胃潰瘍につながります。

胃酸が出すぎる原因にはストレスがあります。ストレスが自律神経のバランスを乱して、胃酸を過剰に分泌させてしまうのです。また、慢性胃炎や胃潰瘍、十二指腸潰瘍を繰り返す場合、ピロリ菌に感染していることが多いようです。日本人は成人の7～8割がピロリ菌に感染しているといわれています。

改善Point ストレスを避け胃粘膜を保護する食生活を

ストレスは胃の大敵。胃酸が出すぎないよう、ストレスをためないことが大切です。ピロリ菌による胃痛や潰瘍は、除菌することによって改善することが可能です。医療機関で感染しているかどうかを検査したのち、抗菌薬と胃酸の分泌を抑える薬を服用します。成功率は75％程度といわれています。

胃が痛むときは刺激物や冷たいもの、硬いものを避け、消化のよいやわらかいものを中心にとるようにしましょう。サプリメントでは粘膜を保護するビタミンAやストレスに対抗するビタミンC、胃粘膜を活性化させるビタミンUなどが有効です。ただし、酸性のビタミンCは胃に刺激を与えるので、空腹時の摂取は避けて。乳酸菌の入ったヨーグルトはピロリ菌の活動を抑え、胃粘膜の炎症も改善します。（川嶋　朗）

関連するサプリメント

ビタミンA、ビタミンC、ビタミンU、乳酸菌 など

21 下痢しやすい

要因は? ウイルスなどを排除する防御反応 ストレスが原因になることも

下痢とは、水分が過剰な軟便、または水様便が1日に何度も排泄される状態で、腹痛を伴います。正常な腸では、ぜん動運動によって腸の内容物を肛門へと送りますが、このとき、水分が体内に吸収されて適度な水分を含む便になります。ところが、何らかの原因でぜん動運動が過剰になり、水分が吸収されないまま肛門に送られると下痢便や軟便となってしまうのです。

下痢の多くはウイルスや細菌、食中毒菌などによる急性の下痢で、これらの原因物質を体外に排出しようとして起こる、いわば体の防御反応です。暴飲暴食で消化管が消化しきれないものを排出するときにも起こります。

下痢の症状が長期間にわたるときは、ストレスなどが原因で起こる過敏性大腸炎である可能性があります。過敏性大腸炎は下痢と便秘を交互に繰り返すケースもあります。このほか、大腸がんや潰瘍性大腸炎などの腸の病気や、肝臓、すい臓の病気によって下痢が続くこともあります。

改善Point ストレスをコントロールし腸内環境を整える

下痢になってしまったら、脱水症状を起こさないよう水分補給を心がけ、できるだけ安静にします。発熱や嘔吐を伴うときは一刻も早く受診を。ストレス性の下痢の場合は、食物繊維を多く含む食品や脂っこい食品、刺激物は避けること。

下痢を予防するには、ふだんから腸内環境を整えておくことが大切。乳酸菌を摂取して腸内の有用菌を増やしましょう。ペクチンやアルギン酸などの水溶性の食物繊維には、便の硬さを調節する働きがあります。オリゴ糖も有効ですが、とりすぎるとおなかがゆるくなって下痢につながるので注意が必要です。

（川嶋 朗）

関連するサプリメント

乳酸菌、ペクチン、アルギン酸、オリゴ糖 など

22 便秘しやすい

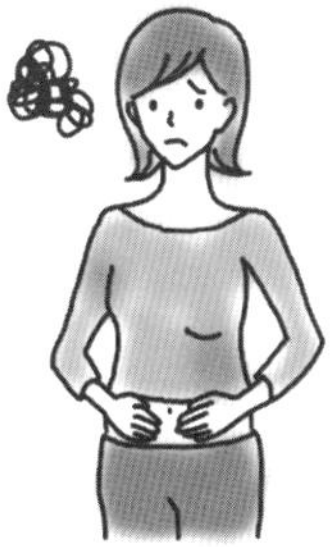

要因は？ 不規則な生活や食物繊維の不足が主な原因

便の水分が減って硬くなり、排泄が困難になることを便秘といいます。便秘はおなかの張りや痛みを引き起こし、硬い便が肛門を傷つけるため、痔を引き起こす原因にもなります。

便秘は不快なだけでなく、腸内に長くとどまった便から有害物質が発生して吹き出物などのトラブルを招いたり、さまざまな病気の原因にもなるので、早めに解消したいものです。

原因は主に不規則な生活で排便の習慣が定着していないこと、運動不足や体力の低下で腸のぜん動運動が弱くなることですが、背景には食の欧米化で食物繊維の摂取量が減っていることがあります。また、便がある程度たまらないと便意は起こらないので、無理なダイエットをしている人は便の材料が不足して便秘しやすくなります。

改善Point 食物繊維を補給し排便のリズムを整える

安易に市販薬に頼ると腸の動きがどんどん悪くなり、下剤を飲まないと出なくなることも。本当に苦しいときだけ使用するようにしましょう。

便秘の改善はまず生活習慣を変えることから。朝は早めに起きて、排便の時間をつくりましょう。起床時にコップ1杯の水を飲んだり、朝食をとったりすることで朝の排便が促されます。なるべく同じ時間帯に三食とることを心がけ、排便のリズムを整えましょう。腸のまわりの筋肉を動かすと、ぜん動運動が促されるので、こまめに体を動かすことも大切。

栄養成分では食物繊維を意識してとるようにしましょう。食物繊維は便のかさを増して腸を刺激し、便をスムーズに出すよう働きかけてくれます。腸内環境を整える乳酸菌やオリゴ糖も有効です。

（川嶋 朗）

関連するサプリメント

食物繊維、オリゴ糖、乳酸菌 など

23 関節痛がつらい

要因は？
軟骨の摩耗によって起こる
肥満や筋肉の弱さが原因に

関節痛とは外傷や病気がないのにひざや股関節などが痛むもので、加齢とともに発症する人が増加します。関節内では骨と骨が接していますが、骨と骨の表面を覆ってクッションの役割を果たしているのが軟骨です。この軟骨が年齢とともに摩耗して、骨どうしがこすれ合い、痛みや炎症が起こるのです。

関節痛の中で多いのが変形性関節症です。骨と骨がぶつかって炎症を起こすうちに関節が変形してしまうもので、女性に多いのが特徴。女性は筋肉が少ない傾向があり、関節への負担が大きいためです。さらに肥満の人も関節の負担が大きく、リスクが高まります。放置していると歩行が困難になるなど、日常生活に大きな支障をきたすので、関節の変形が進む前に改善したいものです。

改善Point
軟骨の構成成分と
動きを滑らかにする成分を補給

肥満の人は、まず体重を減らして関節への負担を軽減しましょう。運動による筋肉強化も必要ですが、すでに痛みがある人が無理な運動をすると逆効果になることも。水泳や水中歩行といった水中での運動は、股関節やひざ関節に負担が少ないのでおすすめです。

軟骨はコラーゲンやコンドロイチンなどからできています。これらは加齢とともに体内での合成能力が衰えますが、食事でこれらの成分を摂取すると、体内での軟骨の合成が活性化します。コラーゲンは鶏肉の皮やふかひれ、コンドロイチンはオクラやなめこ、海藻などのネバネバした食品に多く含まれていますが、どちらもサプリメントで手軽に補給することができます。関節の動きを滑らかにするグルコサミンも有効です。

（上馬場和夫）

関連するサプリメント

コラーゲン、コンドロイチン、グルコサミン など

24 腰痛がつらい

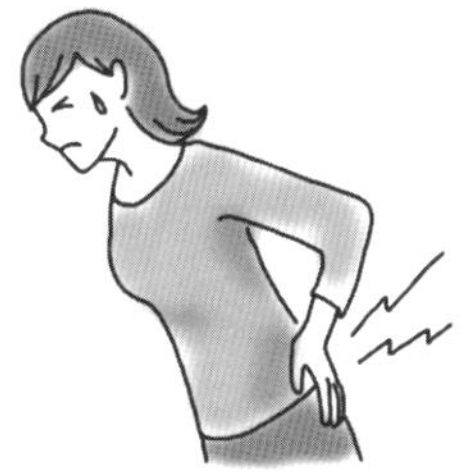

要因は？ 運動不足や加齢。重いものを持つ職業の人がかかりやすい傾向に

厚生労働省が２０１３年に発表したデータによると、腰痛に悩む日本人は２８００万人いると推定されています。腰痛の原因ははっきりと特定できないことがほとんどで、運動不足や加齢も背景にあるといわれます。職業との関連も密接で、農林水産業や運送業、介護など、重いものを持つ職業の人がかかりやすい傾向があります。特に骨粗しょう症などがあると、椎骨が弱くなって圧迫され、微小骨折が起こって腰痛を引き起こすこともよくあります。

原因のはっきりしている腰痛に椎間板ヘルニアがあります。椎骨と椎骨の間にあってクッションの役目を担っている椎間板の一部が圧迫されることによってはみ出し、神経を圧迫する病気で、激しい痛みとしびれが起こります。このほか、椎骨や靱帯の老化で脊柱管が狭くなる脊柱管狭窄症、スポーツのやりすぎなどで起こる脊椎分離症や分離すべり症などがあり、これらの病気は進行すると手術が必要。悪性腫瘍や感染症が原因で腰痛が起こることもあります。

改善Point 正しい姿勢を心がけ骨や関節をサポートする成分を

最近の研究で、原因不明の腰痛の中にはストレスが脳の機能を変化させることで起こる腰痛が85%もあることがわかってきました。この場合、ストレスを解消することが腰痛改善につながります。日常生活では正しい姿勢を保ち、同じ姿勢を長時間続けないよう心がけ、全身運動を行いましょう。

腰痛改善のために摂取したい成分としては、脊椎を支えている組織の成分であるコラーゲンやコンドロイチン、その吸収を高めるビタミンC、カルシウムとその吸収を助けるビタミンDがあります。さらに軟骨の再生を助けるグルコサミンなどを補給しましょう。

（上馬場和夫）

関連するサプリメント

コラーゲン、コンドロイチン、ビタミンC、カルシウム、ビタミンD、グルコサミンなど

25 神経痛がつらい

要因は？ 激しい痛みが繰り返し起こる病気が原因となることも

末梢神経の分布にそって痛みを感じるのを神経痛といい、刺すような激痛に突然襲われます。長時間続くことはあまりありませんが、繰り返し起こるのが特徴です。

主な神経痛は三叉神経痛、肋間神経痛、坐骨神経痛の3種類です。三叉神経痛はこめかみから目、あご、頬を中心に痛みが起こるもので、多くは脳内の血管がこめかみで神経を圧迫するのが原因。肋間神経痛はろっ骨にそって痛み、帯状疱疹や脊髄の疾患によって起こります。坐骨神経痛は尻から大腿部、ふくらはぎまでの範囲に痛みが起こる神経痛で、椎間板ヘルニアや脊柱管狭窄症などが原因です。

神経痛は高齢者に多くみられますが、冷房のきいた部屋で長時間デスクワークを続けていると、若い人でも神経痛に悩まされることがあります。

改善Point 冷えがいちばんの大敵 血行を促進するサプリが有効

神経痛は痛みの原因となる病気によって、診療科が異なります。診療科がわからないときは主治医に相談しましょう。

痛みが出たときは静かに横になって休むこと。痛む部分をカイロなどで温めると楽になります。

日常できる予防としては、なんといっても冷えから体を守ること。冷えによって血行が悪くなると、痛みに対する感受性が高くなるからです。冷房のきいた部屋に長時間いる人は上着や靴下などで冷気が入り込まないよう注意し、デスクワークの合間には体を動かすこと。就寝前にはゆっくり入浴し、体を芯から温めましょう。

末梢神経の修復を助けるサプリメントとしては、ビタミンB_{12}があります。また、血行を促し、冷えを改善するにはビタミンEやイチョウ葉エキスが有効。（川嶋 朗）

関連するサプリメント

ビタミンB_{12}、ビタミンE、イチョウ葉エキス など

26 月経痛、月経不順、PMSが気になる

（月経前症候群）

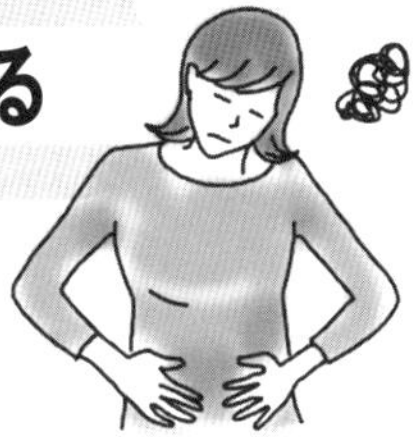

要因は？ 子宮内膜症や子宮筋腫などが原因になっていることも

子宮が月経血を押し出そうとして収縮することで起こる痛みを月経痛といい、下腹部痛だけでなく、腰痛、頭痛などが起こることもあります。生活に支障をきたすほどの痛みがある場合は、月経困難症と呼ばれます。また、正常な月経の周期は25～38日、持続日数3～7日ですが、これにあてはまらない場合を月経不順といいます。これらは子宮内膜症や子宮筋腫をはじめとする病気が背景にあるケースが少なくありません。不妊症につながることもあるので、こうしたトラブルを放置してはいけません。

ＰＭＳは月経が始まる3～10日前から心身の症状が現れ、日常生活に支障をきたす状態。主な症状に下腹部や乳房の張り、腰痛、頭痛、むくみといった体の不調や、イライラ、不安といった心の不調があります。月経が始まると症状が消えたり軽くなったりするのが特徴です。

改善Point ストレスや冷えを避けホルモン分泌のリズムを整える

痛みやトラブルをがまんしていると、病気が進行することもあるので、月経に異常を感じたら、なるべく早く婦人科を受診しましょう。特に病気が見つからなかったときは、食生活や生活習慣の改善を。月経のリズムをコントロールしている女性ホルモンに大きなダメージを与えるのは、主にストレスや冷え、過度なダイエットです。これらを避けるだけでトラブルの軽減が期待できます。

サプリメントでは、女性ホルモンの分泌に関わる脳下垂体に働きかけるビタミンＥや、体内で女性ホルモンと同様の働きをする大豆イソフラボンが有効です。フランス海岸松樹皮は、子宮内膜症や月経困難症に対し改善効果があるというデータがあります。

（川嶋 朗）

関連するサプリメント

ビタミンE、大豆イソフラボン、フランス海岸松樹皮 など

27 更年期の不調が気になる

要因は? 女性ホルモンの分泌低下でさまざまな不調が起こる

更年期とは、女性が閉経を迎える前後5年ずつの10年間ほどの時期を指します。この時期に、多くの女性がほてりやのぼせ、冷え、不眠、イライラ、不安など心身の不調を経験しますが、これを更年期障害といいます。女性ホルモンは女性の体全体に働きかけ、体調を維持する役目を担っていますが、更年期になると卵巣の機能が低下して女性ホルモンの分泌が減少。そのため、心身にさまざまな不調が起こるのです。

女性にとっての更年期は、子どもの独立や親の介護、職場での重圧など、さまざまな悩みが交錯する時期だからです。性格的には几帳面でまじめな人ほど、症状が重くなりやすい傾向があるといわれます。

なお、男性にも男性ホルモンの分泌が減少することによる更年期障害がありますが、減少が緩やかで個人差が大きいのが特徴です。

改善Point ホルモンの減少を食事でカバー 精神面の改善も重要

最近は更年期障害の専門窓口を設置している医療機関が増え、主に女性ホルモン補充療法、漢方薬を用いた治療などが行われています。日常生活では、規則正しい生活を心がけ、仕事や介護などで無理をしない、楽しみを見つけるといった精神面での余裕を持つことが大切です。

予防、改善のために、体内で女性ホルモンと似た働きをする大豆イソフラボンの補給が必要といわれてきましたが、最近の研究ではこの効果は個人差があることがわかっています。そのため、より高い効果が期待されるエクオールが注目されています。

さらに、女性ホルモンが減少すると骨量が減りやすくなるので、カルシウムやビタミンDを補給しましょう。諸症状の緩和には、フランス海岸松樹皮も有効。(川嶋 朗)

関連するサプリメント

大豆イソフラボン(エクオール)、カルシウム、ビタミンD、
フランス海岸松樹皮 など

28 むくみやすい

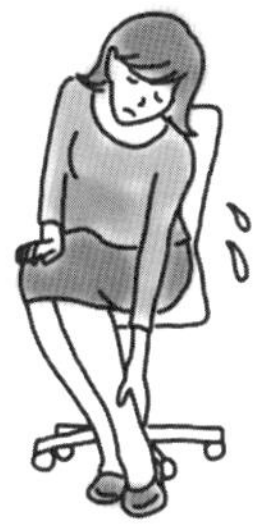

要因は？ 塩分過多、運動不足 冷えなどが原因

人間の体の約70％は水分からなり、細胞内、血液中にバランスよく分布しています。水分があることによって栄養や酸素を各所に運んだり、老廃物を排出できるわけですが、何らかの原因でそのバランスがくずれ、細胞と細胞の間などに余分な水分がたまってしまうことがあります。これがむくみです。

一時的なむくみは、塩分や糖分のとりすぎ、運動不足、寝不足、冷えなどの生活習慣によって起こることが多く、これらを改善すればほとんどが解消されます。ただし、生活習慣を変えても改善せず、長期間続く場合は、うっ血性心不全、慢性腎炎、ネフローゼ症候群、肝硬変、妊娠中毒症などの病気が原因になっている可能性があります。むくみが1週間以上続く、尿量が減る、体重が急激に増えた、血尿があるといった症状がある場合は早めに受診したほうがよいでしょう。

改善Point カリウム摂取を心がける ハーブも有効

塩分過多の食事はむくみの原因になります。減塩を心がけ、余分な塩分を排出するカリウムを多く含む野菜、果物、海藻類などを毎食取り入れるとよいでしょう。

ハーブの中にはむくみ改善に有効なものがいくつかあります。フェンネル、イラクサ、西洋タンポポなどには利尿作用があり、むくみの改善に有効。メリロートはリンパ液・血液などの流れをよくする働きがあり、静脈循環の改善効果が認められています。

適度な運動もむくみを解消するのに有効。足がむくみやすい人には下肢の筋肉が動き、血液やリンパの流れがよくなるウォーキングがおすすめです。きつい下着や靴がむくみの原因になることもあるので注意しましょう。

（川嶋　朗）

関連するサプリメント

カリウム、フェンネル、イラクサ、西洋タンポポ、メリロート など

29 トイレが近い

要因は? 加齢や前立腺肥大などによって起こる

一般的に1日の排尿回数が8回以上の場合を頻尿といい、原因としては過活動膀胱、残尿、多尿、尿路感染・炎症、腫瘍、心因性などがあります。

過活動膀胱とは、膀胱に尿がたまっていないにもかかわらず膀胱が過剰に収縮するもので、加齢によるもののほか、原因となる疾患がないこともありますが、パーキンソン病などの脳の病気や前立腺肥大などが原因で起こることもあります。

残尿とは排尿後も膀胱の中に尿が残る状態をいい、前立腺肥大の進行や糖尿病などが原因ですが、子宮がん・大腸がんの手術で膀胱を収縮させる神経が障害されることで起こるケースもあります。排尿痛や尿混濁を伴う場合は膀胱炎を疑いますが、性感染症、子宮筋腫も考えられます。

一般的に男性は50歳を過ぎると前立腺が肥大して尿道を圧迫するため、女性は更年期以降エストロゲンの不足で膀胱が委縮するため、頻尿を訴える人が増えます。

改善Point 体を温め、骨盤まわりの筋肉を鍛える

体が冷えるとトイレが近くなりがちなので、特に下半身が冷えないよう注意します。冷たい飲み物のとりすぎに気をつけ、入浴時はゆっくりと湯船につかって体全体を温めるのが効果的。排尿のコントロールを行う骨盤まわりの筋肉を鍛えることでも、頻尿を改善することが可能です。

ノコギリヤシのサプリメントは前立腺肥大を抑制し、排尿トラブルを改善する作用があるといわれ、男性の頻尿の初期症状に有効です。ただし、症状が進んだ場合は泌尿器科に受診を。女性の尿路感染にはクランベリーが有効。エキナセア、エルダーフラワーなどのハーブ、プロポリスは免疫力を高め、炎症を抑えます。

（川嶋 朗）

関連するサプリメント

ノコギリヤシ、クランベリー、エキナセア、エルダーフラワー、プロポリス など

30 精力減退

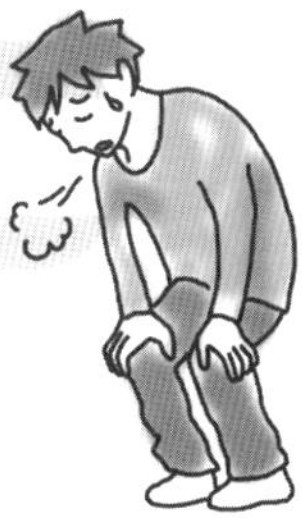

要因は？

加齢とともに男性ホルモンの分泌が低下

性交渉をするために十分な勃起が得られない場合や勃起が維持できない状態をインポテンツ（ＥＤ）といいます。加齢とともに精力の減退を感じる男性が多くなりますが、これは、男性ホルモンのテストステロンの分泌が、年齢とともに少しずつ低下していくため。女性の更年期障害ほど明らかな症状は出にくいものの、同じように男性も体が変化していくのです。

精力減退とともに体のだるさやのどの渇き、体重減少などの症状がみられるときは糖尿病の可能性があります。また、心臓病やうつ病、高血圧などが原因になっていることもあるので、生活習慣病が進行していないか定期的にチェックすることも大切です。

20～40代の若い世代の場合、ストレスが原因になっていることが多く、うつ病が引き金になっていることも少なくありません。

改善Point

不規則な生活を改善 ビタミン、ミネラル摂取も有効

ストレスや過労、運動不足、喫煙、過度の飲酒といった不規則な生活を見直すだけで症状が改善されることもあります。それでも改善されない場合は、専門医を受診するとよいでしょう。

サプリメントではテストステロンの分泌を増やすビタミンＥや、性ホルモンの産生や性腺の働きを活発にする亜鉛、精子の材料となり、精子の運動性を高めるセレンの摂取が有効です。アミノ酸のＬ-アルギニンは精子の数を増やす働きがあるといわれます。

ハーブではイラクサにテストステロンを増やす働きがあります。マカはテストステロンを増やし、精子の数や運動性を高める働きが確認されています。

（川嶋 朗）

関連するサプリメント

ビタミンE、亜鉛、セレン、L-アルギニン、イラクサ、マカ など

31 たばこがやめられない

要因は？ ニコチン依存が禁煙を難しくする

いったん喫煙が習慣になると、やめようと思ってもなかなかやめられないもの。それはたばこの煙に含まれるニコチンのせいです。喫煙によってニコチンが体内に入ると脳内では神経伝達物質のドーパミンが分泌され、その結果満足感を得ることができます。ところがニコチンの血中濃度が低下すると今度はイライラや不快を感じるように。それを解消し、快感を得るためにニコチンを摂取せずにはいられなくなり、依存症となって喫煙がやめられなくなるのです。

喫煙は肺がんの最大原因であり、喫煙年数が長いほど、1日の喫煙本数が多いほどリスクは高まります。肺がん以外にも咽頭がんをはじめ多くのがんの原因となり、メタボリックシンドローム以上に脳卒中や心臓病のリスクを高めることもわかっています。また、喫煙によって肺の機能が低下すると、呼吸が困難になるCOPD（慢性閉塞性肺疾患）という病気を引き起こします。進行すると酸素吸入が必要になります。

改善Point 大量に消費されるビタミンを補給 禁煙外来もおすすめ

たばこのリスクを減らすため、ニコチンの少ないたばこにする人がいますが、かえって喫煙本数が増える傾向があります。また、本数を減らしても、無意識のうちに深く吸い込むこともあり、節煙はあまり意味がないといわれます。禁煙を決意しても、自分ではなかなかやめられないという人は、禁煙外来を受診するのがおすすめ。医師が禁煙補助薬を処方し、アドバイスもしてくれるので成功率が高くなります。

喫煙すると体内に活性酸素が大量に発生し、酸化から体を守るために体内のビタミンA、C、Eが使われます。特にビタミンCは大量に消費されるので、積極的に摂取する必要があります。

（川嶋 朗）

関連するサプリメント

ビタミンA、C、Eなど

32 飲酒量が多い

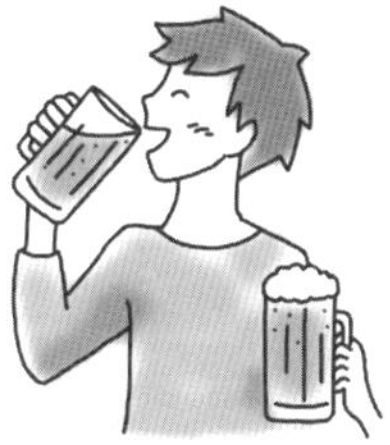

要因は？ アルコールのとりすぎで肝臓に大きな負担が

アルコールは肝臓でアセトアルデヒドに分解され、さらに酢酸と水に分解されて無毒化されますが、アセトアルデヒドは体にとって有害な物質です。大量に飲酒すると、肝臓で分解しきれなかったアセトアルデヒドが血液中に入って、頭痛や吐き気などを引き起こします。これがいわゆる二日酔いです。

飲みすぎの習慣は肝臓内に中性脂肪がたまる「脂肪肝」を引き起こします。さらに進行すると肝細胞が破壊される「アルコール性肝炎」や、細胞が線維化して硬くなる「肝硬変」に至ります。このほか、アルコールのとりすぎは胃潰瘍、糖尿病、不整脈、高血圧、アルコール依存症につながることもあります。

アルコールに強いかどうかはアセトアルデヒドを分解する酵素の働きによって決まります。日本人はこの酵素の働きが弱いタイプ、または酵素がまったく働かないタイプの人が多いため、お酒は適量を守ることが肝臓と体を守ることにつながります。

改善Point 適量を守って休肝日を設ける 肝機能を高めるサプリも有効

大事なのは適量を守り、週1～2日の休肝日を設けること。飲みすぎたと思った日は水分をたっぷりとって、しっかりと睡眠をとりましょう。食べすぎや、脂質の多い食べ物のとりすぎも肝臓に負担をかけるので控えめにします。

肝機能を高める食品成分にクルクミンがあります。クルクミンは抗酸化力が強く、肝臓の解毒機能を強化し、胆汁の分泌を促します。ウコンやカレー粉などに含まれています。また、必須アミノ酸のメチオニンは肝機能を強化し、解毒作用を助ける働きがあり、ごまに多く含まれるセサミンはアルコールの分解を促します。

（川嶋 朗）

関連するサプリメント

クルクミン、メチオニン、セサミンなど

33 激しい運動で消耗する

要因は? 月経異常や貧血のリスクが高まる

国立スポーツ科学センターが、国内トップクラスの女性アスリートを調査したところ、40%以上に月経異常があったそうです。特に食事制限の厳しいスポーツでその割合が高く、栄養不足による不調をかかえている選手が多いことがわかります。

最近はジョギングやランニングを楽しむ人が増え、アスリート以外でもフルマラソンの競技に出場する人が増加しています。体を適度に動かすことは健康維持に欠かせない習慣ですが、体力が消耗するような激しい運動をする場合、特に気をつけたいのが貧血です。

激しいスポーツをする人に多いのが「運動性溶血性貧血」で、足の裏の衝撃によって赤血球が壊れやすくなり血液中の赤血球が不足します。マラソンなどの長距離、バレーボールなど足裏に強い衝撃を受けるスポーツの選手に多いのが特徴です。

改善Point 栄養管理を心がけ抗酸化成分の摂取を

激しい運動をするうえで、栄養管理はとても大切。必要な栄養素の摂取が不足すると、筋肉の減少や骨密度の低下を引き起こしたり、ケガをしやすくなったりするからです。

エネルギー源となる糖質はもちろん、エネルギー産生に必要なミネラル・ビタミン、筋肉の材料となるたんぱく質が不足しないよう気をつけましょう。貧血を予防するため、鉄はもちろん、赤血球の合成を助けるたんぱく質、ビタミンB_6、ビタミンB_{12}、葉酸、そのほかセレンも補給するとよいでしょう。

激しい運動は多くの酸素を必要とし、活性酸素の害を受けやすいので、ビタミンA、C、E、ポリフェノールなどもしっかり補給しましょう。

（久保 明）

関連するサプリメント

鉄、ビタミンA、C、E、ビタミンB_6、B_{12}、葉酸、セレン、ポリフェノール など

34 太っている（内臓脂肪が多い）

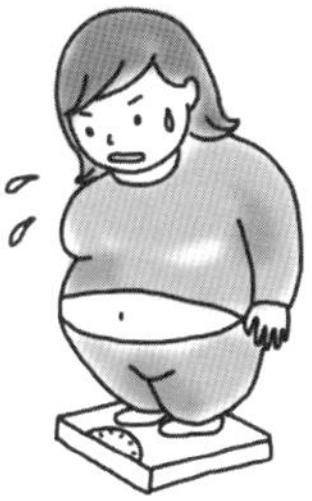

要因は？ カロリーの過剰摂取で内臓脂肪が蓄積

　肥満とは体脂肪が過剰にたまった状態をいいます。脂肪には皮下脂肪と内臓脂肪があります。内臓脂肪型肥満に加えて高血糖、高血圧、脂質異常のうちの2つ以上を併せ持った状態が「メタボリックシンドローム」で、内臓脂肪がたまると生活習慣病の発症につながります。しかも、「血糖値が少し高め」「血圧が少し高め」といった予備軍でもこれらを併発することで動脈硬化が急速に進んでしまうのです。

　内臓脂肪が増える原因として最も大きいのが食生活の乱れ。30歳を過ぎて10～20代のころと同じ食生活を送っていると、摂取エネルギーが過剰になりやすく、それに運動不足が加わると消費エネルギーが落ちて内臓脂肪がたまってしまいます。女性の場合は女性ホルモンの働きで内臓脂肪がたまりにくいのですが、女性ホルモンの分泌が低下する40代後半からは内臓脂肪が増えやすくなります。

改善Point 食習慣を改善し1カ月1～2kg減をめざす

　内臓脂肪を減らすには摂取カロリーを抑えることが必須。ただし、急激にダイエットをするとリバウンドしやすくなります。無理なく続けるには、1カ月1～2kgの減量がおすすめです。1カ月で1kg減量するためには、1日あたりのエネルギー量を約240kcal減らす必要がありますが、摂取エネルギーを減らし、消費エネルギーを増やすことでバランスよく体重を減らすとよいでしょう。また、規則正しく三食とり、夜遅く食べない、野菜から食べる、ゆっくり食べるといった食習慣を身につけるとやせやすくなります。

　サプリメントではエネルギー代謝に必要なビタミンB群、ミネラル類を意識してとりましょう。

（久保 明）

関連するサプリメント

ビタミンB群、ミネラルなど

35 動脈硬化が心配

要因は？ もろくなった血管壁にコレステロールが入り込む

動脈は血液を体全体に運ぶ役目を担っています。若い人の動脈はしなやかで弾力性も高いのですが、年齢とともに動脈は硬く、もろくなっていきます。これが動脈硬化で、40歳を過ぎるとほとんどの人にみられるといわれています。

高血圧、高血糖といった要因が重なると血管内皮細胞が障害され、血管壁が傷つきやすくなります。このとき、血液中のＬＤＬコレステロールが多いと、血管壁の傷に入り込んで塊（プラーク）をつくり、動脈の内側が狭くなって血流が滞りやすくなります。そしてこの塊が破れると血流がストップし、深刻な事態を引き起こすのです。

このような現象が脳動脈で起こると脳梗塞や脳出血、冠動脈で起こると心筋梗塞、胸部大動脈や腹部大動脈であれば大動脈瘤、腎動脈であれば腎機能障害など、いずれにしても命に関わる重大な病気につながります。

改善Point 血圧などをコントロールし血管の老化を防ぐ成分をとる

動脈硬化は加齢によりだれでも起こりうるものですが、危険因子となる血圧や血糖値、血中脂質の値をコントロールすれば、重大な病気に進行するのを防げることもあります。

そのためには生活習慣を改善し、肥満の人は減量する必要があります。すでに高血糖、高血圧、脂質異常症になっている人は、生活改善に加えて適切な治療を受け、病気の進行を防ぎましょう。

血管を健康に保つサプリメントとしては、血液サラサラ効果の高いＥＰＡやＤＨＡ、活性酸素の害から血管を守るポリフェノール類、余分なコレステロールを吸着して体外に排泄する食物繊維が有効です。

（久保 明）

関連するサプリメント

EPA、DHA、ポリフェノール、食物繊維 など

36 血圧が高め

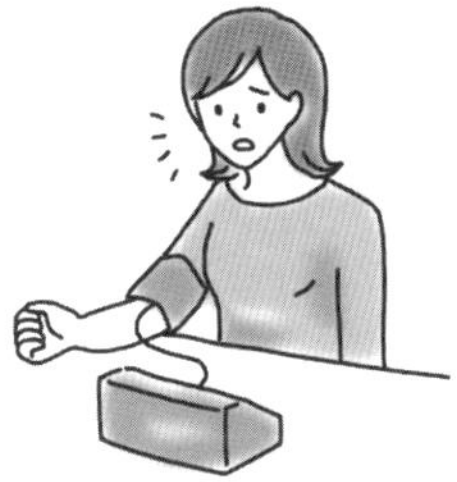

要因は？ 肥満やストレス 塩分のとりすぎが主な原因

心臓は常に血液を全身に送り出していますが、この血液の流れが動脈の壁にかける圧力のことを血圧といい、血圧が慢性的に高い状態を高血圧といいます。高血圧には原因のはっきりしない本態性高血圧と腎臓障害などの病気が原因の二次性高血圧がありますが、成人の高血圧のほとんどは前者です。

現在、高血圧の基準は収縮期血圧１４０㎜Hg、拡張期血圧90㎜Hgであり、ともに基準を下回っている場合正常と判断されます。

高血圧の原因は肥満や加齢、塩分のとりすぎ、ストレス、喫煙などがあり、女性の場合は更年期以降、血圧が上昇しやすくなります。特に目立つ症状はありませんが、高血圧は動脈硬化を進行させるサイレントキラーで、放置しておくと血管がもろくなり、脳卒中、心筋梗塞などのリスクが高まります。

改善Point 塩分を制限し ミネラル類を十分に補給

高血圧を予防するには肥満やストレス、喫煙などを避けることが大切ですが、最も効果的なのは、塩分の制限です。厚生労働省の「日本人の食事摂取基準（２０１５年版）」では、成人男性は1日あたり8g未満、女性は7g未満という目標値を設定。さらに日本高血圧学会は、高血圧を予防するため、１日６ｇ未満の摂取量をすすめています。

余分な塩分を排出するにはカリウムが有効。マグネシウムやカルシウムの不足が血圧上昇を招くといわれているので、マルチミネラルのサプリメントを利用するのもよいでしょう。ペプチド類や、黒酢、トマト酢などには高血圧を改善する作用があります。

（久保 明）

関連するサプリメント

カリウム、マグネシウム、カルシウム、ペプチド類、黒酢、トマト酢 など

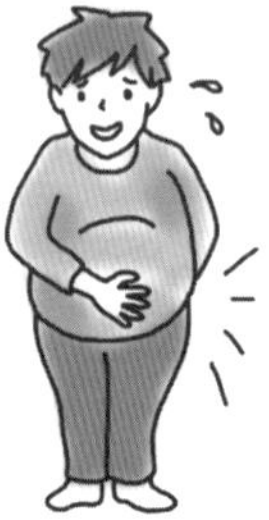

37 血糖値が高め

要因は？ インスリンの分泌量不足や機能低下が原因

血糖値とは血液中に含まれるブドウ糖の濃度のこと。食事内容や食事をした時間によって大きく変わりますが、健康な人の体内では、血液中の糖分を細胞に取り込むホルモン「インスリン」の働きにより、血糖値が一定の幅に保たれています。

ところが、インスリンの分泌が低下したり働きが悪くなったりすると糖分を細胞に取り込めなくなり、血糖値が大きく上昇したまま、なかなか下がらなくなります。過剰な糖はＡＧＥ（最終糖化産物）を形成して体の機能を低下させてしまうのです。

糖尿病にはⅠ型とⅡ型があり、多くは生活習慣の乱れなどが引き金となって発症するⅡ型です。血糖値の基準となるのは主に10時間以上絶食して測定する「空腹時血糖値」で、この値が１２６mg／dl以上になると糖尿病、１１０〜１２５mg／dlであれば糖尿病予備軍とされます。糖尿病の初期にはほとんど自覚症状はありませんが、進行するとのどの渇き、多尿などの症状がみられ、さらに進行すると神経障害、腎症、網膜症などの合併症を引き起こします。

改善Point 食習慣を改めカロリー制限を心がける

糖尿病を予防するには、急激に血糖値を上げてしまうような食習慣を改めることが必須。まずは規則正しい時間に三食とり、ドカ食いや早食いをやめましょう。また、甘いもの、脂っこいものは控えめにして、野菜類をたっぷり食べるといった食習慣を身につけると、無理なく摂取カロリーを抑えることができます。適度に体を動かし、消費エネルギーを増やすことも有効です。

サプリメントとしてはエネルギー代謝に欠かせないビタミンB群、血糖値の上昇を抑えてくれる食物繊維がおすすめです。

（久保 明）

関連するサプリメント

ビタミンB群、食物繊維 など

38 コレステロール値、中性脂肪値が高め

要因は？ 動物性脂肪のとりすぎや運動不足が原因

血液中のコレステロールや中性脂肪が多すぎたり少なすぎたりする状態を脂質異常症といいます。

コレステロールは細胞膜やホルモンの材料として、中性脂肪はエネルギー源として重要です。しかし、慢性的な摂取カロリー過多、動物性脂肪のとりすぎなどによりＬＤＬコレステロールが血液中に増えすぎると変性などを生じ、血管壁に取り込まれやすくなります。そこに運動不足などによりＨＤＬコレステロールが少なくなると血液組織で余ったコレステロールを回収して肝臓に運ぶ能力が落ちるため、動脈硬化が進みやすくなってしまうのです。また、中性脂肪値が高くても動脈硬化が進みます。

ＬＤＬコレステロール値が１４０mg／dl以上だと高ＬＤＬコレステロール血症、ＨＤＬコレステロール値が40mg／dl未満だと低ＨＤＬコレステロール血症、中性脂肪値が１５０mg／dl以上だと高トリグリセリド血症と呼ばれます。

女性ホルモンには血液中の脂質量を適正に保つ働きがありますが、閉経後、ホルモンの分泌量が減ると脂質異常症になるリスクが高まります。

改善Point 脂肪のとりすぎを避け オメガ3系の油や食物繊維を

予防するには適正なカロリー摂取を心がけることがいちばん。脂質は動物性脂肪だけでなく、植物性脂肪のとりすぎにも注意し、血液をサラサラにするオメガ3系の油（ＥＰＡ、ＤＨＡ、えごま油など）の比率を高めるとよいでしょう。水溶性食物繊維には血中のコレステロール値を下げる働きがあります。適度な運動はＨＤＬコレステロールを増やし、中性脂肪を減らす働きがありますが、食事を工夫することも大切です。

（久保 明）

関連するサプリメント

EPA、DHA、えごま油、水溶性食物繊維 など

39 肝機能が心配（脂肪肝など）

要因は？ ウイルス感染や肥満などが引き金に

肝臓は栄養素の代謝や貯蔵、有害物質の解毒、胆汁の分泌などを行う重要な臓器。あらゆる代謝が行われているため、人体の化学処理工場ともいわれます。

肝臓の機能が低下すると栄養素の供給が円滑に行われなくなり、毒素や老廃物が体内にたまりやすくなります。肝臓は沈黙の臓器と呼ばれ、自覚症状が現れるころにはすでに病状が進行しているケースが多いので、肝機能に異常がないか定期的に検査を受ける必要があります。

肝臓の機能が低下する原因はお酒だけではありません。重要なのはウイルス感染で、肝臓に炎症が起こり、肝細胞が壊されて機能が低下します。肝硬変や肝臓がんに進行することも多いので、肝炎ウイルスの検査を一度も受けたことがない人は、感染しているかどうかを調べておく必要があります。また、アルコールのとりすぎなどで起こる脂肪肝、アルコールによらない脂肪肝（NASH）にも注意が必要です。

改善Point ウイルス性肝炎は薬物療法を たんぱく質摂取で肝臓の機能を維持

肝炎で最も多いC型肝炎は、新しい治療薬が次々に開発され、薬物治療で治癒できるケースが増えています。

このほか、肝臓の健康のためには肥満の解消や食生活の改善も大切。三食規則正しく食べ、食事量は腹八分目以下を心がけ、暴飲暴食を避けます。肝臓の細胞を再生させるためにはたんぱく質が必要なので、脂肪分の少ない肉や大豆、魚などを毎日適量とります。また、肝臓で行われるさまざまな代謝を助けるビタミンやミネラルも不足しないよう心がけましょう。シジミやウコンには肝臓の解毒作用を高める作用があり、アミノ酸の一種のメチオニンには肝機能を強化する働きがあります。（久保 明）

関連するサプリメント

たんぱく質、ビタミン、ミネラル、シジミ、ウコン、メチオニンなど

40 がんが心配

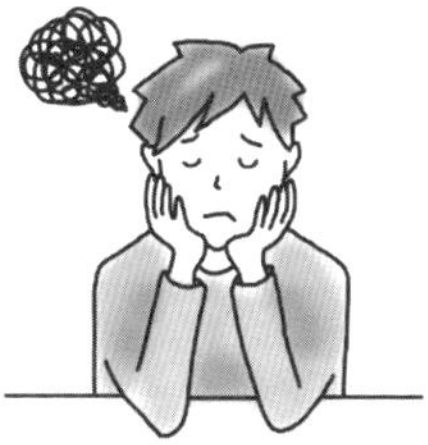

要因は？ 喫煙や生活習慣の乱れなどをきっかけに細胞ががん化

がんは1981年から日本人の死因第1位となり、死亡数が増加している病気。2人に1人が一生のうち一度はがんにかかり、3人に1人はがんで亡くなるといわれています。

人間の体を構成している細胞の中にある遺伝子は、さまざまな原因で傷つくことがあります。通常、傷ついた異常な細胞は修復されたり消滅したりするのですが、本来の制御を失って増殖し続けると、がんの発症につながるのです。

がんの危険因子はさまざまですが、なかでも重要なのが食生活、喫煙、アルコールで、受動喫煙もリスクの一つです。食生活では脂肪や塩分のとりすぎが最もリスクを高めるといわれます。また、がんの発生には活性酸素が大きく関与しています。活性酸素は喫煙や飲酒のほか、ストレスや不規則な生活、紫外線、大気汚染などでも発生します。

改善Point 危険因子を避け抗酸化物質で活性酸素を除去

がんの危険因子をなるべく避けるとともに、がん発生の原因となる活性酸素を体内から除去する抗酸化物質を、毎日しっかりと摂取しましょう。脂肪分の多い食品や塩分をとりすぎないことも大切です。

抗酸化力の強い成分としてはβカロテン、リコピン、アスタキサンチンなどのカロテノイド、カテキン、アントシアニン、イソフラボンなどのポリフェノール、ビタミンA、C、Eなどがあります。

アメリカで作成されたデザイナーフーズ・ピラミッド*では、がん予防の効果がある食品がリストアップされていますが、なかでも有効とされるのがにんにく、キャベツ、大豆、しょうが、にんじん、セロリです。

（久保 明）

＊デザイナーズフーズ・ピラミッド…1990年に米国・国立癌研究所が打ち出したがん予防効果の高い食品40種を効果の高い順にピラミッドの形で表したもの

関連するサプリメント

ビタミンA、C、E、β-カロテン、リコピン、アスタキサンチン、カテキン、アントシアニン、イソフラボン など

41 骨粗しょう症が心配

要因は？ 加齢とともに増加 若いころの生活習慣も大きく影響

骨粗しょう症は骨強度が低下し、骨折リスクが高まる病気です。骨強度は骨密度が70％、骨質が30％関与します。高齢者の多くにみられ、痛みなどの症状はあまりありませんが、転倒したり、ぶつけるなどのちょっとしたはずみで骨折し、そのまま寝たきりになるケースも多くなっています。

主な原因は加齢で、男性より女性のほうが発症年齢が低いという特徴があります。女性の場合、骨を壊す破骨細胞の働きを抑える女性ホルモンが閉経後に減少し、これが骨量低下の大きな要因です。

また、若いころの生活習慣の影響も指摘されています。骨量は成長期に増加して20歳前後でピークを迎えた後は次第に減少します。このため、若いときに骨量を増やしておくことが大切なのですが、この時期に無理なダイエットや偏食などでカルシウムが不足すると、後々骨粗しょう症になるリスクが高まります。

さらに、アルコール摂取や喫煙、両親の骨折歴、ステロイド剤使用などが、骨折のリスクを高めます。

改善Point 骨に必要な栄養素を補給し 適度な運動を

骨を丈夫にする栄養素にはカルシウムのほか、カルシウムの吸収を助けるビタミンD、骨形成を促すビタミンK、骨の構成要素であるマグネシウムやたんぱく質があります。これらの栄養素を毎日十分摂取しましょう。カルシウムを多くとるほどマグネシウムの排泄量が増えるため、両方をバランスよくとることも大切です。配合バランスを考えたサプリメントもあります。

体内に吸収されたカルシウムは、運動による刺激により、骨にたくわえられます。骨を強くするためにも、適度な運動が有効です。

（久保 明）

関連するサプリメント

カルシウム、マグネシウム、ビタミンD、ビタミンK、たんぱく質 など

第3章

サプリメントの成分と食品

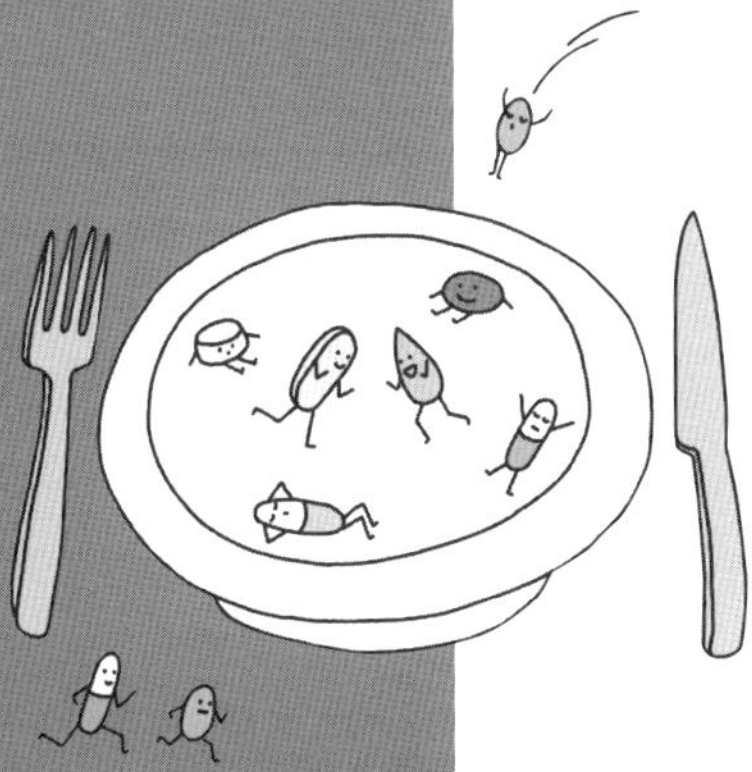

サプリメント・ツリー

サプリメントは、ビタミンやミネラルのような栄養素のほかに、黒酢やにんにくなどの加工食品、イチョウ葉やエキナセアのような薬草を素材にしたものまで実に幅広く、その機能性や目的もさまざまです。

そこで日本サプリメント協会では、サプリメントを3つのカテゴリーに分け、それぞれの目的を示して図にしました。それが「サプリメント・ツリー」です。

木の根、幹、枝葉に分類したのは、その必要性の度合いを示したものです。つまり、ビタミンやミネラルが不足すれば、人の細胞の代謝に大きな影響を及ぼしますが、イチョウ葉やエキナセアが足りないからといって細胞の営みに影響を与えるわけではありません。

こうした視点で、日常的に摂取するものか、ＴＰＯ（時と場合）によって使い分けるものかを考えて選択の指標としました。

そして、サプリメント・ツリーで大切なのは、木を支えている土壌です。土壌には「食事」「睡眠」「運動」「休息」という生活習慣の基本となる4つのテーマが描かれています。サプリメントはこうした日常の生活習慣をないがしろにして、そのツケを払わせるために利用するものではないことを改めて認識することが大切です。例えばベース・サプリメントも、多くは食品の一部分の栄養素を加工したもので、食品そのものの代用にはならないことを理解しておきましょう。

一方、オプショナル・サプリメントには、欧米では薬として扱われているものもあります。伝統療法、民間療法として伝えられてきたものも多く、アメリカ先住民の間で利用されてきたエキナセアや、インドで糖尿病の治療薬として古くから用いられてきたギムネマ・シルベスタなど薬理作用を持つものも多いのです。

それゆえに、これらのサプリメントを「○○が治る」という理解で、薬の代替として用いてしまいがちですが、あくまでも医師などの専門家に相談したうえで、補助として利用しましょう。

◎サプリメント、
3つのカテゴリー

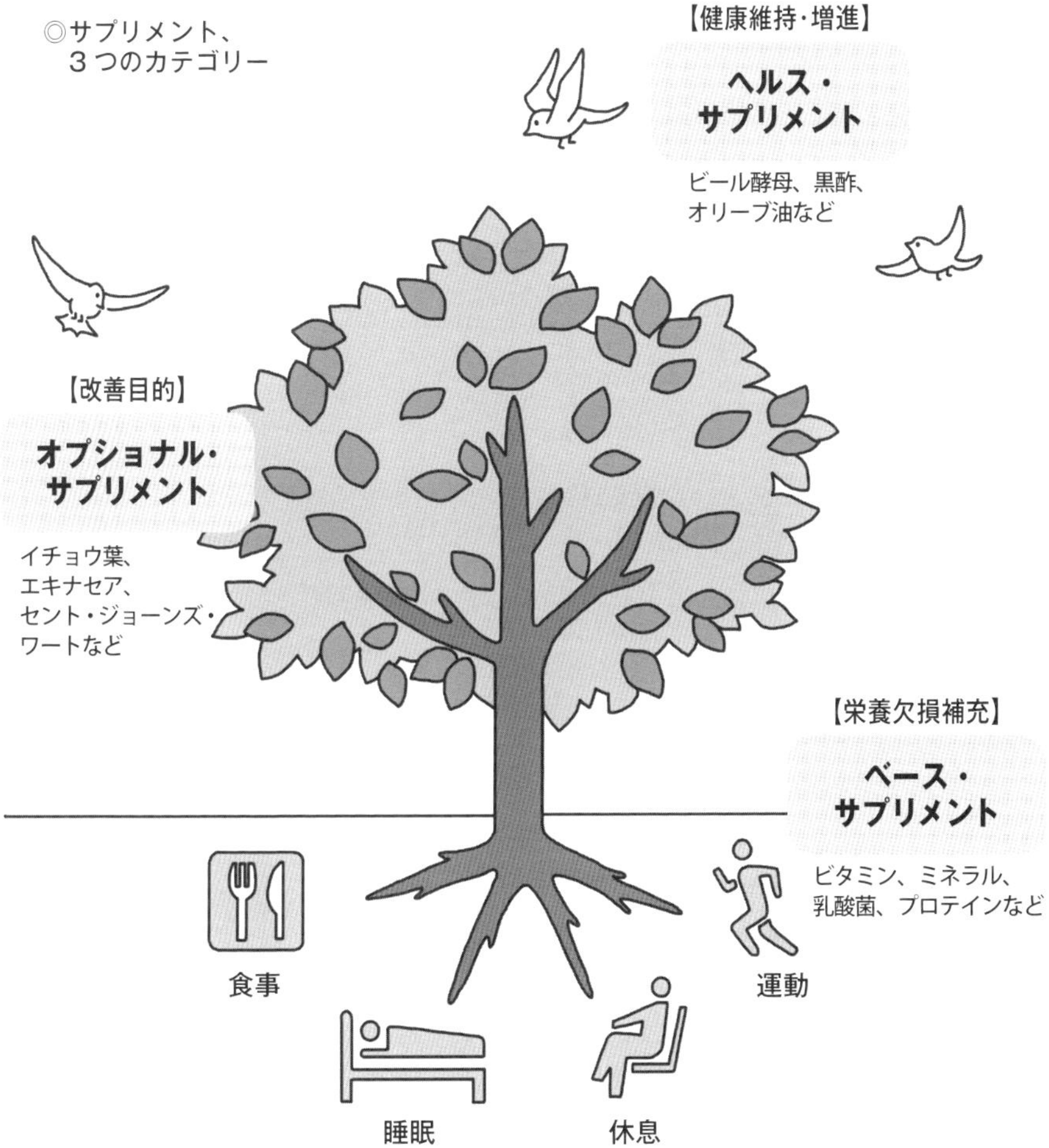

サプリメント・ツリーは「木」のイメージを借りて、「根」にあたる部分を「栄養欠損補充」を目的としたベース・サプリメント、「幹」にあたる部分を「健康維持・増進」を目的としたヘルス・サプリメント、「枝葉」にあたる部分を「改善目的」のオプショナル・サプリメントとしました。

●ベース・サプリメントは、人の栄養に関わるものを基本に、その機能性が明確な成分です。

●ヘルス・サプリメントは、人の健康に寄与するものを基本に、その機能性成分は明確ではないが、食品に由来するものです。

●オプショナル・サプリメントは、人の疾病に関わるものを基本に、その多くは日常的な食品でないものです。

B 01

新陳代謝や成長に欠かせないミネラル

亜鉛 Zinc

【ミネラル】

概要 酵素の成分として重要 DNA合成にも関与

亜鉛は100種類以上の酵素の構成成分として、DNAやたんぱく質の合成に関わり、新しい細胞形成に重要な役割を担っています。このため、新陳代謝や成長に欠かせません。

活性酸素を除去するSOD（スーパーオキシドジスムターゼ）の補酵素として抗酸化作用に関与するほか、皮膚の健康、免疫反応、生殖機能を維持するなど、作用は実に多彩です。

作用 味覚を正常に保ち 生殖機能を高める

亜鉛の摂取不足は味覚障害を引き起こします。味覚は舌の表面の味《み》蕾《らい》にある味細胞で感じますが、亜鉛が不足すると味細胞の再生が停滞し、味覚障害につながるのです。味覚障害の症状としては、味の感じ方が鈍くなる、何を食べても味が感じられないなどがあります。

また、亜鉛には「セックス・ミネラル」という異名もあるように、生殖機能とも関連が深く、精子の形成や女性ホルモンの分泌を活性化する働きがあります。インポテンツ（勃起不全）の中で、精神的な要因や糖尿病などの疾患が原因で起こるケースでは、亜鉛の摂取が有効とされています。

注意点 医薬品の服用で 吸収率が低下することも

亜鉛は魚介類や海藻、豆類、肉類に豊富に含まれており、特にカキの亜鉛含有量は群を抜いています。

加工食品の中には、亜鉛の吸収を妨げるリン酸塩などの食品添加物が含まれているものがあり、加工食品を多く摂取する人は亜鉛が不足しやすくなります。また、供給源の多くは動物性食品であるため、ベジタリアンの人は不足しがち。ペニシリンや利尿剤の服用でも亜鉛の吸収率が低下することがあるので、必要に応じてサプリメントで補給するとよいでしょう。

亜鉛が不足すると味覚障害をはじめ、皮膚炎、貧血、免疫機能の低下などが起こり、男性では精子の数が減少しやすくなります。成長期の子どもでは発育が遅れることがあります。

しかし、一度に多量に摂取すると、頭痛や嘔吐、神経障害、腎機能障害などの急性中毒を引き起こす可能性があるので注意が必要です。　（中嶋洋子）

関連する項目

精力減退、味覚障害

B 02

赤い色素が持つ強い抗酸化作用

アスタキサンチン Astaxanthin

【ファイトケミカル】

概要 抗酸化作用を持つカロテノイド

アスタキサンチンは、ゼアキサンチンなどと同じく、動植物の赤、黄色などの色素成分であるカロテノイドの仲間です。カロテノイドには優れた抗酸化作用があるとされています。とりわけ、アスタキサンチンは、強い抗酸化作用を持ち、サケやイクラ、鯛、エビ、カニなどに含まれます。サケはもともとマスと同じ白身の魚ですが、アスタキサンチンを筋肉中にため込んでいるために薄いピンク色になっています。エビの場合、常温ではたんぱく質と結合していますが、70℃以上に加熱すると、たんぱく質が変性して遊離するため、赤色を呈します。調理しても赤いのがアスタキサンチンを含む食物の特徴です。

作用 最も活性が強い一重項酸素にアプローチ

アスタキサンチンは、脂肪に溶ける性質を持つため、特に血液中のLDL（悪玉）コレステロールの酸化を抑える作用が強く、血管壁を守る働きがあります。最も活性が強い一重項酸素に対して効果を発揮するので、肌あれやシワを予防、シミの抑制をして、肌を美しくしてくれます。また、アスタキサンチンは、目の網膜や黄斑部に存在し、目の中にできた活性酸素を除去する働きをしています。網膜の黄斑部は眼球で最も光が集まる部分であり、視力を支えている非常に重要な部位ですが、その抗酸化作用は、黄斑部を光のダメージから守ります。また、メタボリックシンドローム予備群を対象とした試験で、アスタキサンチンを３カ月間摂取させたところ、ヘモグロビン・エイワンシー（ＨｂＡ１ｃ）および腫瘍壊死因子（ＴＮＦ-α）の減少、アディポネクチンの上昇が認められたという報告もあります。

注意点 カロテノイドを含む食品に注意

にんじん、トマトなどのカロテノイドを含む食品を同時に摂取すると競合が生じ、アスタキサンチンの吸収を低下させる可能性があります。妊娠中・授乳中の人は、使用を避けたほうがよいとされます。ビタミンＣなどの水溶性の抗酸化成分を一緒にとれば一旦失われた効果が戻るので、アスタキサンチンを含む食物には、レモンの搾り汁や大根おろしを加えると効果的です。

（久保 明）

関連する項目

動脈硬化、肌あれ、シワ、シミ、目の疲れ、メタボリックシンドローム

B 03

副交感神経や運動神経から出る神経伝達物質

アセチル-L-カルニチン Acetyl-L-carnitine

【ビタミン様物質】

概要 脳内でよく作用する特殊なアミノ酸

L-カルニチンは肝臓で少量がつくられる特殊なアミノ酸です。その大半は羊肉や牛肉などの肉類からの摂取です。「カルニ」は、ラテン語の肉（カルニ）に由来します。体内のL-カルニチンのうち約1割はアセチル-L-カルニチンの状態で存在します。

L-カルニチンが脂肪燃焼や筋疲労回復などの効果を持つのに対し、アセチル-L-カルニチンは、脳内でよく作用します。

脳には血液脳関門と呼ばれる障壁があって、ほとんどの物質はこの障壁を乗り越えることができません。アセチル-L-カルニチンは血液脳関門を通りぬけて、脳に到達し、慢性疲労症候群の症状を軽減すること、軽度の認知機能障害を抑えること、不安状態を抑えてリラックスさせることが報告されています。

作用 アルツハイマー病の改善作用

アセチルコリンは副交感神経や運動神経末端から放出される神経伝達物質で、アセチルコリンの量とアルツハイマー病の初期症状改善との間に関連があることが明らかにされています。アセチル-L-カルニチンが、脳内のアセチルコリン量を増加させる働きを持つことから、アルツハイマー病初期症状の改善や進行を遅らせる可能性があるとされています。特に66歳以下の患者、あるいは進行が速い患者で、より効果が現れるとの報告もあります。

高齢者の気分変調や抑うつ症状を軽減する効果や、認知機能や記憶を改善する効果も報告されています。

抗がん剤投与によって発生する疼痛を伴う末梢神経障害に対して、アセチル-L-カルニチンを同時に使用すると末梢神経障害の発生を抑制し、末梢神経障害が発生してしまった状態での使用でも症状軽減が示されています。

アセチル-L-カルニチンとL-カルニチンとの組み合わせで摂取したところ、不妊症の男性の精子の運動能が改善したという報告もあります。

注意点 過度な摂取で吐き気などの副作用

医療目的で使用するときは血球数、肝機能、腎機能をモニターするのが望ましいとされています。過度な摂取で、吐き気、嘔吐、興奮などの症状が発生する場合があります。　（中嶋洋子）

関連する項目

慢性疲労症候群、記憶力減退、末梢神経障害、不妊症

B 04

たんぱく質を構成する単位。さまざまな機能を持つ

アミノ酸 Amino acid

【たんぱく質】

概要 体内で合成できない必須アミノ酸は９種類

人の体は約10万種類のたんぱく質からできていますが、それらはすべて20種類のアミノ酸からできています。基本単位であるアミノ酸がさまざまに結合することによって、性質の異なるたんぱく質がつくられ、それが人体を構成しているのです。

人体のたんぱく質を構成する20種類のアミノ酸のうち、９種類（イソロイシン、ロイシン、リジン、メチオニン、フェニルアラニン、スレオニン、トリプトファン、バリン、ヒスチジン）は必須アミノ酸と呼ばれます。これらは体内で合成することができないため、食品から摂取する必要があります。

作用 筋肉や臓器などを構成するほかそれぞれ固有の働きがある

アミノ酸からできているたんぱく質は、筋肉や臓器、皮膚や髪などの重要な構成成分であるとともに、酵素やホルモン、抗体にもなります。（第１章P25図⑧参照）

アミノ酸の作用はさまざまですが、ＢＣＡＡ（分岐鎖アミノ酸）と呼ばれる必須アミノ酸のロイシン、イソロイシン、バリンは筋肉に多く含まれるアミノ酸で、運動中のエネルギー源になります。さらに疲労を回復する働きもあるため、運動前後にとると有効です。また、非必須アミノ酸のグリシンは睡眠前に摂取することで、睡眠の質を向上させることが期待されています。

人体のたんぱく質を構成するアミノ酸以外にも、自然界には数百種類のアミノ酸が存在しており、その中には体に有効な作用があるといわれるものもあります。

なかでも、血圧やコレステロールのコントロールに役立つとされるタウリン、癒やし効果があるとされるギャバ、肝臓の機能を維持するといわれるオルニチンなどは注目度も高く、研究が進んでいます。

注意点 必須アミノ酸はバランスよく摂取する

必須アミノ酸はすべての種類が必要量を満たしていることが重要。どれかが不足すると、体内での利用効率が低下してしまうためです。

食品によって含まれるアミノ酸量が異なるので、さまざまな食品をバランスよくとることが大切です。（第１章P27図⑩参照）

（中嶋洋子）

関連する項目

運動能力、疲労

B 05

神経伝達を強化し、脳を活発化

アラキドン酸（ARA） Arachidonic acid

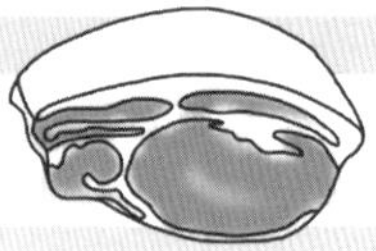

【脂質】

概要 脳の働きをサポートする重要な成分

ARAは、n−6系脂肪酸の一種で、細胞膜の中のリン脂質を構成する主要な成分です。脳、肝臓、皮膚などに存在し、特に脳のリン脂質に多く含まれており、脳細胞の生成に関与するにとどまらず、学習・記憶能力、認知応答力を高める役割を果たしています。

DHAやEPAと同様に、脳の働きをサポートする重要な成分です。また、母乳にも含まれており、乳児の脳や体の発育にとっても不可欠です。

食物では主に肉類や魚介類、レバー、卵などに含まれており、植物にはほとんど含まれていません。

作用 気分や意欲を高める働きにも注目

視覚、聴覚、触覚など五感を担う感覚器で受け取られた情報は、脳の海馬に集められ、神経細胞（ニューロン）を通じて、信号として伝わります。ニューロン間で信号が伝達される接合部にはシナプス間隙と呼ばれる隙間があり、そこで神経伝達物質が放出され、刺激が伝達される仕組みです。このシナプス伝達が活発かつ円滑に行われれば、学習・記憶能力も高くなります。

加齢に伴うARAの減少によりシナプス伝達力が弱まり、脳細胞そのものも老化してしまうことから、記憶能力などの脳機能は低下していきます。

ARAの摂取により、高齢者の認知機能・応答能力が改善するという報告があります。

また、ARAは、アナンダミド、2-アラキドノイルモノグリセロールといった気分や意欲を高める働きを持つ2つの物質の原料です。ARAの摂取により、うつ傾向や落ち込みがちな気分の改善も期待できるわけです。また、免疫系や神経系の機能調節や血圧調節作用もあるとされています。

注意点 肉や魚に多く含まれるが食べすぎに注意

ARAは、鶏卵、豚レバー、牛レバーなどの肉類、サバ、ブリ、ウニなどの魚介類に多く含まれていますので、食品から摂取が可能です。ただし、動物性脂肪のとりすぎになる可能性があり、注意が必要です。

また、ARAとDHAでは、働き方が少し違うため、サプリメントとしてとる場合は、両方をバランスよくとるのが理想的です。　（佐藤章夫）

関連する項目

加齢による脳機能低下、うつ傾向

B 06

心血管疾患リスクを減らすn−3（ω3）系脂肪酸

α-リノレン酸 Alpha-Linolenic acid

【脂質】

概要 植物油の主成分である脂肪酸

α-リノレン酸はヒトの体内では合成することができないため、食品から摂取することが必要とされている必須脂肪酸です。

α-リノレン酸はその構造の中に炭素の二重結合を2つ以上持つ多価不飽和脂肪酸の一つで、n−3（ω3）系脂肪酸に分類されます。これは、青魚に多く含まれるDHAやEPAと同じ分類で、健康に不可欠な成分として注目されています。

作用 動脈硬化の予防、脳の働き向上

α-リノレン酸は細胞膜の構成成分で、血栓がつくられるのを防いだり、血圧を下げたり、アレルギーを抑制するなどの働きを持つといわれています。α-リノレン酸は体内に入るとDHAやEPAに変換され、動脈硬化や心筋梗塞を防ぐ、脳の働きを高めるなどの効果もあります。

α-リノレン酸を食事からよく摂取する人は、心筋梗塞のリスクが低下したとの事例があり、心血管疾患の初期予防、二次予防を目的とする摂取の有効性が示されています。

また、冠動脈疾患のリスク報告対象とした疫学調査で、α-リノレン酸の摂取が多いと冠動脈のアテローム性硬化の発生リスクの低下と高血圧リスク減少が示されています。

また、α-リノレン酸は、リノール酸に対して競合的に働くことにより、花粉症やアトピー性皮膚炎などのアレルギーを抑制します。

注意点 酸化しやすいので早めに使い切る

過剰摂取は、肥満につながり、アレルギーを悪化させたり、大腸がんの危険性を高めたりすることがあります。特に、妊婦、授乳婦は多量摂取を避けたほうがよいとされます。

リノール酸などのn−6系とα-リノレン酸などのn−3系の脂肪酸をバランスよくとることが重要です。α-リノレン酸は、亜麻やえごまなどに含まれ、これらから作られた植物油に豊富に含まれます。α-リノレン酸は非常に酸化しやすいという特徴があり、早めに使い切ることが大切です。また、熱に弱いので、ドレッシングやマリネに使うのに適しています。　（中嶋洋子）

関連する項目

動脈硬化、心筋梗塞、花粉症、脂質異常症、アトピー性皮膚炎

B 07

強い抗酸化力で細胞の老化を防ぎ、糖代謝を高める

α-リポ酸（チオクト酸） Alpha-Lipoic acid

【ビタミン様物質】

概要 ネットワーク系抗酸化物質の一つ

α-リポ酸は、細胞内でエネルギーをつくり出す際に必要な物質で、糖の分解を担っています。栄養素としてビタミンに似た働きをするビタミン様物質であり、抗酸化物質です。体内での合成量は微量なため、食物から積極的に摂取する必要があります。

α-リポ酸は血液中のグルコースを筋肉に運び込み、糖の分解を促進し、糖の合成を抑制することから、ヨーロッパでは糖尿病の治療薬として使われています。肉体疲労や解毒作用、神経毒による中毒症状など、肝障害への薬効が主です。

α-リポ酸は、相互に作用しあって働く「ネットワーク系抗酸化物質」の一つです。ネットワーク系抗酸化物質とは、ビタミンE、ビタミンC、コエンザイムQ10、グルタチオン、そしてα-リポ酸です。

作用 酸化した物質を再生する能力を持つ

細胞は脂質でできた細胞膜に覆われており、脂溶性抗酸化物質のビタミンE、コエンザイムQ10は主に細胞膜上で、水溶性抗酸化物質のビタミンC、グルタチオンは細胞内や血漿中で働きますが、α-リポ酸は水にも脂質にもなじむ特異な物質で、細胞内外のどこでも酸化を防ぐことができます。ほかのネットワーク系抗酸化物質はフリーラジカル（活性酸素）をとらえた後、自らも酸化しますが、リポ酸は、これら酸化した抗酸化物を再生する能力も持ち、自らが酸化した場合も、自己還元再生機能を有します。

ネットワーク系抗酸化物質の中で最も重要とされているのがグルタチオンです。グルタチオンは3種のアミノ酸、システイン、グルタミン酸、グリシンから体内で合成されます。α-リポ酸は、体内のグルタチオン量を増加させる働きがあります。末梢神経障害に対しての有効性が示され、長期摂取で認知症患者の認知機能の低下を軽減させたという報告もあります。

注意点 食前に摂取するとよい

α-リポ酸は中年期以降、体内合成量が減少するので、食物からだけでなくサプリメントからもとるのが合理的です。食品と同時に摂取すると吸収が悪くなるので、食事の30分前にとることがすすめられます。（中嶋洋子）

関連する項目

糖尿病、肝機能、脳の老化防止

B 08

ポリフェノールの赤色〜青色の天然色素

アントシアニン Anthocyanin

【ファイトケミカル】

概要 身近な食品に含まれる天然色素

アントシアニンは植物に含まれる紫色系の色素で、ポリフェノール類に属し、ぶどう、ビルベリー、ブルーベリー、カシス、黒大豆（黒豆）、小豆、紫いも、赤キャベツなどに含まれています。

アントシアニンは、アントシアニジン、糖、酸の3つの部分で構成されています。これらの組み合わせにより、赤色系統から青色系統までさまざまな色の相違がみられます。

代表的なブルーベリーには15種類のアントシアニンが含まれていますが、含有量はブルーベリーの種類によってそれぞれ異なります。なかでもビルベリーにはアントシアニンが最も多く含まれています。

カシスには4種類のアントシアニンが含まれています。このうちルチノシドという二糖類で構成されるアントシアニンは腸からの吸収に時間がかかるため、アントシアニンの血中濃度の持続性が高いといいます。このほか、黒大豆の種皮、紫いもにもアントシアニンが含まれています。

作用 強い抗酸化作用で老化防止、生活習慣病予防の働き

アントシアニンには、ほかのポリフェノール類と同様、強い抗酸化作用や免疫力向上作用があり、動脈硬化など生活習慣病の予防や老化防止の働きも期待できます。

特に目の健康を維持する働きが大きく、視神経の働きを支えるロドプシンという色素の再合成を促進し、目の疲労回復や視力向上に効果を発揮します。さらに、肝機能障害の回復、血圧上昇の抑制にも効果があるとされています。

高コレステロール血症患者を対象とした比較試験で、血中HDLコレステロール値の増加、LDLコレステロール値の低下、および、HDLの抗酸化能増強が認められたとの報告があります。

注意点 貧血の人は摂取を控え目に

ブルーベリーや紫いもには抗酸化作用があるクロロゲン酸も含まれていますが、クロロゲン酸には鉄分の吸収を妨げる働きがあるため、貧血などで鉄剤を飲んでいる人は控えめにしたほうがよいでしょう。（久保 明）

関連する項目

動脈硬化、高血圧症、肝機能障害、目の疲れ、高コレステロール血症

B 09

女性ホルモンと同様の働きで骨粗しょう症を予防

イソフラボン Isoflavone

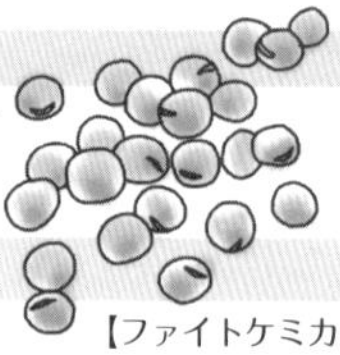

【ファイトケミカル】

概要 植物由来のポリフェノール、女性ホルモンに類似する機能

イソフラボンは、植物性ポリフェノールの一つです。女性ホルモンのエストロゲンと似ているため、「フィトエストロゲン（植物エストロゲン）」と呼ばれます。大豆、レッドクローバー、葛《くず》、甘草《かんぞう》などのマメ科の植物に多く含まれています。

作用 更年期障害の症状軽減

体内でエストロゲンと同じような働きをするが、作用は穏やかといわれています。エストロゲンは女性に月経をもたらし、女性の体つきや美しい肌をつくっています。また骨からカルシウムが溶け出すのを抑える働きをもち、動脈硬化、高コレステロール血症を予防します。イソフラボンも同様の作用をもっています。またエストロゲンが過剰な状態にあるときは、エストロゲンの受容体にイソフラボンが結合し、エストロゲンの働きを抑える抗女性ホルモン作用もあります。

エストロゲンは更年期障害に深くかかわっており、エストロゲンが少なくなることでイライラやのぼせ、頭痛などの症状が出てきます。イソフラボンがエストロゲン作用を補うことで、更年期特有の症状であるのぼせやむくみなどを軽減させるという報告もあります。その一方で、過剰なエストロゲンにより高まる乳がん発症のリスクを抑える効果も期待ができます。閉経後の女性対象の比較試験で、総コレステロール、LDLコレステロール、トリグリセリド濃度が低下したという報告があります。特に、BMIが25以上の対象者の傾向が高かったとのことです。Ⅱ型糖尿病、更年期障害ののぼせなどに対しての有効性が示されています。

注意点 個人差のあるイソフラボンの効果

サプリメントは、大豆を原料とした「大豆イソフラボン」と表示されています。この大豆イソフラボンに含まれるダイゼインという成分が腸内菌の力によってエクオールをつくるのです。ところが、日本人の約5割は、大豆イソフラボンからエストロゲンに似た働きをするこのエクオールを体内で産生することができない、という最近の研究結果があります。そうした体質の人のために、エクオールを含んだサプリメントが開発されています。（久保 明）

関連する項目

更年期障害、骨粗しょう症、乳がん、動脈硬化、高コレステロール血症

B 10

腸内の乳酸菌を育て、便通を助ける

イヌリン Inulin

【糖質】

概要 腸内細菌を育てる食物繊維

イヌリンは難消化性の多糖類で、腸内細菌が利用できる水溶性の食物繊維です。食物繊維は、ヒトの消化酵素で消化されない食物中の難消化性成分の総体です。ごぼう、きくいもなどのキク科植物に多く含まれます。食品添加物としてもよく知られている栄養素です。便秘予防などの整腸効果だけでなく、血糖値の上昇を抑制し、血液中のコレステロール濃度を低下させて糖尿病や脂質異常症（高脂血症）を予防するといわれています。食生活の欧米化に伴い、不足気味の成分です。

作用 腸内環境を整える作用

たんぱく質や脂質、糖質などは、消化管の中で消化され、小腸から体の中に吸収されますが、食物繊維は消化酵素の作用を受けずに小腸を通過し、大腸まで達します。食物繊維は便の体積を増やすとともに、腸内のビフィズス菌や乳酸菌の割合を増やすことによって腸内環境を整え、腸内における発がん物質の生成を抑えます。便秘予防や腸の働きを正常にするだけでなく、代謝性疾患に対しても予防効果があります。おなかの調子を整える特定保健用食品の成分の大半が食物繊維です。

イヌリンは、果糖がつながった多糖類で、小腸で吸収されないため、血糖値が上昇しません。インスリンの分泌も抑えられるので、膵臓のインスリン生産能力修復により、糖尿病の改善につながると考えられています。またイヌリンは、マクロファージやナチュラルキラー（NK）細胞を活性化し、免疫力を高める働きもあるといわれています。

便秘症の高齢女性を対象とした比較試験で、腸内細菌環境と便通の改善が認められたという報告やⅡ型糖尿病の女性患者を対象とした比較試験で、空腹時血糖、HbA1c、総コレステロール値、トリグリセリド、LDLコレステロール値などの低下が認められたという報告があります。

注意点 大量摂取の副作用に注意

大量に摂取した場合、副作用として胃腸のガス、腹部膨満感、胃痙攣が発生することがあります。おなかがゴロゴロする、ガスが増えるという兆候が現れたら、分量を調節し十分に水分補給をすることが必要です。（中嶋洋子）

関連する項目

糖尿病、便秘、脂質異常症

B 11

脂肪肝を防ぎ、生活習慣病を予防

イノシトール Inositol

【ビタミン様物質】

概要 ビタミンB群のような働きをする糖質の仲間

イノシトールは、糖質の仲間の糖アルコールで、甘みはあるものの消化吸収されにくいという特徴がありますが、その働きから、ビタミンB群の一種ともいわれています。

食品添加物や栄養強化剤としての使用が認められており、脂肪肝や動脈硬化の抑制に働き、脳細胞に栄養を与える効果があるといわれています。

また、人間の初乳に多く含まれ、乳児に欠かすことのできない成長物質ともいわれており、粉ミルクに添加されています。

作用 生活習慣病の予防と神経の働きを正常に保つ機能

イノシトールには脂肪肝を防ぐ効果があります。イノシトールは抗脂肪肝ビタミンとも呼ばれ、脂肪の流れをよくして、肝臓に余分な脂肪が蓄積しないようにコントロールする働きを担っています。血管や肝臓の脂肪やコレステロールの代謝に働くので、脂肪分の多い食事が好きな人やお酒を飲む量が多い人は、イノシトールを十分に摂取していれば、血管にコレステロールが蓄積して起こる動脈硬化の予防も期待できます。

イノシトールは、ホスファチジルイノシトールというリン脂質の構成成分です。リン脂質は細胞膜に含まれている成分で、特に神経細胞の膜に多く存在し、脳細胞に栄養を供給、神経の働きを正常に保つ働きを担っています。パニック症候群並びに強迫性障害の治療に、有効性が示されています。パニック症候群患者を対象とした比較試験で、イノシトール摂取により、重症度と発作の頻度および広場恐怖症の重症度が低下したという報告があります。

うつ病患者を対象とした比較試験で、イノシトール摂取により、うつ病評価尺度によるスコアが改善したという報告と、改善した患者がイノシトール摂取をやめるとすぐに再発したという報告があります。

注意点 カルシウムと同時に摂取すると吸収が半分に

イノシトールの体内合成量には限界があり、毎日の食事やサプリメントで摂取することが大切です。カルシウムの多い食事の場合、カルシウムイオンと結合体を形成しイノシトールの吸収は半減するといわれていますので、注意が必要です。 (久保 明)

関連する項目

脂肪肝、動脈硬化、脳の老化防止、パニック症候群

B 12

血液をサラサラにする不飽和脂肪酸

EPA（エイコサペンタエン酸、IPA） Eicosapentaenoic acid

【脂質】

概要 青魚などに含まれる必須脂肪酸

EPAは、イワシなどの青魚に含まれる必須脂肪酸、n−3（ω3）系の不飽和脂肪酸です。魚やアザラシを常食するイヌイットでは、脂肪摂取量が多いにもかかわらず血栓症や心疾患が非常に少ないことから注目されはじめた成分で、体内で合成することができません。

血栓を防止する成分を含んでいますので、生活習慣病の予防や改善に効果があるとされています。EPAとDHAを成分として含む特定保健用食品があります。

作用 循環器疾患予防のみならず、肥満予防、免疫力向上も

魚の消費量の多寡で健康な成人の血小板凝集能を比較した日本での研究で、魚の消費量が多いほうが、血小板凝集能が低かったことから、EPAが血小板凝集能抑制や血液流動性の改善に効果があることが認められています。

健康な成人を対象とした比較試験で、加工製品である高EPA油を4週間摂取させたところ、血小板凝集能の低下が認められ、性別では男性で効果がみられたとの報告があります。

18歳以上の高血圧薬非服用者によるDHAとEPAの摂取は、収縮期・拡張期血圧を低下させたという報告があります。肥満、高血圧患者の体重を減少させたとの研究報告もあります。

抗うつ治療の補助剤として、経口摂取による有効性が示されています。標準的な抗うつ薬治療に加えてEPA1gを1日2回摂取したところ、治療2週間で気分の消沈、罪悪感、無気力、不眠などの症状が改善したという報告があります。

L-アルギニンなどとの組み合わせの経口摂取あるいは経管摂取で、手術後の回復時間を短縮し、重篤な合併症の予防、免疫能の向上に有効性が示されています。

コホート研究*で、EPAの摂取による花粉症のリスク低下や魚油を多く含む魚の高摂取で前立腺がんリスクの低下の報告があります。

注意点 大量摂取で胃腸不調の可能性

EPAを含む魚油の大量摂取の副作用として、げっぷ、吐き気、鼻血、軟便が知られています。食事と一緒に摂取することで、副作用を軽減することができます。（中嶋洋子）

関連する項目

血栓症、高血圧、肥満、花粉症、うつ

＊コホート研究…多くの類似点があるが、ある種の特性が異なる個体群において特定の評価項目を比較する調査研究。対象集団追跡

B 13

食品から摂取する必要がある必須脂肪酸

n－3（ω3）系不飽和脂肪酸 n－3 Unsaturated fatty acid

【脂質】

概要 人体内では生合成できない重要成分

n－3系不飽和脂肪酸は、細胞膜構成成分の一つで、オメガ3系ともいわれます。イヌイットがアザラシなどの脂肪の多い食生活にも関わらず、心臓病発生率が低いという1970年代に出された研究結果から注目されはじめました。

食品から摂取する必要がある必須脂肪酸で、亜麻種子やえごまなどに含まれるα-リノレン酸、魚油に含まれるDHA（ドコサヘキサエン酸）、EPA（エイコサペンタエン酸）などの総称です。ヒトには不飽和化酵素がないため、n－3系不飽和脂肪酸は人体内で生合成できません。それゆえ、必須脂肪酸であるα-リノレン酸をもとに、EPA、DHAを生合成することになります。

n－3系脂肪酸は青魚やクジラなど、海で生活する動物の脂肪に多く含まれています。脂質異常症や血栓症によいとされ、n－6系脂肪酸との比率が重要ともいわれています。

作用 血行改善、肥満防止、循環器疾患リスクの低減

血小板の凝集を抑えたり、血管をしなやかにして血行をよくするなどの働き、コレステロール値や血圧を下げる働きがあります。また、神経細胞を活性化し情報伝達をスムーズにしたり、脳機能を活性化させ記憶力や学習能力を高める働きがあるとされています。

脂質異常症患者がn－3系不飽和脂肪酸を摂取したところ、血中の中性脂肪、総コレステロール濃度が低下したとの報告があります。

1965年から2003年の期間に行われた比較試験の結果をまとめた解析で、n－3系不飽和脂肪酸の摂取は全死亡率を23％、心血管死を32％減少させたという結果が出ています。

冠動脈疾患患者によるn－3系不飽和脂肪酸の摂取は、心臓疾患による死亡率、心臓疾患による突然死、全死亡率を低下させたとする報告があります。

注意点 過剰摂取は避けるべき

n－3系不飽和脂肪酸、特にDHAの血清中濃度が上昇すると、萎縮性胃炎のリスクが高まるとの副作用が報告されています。通常、食品中に含まれる量の摂取は安全と考えられますが、過剰摂取は避けるべきだといわれています。

（中嶋洋子）

関連する項目

循環器疾患、血行障害、脂質異常症、脳機能低下

B 14

糖質コントロールと虫歯予防に

エリスリトール Erythritol

【糖質】

概要 ゼロ・カロリーの甘味料

エリスリトールは、キノコや果物に含まれる糖アルコールに分類されます。甘味度が砂糖の75％程度ある天然の甘味料で、カロリーがほとんどないので糖尿病患者の食事にも使用されています。

水溶時に熱を奪う特性があり冷感を与えるので、ガムやキャンディ、清涼飲料水によく使われます。エリスリトールは野菜ジュースに0.5～1.0％ほど添加すると青臭さが抑制できるといわれています。また、化粧品の保湿成分としても用いられます。

作用 虫歯予防と糖質コントロール

経口摂取されたエリスリトールは、小腸で非常によく吸収され血中に移行しますが、ヒトはエリスリトールの分解酵素をつくることができないので、血中では代謝されずに、摂取したエリスリトールの99％がそのまま尿中に排泄されます。

したがって血糖値が上がらないため、糖質コントロールには最適の成分といえます。

また、虫歯の発生には、細菌･宿主･食事の3因子が関わっていますが、エリスリトールは、宿主因子と食事因子の除去に寄与します。エリスリトールは、虫歯の原因となる酸を産生させないため、虫歯を予防する効果があります。

コホート（対象集団追跡）研究において、キシリトールとエリスリトールを配合した錠剤を摂取することで歯周病原菌の一つであるミュータンス菌の発育抑制につながったという研究結果が出ています。

ストレスや疲労、加齢に伴って唾液の分泌量が減少し、口腔内の殺菌作用が弱まると、歯や舌などで細菌が繁殖し、その集合体である歯垢や舌苔が生じます。エリスリトールは口腔内の細菌集合体を分散させるため、口臭を防ぐ効果があるといわれています。

注意点 摂取しすぎで、胃腸不調も

大量摂取するとおなかがゆるくなることがあります。一般的に、単位体重あたりの量は、成人では男性0.66g/kg体重、女性で0.80g/kg体重だといわれています。（佐藤章夫）

関連する項目

虫歯、歯周病、口臭、肥満、糖尿病

B 15

植物ワックス由来のスタミナ源

オクタコサノール Octacosanol

概要 渡り鳥のエネルギー源、植物ワックスから抽出可能なアルコール

オクタコサノールは、植物の葉や果物の皮、種子などに存在する植物ワックスから抽出できるアルコールの一種です。植物ワックスとは、植物の外界との接点である表面にあり、虫害や病害から身を守り、体内水分を調整する機能を持つ成分です。米糠や小麦胚芽、さとうきび、果物の外皮などに存在します。オクタコサノールは渡り鳥の大切なスタミナ源として知られています。毎年、季節になると、数千ｋｍもの距離を休むことなく飛び続けて移動を繰り返す渡り鳥のエネルギー源です。

作用 運動能力向上とスタミナとエネルギーの源泉

オクタコサノールは運動能力向上効果を持ち、運動やトレーニングをする際にスタミナをつけ、エネルギーを生み出すサポートをします。

オクタコサノールは、エネルギーが不足した際に肝臓や筋肉に蓄えられているグリコーゲンをスムーズにエネルギーに変える働きがあります。このため、オクタコサノールを補うことで効率よくエネルギーを生み出すことができ、スポーツ時やトレーニング中のスタミナ切れを起こすことなく、持久力を高める効果が期待されています。

オクタコサノールは、運動した後の筋肉痛を軽減する働きがあるといわれていて、そのため疲労回復効果も期待できます。

ストレスには精神的なストレスと、環境的なストレスがあります。オクタコサノールはこれらのストレスに対する抵抗性が認められており、ストレス緩和効果が期待できます。

オクタコサノールには、HDL（善玉）コレステロールを維持しつつ LDL（悪玉）コレステロールを低下させる効果があるといわれています。そのため、心疾患や高血圧、肥満、動脈硬化などの生活習慣病を予防する効果が期待されています。オクタコサノールを主成分とするポリコサノールの経口摂取により、脂質異常症を改善させたという臨床試験報告があります。

注意点 パーキンソン病薬との併用は要注意

パーキンソン病治療薬服用の場合、神経緊張を高めてしまう可能性があるので、注意を要します。　　　（久保 明）

関連する項目

疲労、運動能力低下、ストレス、脂質異常症

B 16

腸内環境を整え、便秘の予防や改善に働く機能性食品

オリゴ糖 Oligosaccharide

【糖質】

概要 腸内で有用菌を増やす「プレバイオティクス」で注目

腸内環境を整えるなど、さまざまな生理活性のある成分として研究されてきたのがオリゴ糖です。「消化性」と「難消化性」に大別されますが、難消化性オリゴ糖は、ビフィズス菌や乳酸菌などの有用菌を増やす「プレバイオティクス」としての作用が注目されています。

オリゴ糖は、便秘の予防や改善に働き、おなかの調子を整える特定保健用食品として認可されています。特に、難消化性オリゴ糖は単糖に分解消化されないため、血糖が増加せず、インスリンの分泌が起こりません。そこで、血糖値を上げにくい甘味料として利用されています。また、虫歯予防効果も認められています。

作用 ビタミン類により生成され生理作用を活性化

腸内に届いたオリゴ糖は、腸内細菌により分解され、ビタミンK、B_1、B_2、B_6、B_{12}、ビオチン、葉酸などが生成されます。

大豆オリゴ糖は、大豆をもとに分離・精製してつくられるオリゴ糖で、消化性と難消化性に分類されます。

フラクトオリゴ糖は、スクロースにフルクトースが1～3個結合した難消化性オリゴ糖です。

ガラクトオリゴ糖は、ラクトースにガラクトースが結合した難消化性オリゴ糖。母乳に多く含まれます。

マルトオリゴ糖は、グルコースが2～7分子直鎖状に結合したオリゴ糖。デンプンを酵素で分解してつくられます。パラチノースは、スクロースに転移酵素を作用させて結合の仕方を変えた二糖類の一つです。天然では、蜂蜜、さとうきびに含まれます。分解が遅く、血糖値を急上昇させないため、糖尿病の人にはおすすめです。

トレハロースは、グルコースが2分子結合した二糖類です。虫歯予防のほか、熱や酸に強いため、食品の品質保持、化粧品や医薬品などの変質防止にも利用されています。

注意点 サプリメントを利用して少量摂取

オリゴ糖は、食物に含まれていますが微量ですので、サプリメントで補う必要があります。ただし、大量摂取すると、下痢になる可能性があります。

（中嶋洋子）

関連する項目

便秘、血糖管理、虫歯予防

B 17

健康を維持する多機能のアミノ酸

オルニチン Ornithine

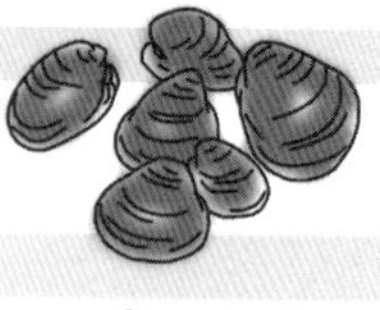

【たんぱく質】

概要 肝臓全体の機能を保つ成分

オルニチンは、たんぱく質を構成しない遊離アミノ酸で、単独のアミノ酸分子のままで血液中を巡っています。摂取すると腸で吸収されて、肝臓や腎臓、筋肉などでさまざまな働きをします。特に、肝臓での尿素生成を行う尿素サイクルにおいてアンモニアと結合する中間体として重要です。尿素サイクルでアンモニアは無毒な尿素に変換されます。尿素を産生した後、オルニチンは肝臓で再生されます。オルニチンは、肝臓機能を保つ重要な成分です。

肝臓は、アルコールの解毒機能があります。「二日酔いにはシジミ汁がよい」といわれるのは、はシジミのオルニチンが肝臓によく効くからです。

作用 肝機能改善、成長ホルモン増加

オルチニンは、成長ホルモンの分泌を促すといわれており、筋肉の合成を高める間接的な働きをしています。米国ではアスリートの使用実績があります。また火傷やけがの治癒、手術後の筋肉たんぱくの合成に有用との報告もあります。成長ホルモンは脂肪の分解にも関与するため、肥満が気になる中・高年期のダイエットにも利用されます。

健康な成人男性を対象とした比較試験で、ウエイトトレーニングと併用して摂取したところ、体重が減少し体脂肪率が低下したとの報告があります。

オルニチンは、肝臓でアンモニアを解毒する働きもします。人体にとって有害なアンモニアは、脳に入ると脳障害を引き起こすため、水に溶けやすい尿素に変え、無毒化してから体外に排泄します。お酒の飲みすぎのときに肝機能をサポートする働きを持ちます。オルニチン摂取により顔や体のシミが改善されたとの報告もあります。

高齢者を対象とした比較試験で、オルニチンを2カ月間摂取後、体重増加などの栄養状態改善と食欲指数、QOLの改善報告があります。

注意点 食物からの摂取だけだと不足

オルニチンはすべての生物に含まれる物質ですが、含有量が少なく、食物からの摂取だけでは不十分なので、サプリメントを利用するのが賢明です。10g以上経口摂取した場合に、胃腸の不調が起こることがあるので、摂取量には要注意です。　(中嶋洋子)

関連する項目

肥満、肝機能障害、二日酔い、シミ

生命の遺伝を司り、さまざまな疾病にも関与

核酸 Nucleic acid

概要 生命の遺伝を司り、細胞の新陳代謝に不可欠

遺伝子情報を持つ高分子のDNA（デオキシリボ核酸）とRNA（リボ核酸）を合わせて核酸といいます。動物や植物の細胞核の中にあり、生命の遺伝を司る役割を担っています。DNAは新しい細胞をつくる（細胞分裂）にあたって遺伝情報を伝え、RNAがその情報をもとにアミノ酸を結合させ、たんぱく質を合成します。細胞の新陳代謝に欠かせない成分です。

作用 細胞修復で老化予防に、またがん予防や認知症改善にも

核酸は細胞の増殖や活性を促すため、老化を防ぐと考えられています。核酸が不足したり機能しなかったりすれば、細胞の新陳代謝が正常に行われなくなり、老化につながります。

また、正常な細胞分裂が行われず、いわゆる細胞のコピーミス（遺伝子の情報ミス）が起こると、老化現象だけでなく、がんなどの疾病が発症します。

また、核酸は細胞修復にも機能しています。脳神経はほとんど細胞分裂をしませんが、核酸の働きによって修復や活性が促され、アルツハイマー型認知症の改善にも役立つことが期待されています。

さらに血流をよくして冷え症の改善や貧血の予防、また手術前後や火傷の治療における細胞の損傷修復治癒の促進にも役立つとされています。

また、最新のニュースでは、国立がんセンターが乳がん治療に対する核酸の薬理効果を明らかにし、核酸医薬で初の純国産化をめざすと報告されています。

核酸を含む食品には、鶏・牛レバー、イワシ、サケの白子、酵母などがあり、動物性の食品に多く含まれます。

注意点 プリン体が痛風の原因にも

高尿酸血症の人は、核酸中のプリン体が痛風の原因となる可能性があるので、とりすぎには注意しましょう。

また妊婦のサプリメント摂取は、DNAが胎盤を通過して変異原となる可能性があるという説があるので控えたほうがいいでしょう。

サプリメントとして核酸を含む乳児用ミルクは、小児に対しておそらく安全だといわれています。（佐藤章夫）

関連する項目

老化、貧血、冷え症、がん、認知症

B 19

緑茶に多く含まれ、抗菌作用や抗酸化作用

カテキン Catechin

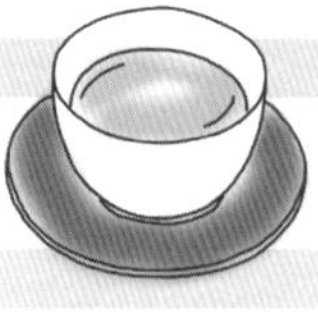

【ファイトケミカル】

概要 お茶の渋み成分

カテキンは紅茶や緑茶の渋み成分で、水溶性のポリフェノール、フラバノンの一種です。お茶の中でも、緑茶に最も多く含まれています。ちなみに緑茶のカテキン量は、茶葉生育中の日照時間に比例します。玉露は、茶芽が伸びるときに覆いをするので日照時間が短いため、渋み成分のカテキンが少なく、甘くなります。

作用 緑茶で、抗菌・消臭、虫歯予防

カテキンには、抗菌・消臭作用があります。緑茶でうがいをすると、虫歯や口臭の予防になり、お茶で手を洗うと多くの細菌が除去されるといいます。寿司屋の「あがり」は生ものについた菌を除去しようという先人の知恵です。この抗菌力はウイルスの働きを抑えるのにも効果的で、緑茶は風邪の予防にも役立つといわれています。

カテキンの抗酸化作用も注目されています。活性酸素は、動脈硬化や高血圧、さらには細胞のがん化にも関与しています。特に、エピガロカテキンの抗酸化作用が強いとされています。カテキンは、抗酸化力が強いビタミンEと比べて、約20倍の活性酸素除去力があるともいわれています。この抗酸化作用は、緑茶に含まれるビタミンCやカフェインによってさらに強まります。さらに血糖値を下げるので、糖尿病の予防にもよいとされます。予防に緑茶を用いた研究もあります。軽症コレステロール血症患者を対象とした比較試験で、8週目以降より血清総コレステロール値が低下したという報告や、肥満傾向の成人を対象とした比較試験で、体重、体脂肪、ウエスト周囲径、ヒップ周囲径が減少したという報告もあります。食道がん、膀胱がん、膵がん、乳がん、子宮頸がん、胃がん、卵巣がんなどのリスクの低減に対して、有効性が示されています。

注意点 ぬるま湯で淹れる

お茶の淹れ方ですが、ぬるま湯で1分濾すと、カテキンが効率よく出ます。熱湯だとカフェインが溶け出して苦みが増します。また、鉄と一緒だと吸収されにくくなるので、鉄剤と一緒に飲むのは避けます。混在するカフェインの摂取により神経興奮作用、利尿作用などが出る可能性があり、要注意です。

(久保 明)

関連する項目

動脈硬化、糖尿病、肥満、高血圧、口臭、風邪の予防、がん

B 20

ホルモンの分泌を促進し、ダイエット効果を高める

カプサイシン・カプシエイト Capsaicin

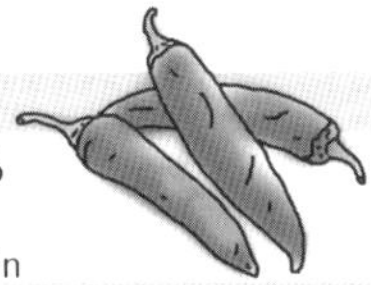

【ファイトケミカル】

概要 トウガラシのピリ辛成分 カロテノイドの一種

唐辛子のピリッとする辛み成分がカプサイシンです。カロテノイドの一種で、市販されているトウガラシエキス入りの清涼飲料水などは、ダイエットに効果があると注目されています。最近では、辛くない唐辛子に含まれる新規成分カプシエイトの有用性も明らかになり、体への刺激が少ないことから商品化されています。

作用 交感神経を刺激し アドレナリンを分泌

カプサイシンは、交感神経を刺激してアドレナリンなどのホルモンの分泌を促進します。アドレナリンは脂肪細胞に作用することで、貯蔵脂肪の分解を促進し、肝臓や筋肉にあるグリコーゲンの分解を高め、体内の脂肪も燃焼させます。いわゆるエネルギー代謝を高めるので、肥満を解消してくれるというわけです。体温が上昇し、血行がよくなり、発汗が促されます。

また、唐辛子を食すると、血行がよくなり体がぽかぽかしてくるのは、このカプサイシンの代謝促進作用によるもので、それは冷え症や肩こりの改善や疲労回復にも役立ちます。

張り薬の外用薬として、神経痛をやわらげる成分として利用されているものもあります。

カプサイシンには、以上のような生理的な作用のほか、その強い殺菌作用を利用して、糠床に入れたり、米櫃《びつ》の蓋などに貼って防虫に使われるなど、日常的にも利用されています。

料理に使うときには、にんにくと一緒に調理すると、まずにんにくによって血行がスムーズになり、さらにカプサイシンが代謝を活発化させることで、体内の老廃物を効率よく、排泄することができます。

注意点 辛くない新規成分 カプシエイトの有用性

辛みが特徴の成分ですが、新規成分のカプシエイトの辛さは、カプサイシンの約1/1000といわれています。辛みが少ないとはいえ、生体への有用性は、代謝促進、体温上昇、脂肪燃焼効果などカプサイシンと同様です。

便秘の人は、服用により、腸内細菌の環境が変わるため、おなかが張る副作用が出ることがあります。

（上馬場和夫）

関連する項目

肥満、肩こり、冷え症、疲労

B 21

骨や歯をつくり、神経や筋肉の働きを正常に保つ

カルシウム Calcium

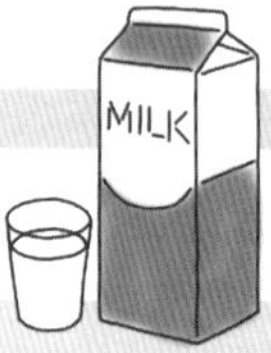

【ミネラル】

概要 日本人は慢性的に不足しがち

カルシウムは人体に最も多く存在するミネラルで、その量は成人で約1kgといわれます。そのうち約99%は骨や歯を形成する「貯蔵カルシウム」で、残りの約1%は血液や筋肉、神経内に含まれる「機能カルシウム」です。

日本人は慢性的にカルシウムが不足しており、特に10代の摂取不足が目立っています。成長期に不足すると骨や歯の形成が妨げられ、骨折や将来骨粗しょう症のリスクが高まります。

作用 血液の凝固や筋肉の働きをサポート

機能カルシウムは血液中に溶け込んで、血液の凝固や筋肉の働きをサポートしたり、神経の興奮をコントロールしています。そのほか、細胞内外のカルシウム濃度の差を利用して、細胞の機能調節を行う働きもあります。

貯蔵カルシウムの多くは骨に存在しています。骨も代謝をくり返している生きた組織で、古くなった骨を壊す「骨吸収」と、新しい骨をつくる「骨形成」が常に行われています。この骨代謝において、カルシウムは中心的な役割を果たしています。

血液中のカルシウムが不足すると骨から溶け出て、血液中に放出されます。それによって血液中のカルシウム濃度は一定に保たれていますが、カルシウムの摂取不足が続くと、骨からカルシウムが抜けていくことになります。

注意点 摂取不足が続くと骨折や骨粗しょう症の原因に

カルシウムの摂取が不足すると骨量減少につながり、骨折や骨粗しょう症のリスクが高まります。特に閉経後の女性は、女性ホルモンの分泌低下によって骨量が減少しやすくなるので注意が必要です。このほか、カルシウム不足はイライラの原因や動脈硬化の引き金にもなります。

骨をつくるうえで、カルシウムとマグネシウムの摂取バランスは重要です。カルシウムとマグネシウムの比率は2対1が理想的です。また、カルシウムの体内吸収率はほかの成分の影響を受けます。シュウ酸や過剰なリン酸、食物繊維は吸収率を低下させ、反対に、牛乳に含まれるCPP（カゼインホスホペプチド）やビタミンDはカルシウムの吸収をよくします。　　（中嶋洋子）

関連する項目

ストレス、動脈硬化、骨粗しょう症、骨折

B 22

脂肪燃焼を支える必須成分

カルニチン Carnitine

【ビタミン様物質】

概要 脂肪を分解する遊離脂肪酸を生成

カルニチンは、昆虫の成長因子として見つかったアミノ酸です。ほとんどすべての生物の各組織に存在し、ほとんどの食物の中に含まれています。必須アミノ酸のリジンとメチオニンから、肝臓で合成されるアミノ酸で、脂質のエネルギー代謝に不可欠です。脂肪には、蓄積される白色脂肪細胞と余分なエネルギーを熱に変えて放出する褐色脂肪細胞があります。褐色脂肪細胞は、成長期に入るころから次第に減少し、誕生時に約100g、成人期には40g程度にまで減少します。

カルニチンの最大の働きは、肩甲骨や首、脇の下などにある褐色脂肪細胞を活性化させ、リパーゼという脂肪分解酵素を分泌させることです。リパーゼは脂肪を分解し、エネルギーになりやすい遊離脂肪酸をつくる働きをします。

作用 余分なエネルギーを熱にかえて放出

カルニチンは、遊離脂肪酸を効率よく筋肉細胞内のミトコンドリアに運ぶ働きをします。ミトコンドリアの膜は二重構造で、遊離脂肪酸が2つの膜を通って内部に入り込むときに必要なのがカルニチンです。

カルニチンは、循環器への効果が期待され、慢性安定狭心症患者の運動耐性向上、うっ血性心不全患者の症状改善、心筋梗塞発作後の合併症や死亡率の低減に有効性が示されています。ただし、効果があるのはL-カルニチンであり、D-カルニチンはL-カルニチンの作用を阻害するため、L-カルニチン欠乏状態を引き起こすことがあります。

注意点 共役リノール酸と一緒に摂取する

カルニチンは加齢とともに生成量が少なくなってしまうので、外から摂取することが必要になります。だんだん太りやすくなる、持久力がなくなる、疲れやすいといった症状もカルニチンが不足してきたのが一因と考えられます。カルニチンは、肉類のたんぱく質に多く含まれ、なかでもラム肉やマトンの含有量は多いです。脂肪を効率よくエネルギーに変える働きを持つ共役リノール酸を一緒にとることで、より効果的に脂肪を燃焼させることが可能になります。血液透析、無尿症、尿毒症並びに妊娠中、授乳中の場合は使用を避けます。

（中嶋洋子）

関連する項目

肥満、循環器疾患、疲労

B 23

心血管疾患リスクを減らす n−3 系不飽和脂肪酸

γ-リノレン酸 Gamma-Linolenic acid

【脂質】

概要 血圧、皮膚のバランスを保つ不飽和脂肪酸

γ-リノレン酸は不飽和脂肪酸で、カシス種子油や月見草油に含まれる必須脂肪酸の一つです。天然の素材は少なく、月見草は貴重な原料です。その種子の脂肪酸の7.5％がγ-リノレン酸です。血圧やLDLコレステロール値、血糖値を低下させる効果に加えて、正常で健康な皮膚の構造と機能保持に役立つとされています。イギリス、ドイツ、フランスでは、アトピー性皮膚炎に対する医薬品として用いられています。

作用 月経前症候群（PMS）、アトピー性皮膚炎や花粉症の症状、睡眠改善

γリノレン酸が体内でアラキドン酸に変換される過程で、体の各組織の働きを調節しているホルモンであるプロスタグランジンの材料となる物質が生成されます。γ-リノレン酸由来のプロスタグランジンが不足すると、子宮内膜が正常に機能しなくなる、皮膚の乾燥を引き起こすなどの障害が生じます。逆に過剰になると、炎症物質の過剰産生が起こり、アトピー性皮膚炎などが発症しやすくなります。

γ-リノレン酸はホルモンバランスを整え、月経前のイライラや頭痛などの月経前症候群（PMS）の不快な症状を緩和する働きを持ちます。

また、皮膚の表皮細胞に必要不可欠な成分でもあり、アトピー性皮膚炎や花粉症にも効果があります。

一方、糖尿病由来の神経障害や関節リウマチに対して経口摂取で有効性が明らかになっています。

肥満治療により減量した被験者を対象とした比較試験で、体重と脂肪が増加しにくかったとの報告があります。加えて、糖尿病による神経障害に対しての有効性も示されています。

注意点 ビタミンEやEPAと一緒に摂取

サプリメントで摂取するのが一般的で、摂取後、まれに軟便、軽い下痢、消化不良、げっぷなどの症状が出ることもあるので注意を要します。γ-リノレン酸は酸化しやすい成分であるため、ビタミンEなど抗酸化作用のあるサプリメントとの併用をおすすめします。また、EPAと一緒にとると、効果が長く続くという報告もあります。妊娠中・授乳中の人は、使用を避けたほうがよいとされます。 （中嶋洋子）

関連する項目

循環器疾患、月経前症候群（PMS）、アトピー性皮膚炎、花粉症

B 24

糖アルコールの一種

キシリトール Xylitol

【糖質】

概要 食品添加物や輸液に使用

キシリトールは、D-キシロースを還元して得られる糖アルコールの一種で、構造は炭素を5つ持つ甘味炭水化物です。キシリトールと同じ糖アルコールの仲間には、ソルビトールやマンニトール、マルチトースが挙げられ、これらは食品中に使用されています。

キシリトールは糖アルコールの中で最も甘く、砂糖と同等の甘みがあるともいわれています。

1997年には、厚生省（現厚生労働省）が食品添加物としての使用を許可し、輸液にも使用されてきました。

作用 虫歯の発生を防ぐ

糖アルコールに共通する作用とキシリトール特有の作用を有します。前者は歯の再石灰化を増強する作用や唾液の分泌を促進する作用です。後者は、歯垢中に存在するショ糖を分解する酵素（シュクラーゼ）の活性を低下させて、歯垢中で酸ができにくくすることやアンモニア濃度を上げて酸の中和を促進する作用です。

また、キシリトールはミュータンス菌の増殖を抑制する働きを持つともいわれています。これは、ミュータンス菌のエネルギーを消耗させ、糖代謝を阻害することによります。最近の研究では、キシリトールは、虫歯になりにくいミュータンス菌を選択し、虫歯の発生を防いでいると考えられています。

ほかに、ヒトでの有効性を調べたものとして、急性中耳炎の罹患率の低下に関する研究があります。動物実験では、アレルギー反応が起こると炎症の原因となる好中球を殺傷する作用についての報告があります。

注意点 一度に大量摂取でおなかがゆるくなる

一度に大量に摂取した場合は、おなかがゆるくなることや腹部に不快感を起こす可能性があるため、注意が必要です。虫歯予防に有効であるキシリトールの量は、1日10g程度で、口に長く留めることができるガムやタブレットに限り、効果が得られます。ジュースやケーキではキシリトール以外の甘味料が入っている場合があるため、パッケージを確認し、用量・用法を守った摂取を心がけましょう。

（上馬場和夫）

関連する項目

虫歯、急性中耳炎

B 25

動物性の食物繊維

キチン・キトサン Chitin and Chitosan

【食物繊維】

概要 カニやエビの殻などに含まれる動物性の食物繊維

キチンはカニやエビの殻などに含まれる動物性の食物繊維で、キチンを利用しやすいように加工したものをキトサンといいます。キトサンは約2割程度のキチンが混合された状態で加工されるため、一般的に「キチン・キトサン」と呼ばれています。有効性が確認されているのは主にキトサンで、キチンとキトサンを総称して、キチン質と呼んでいます。

作用 アミノ基が有害物質を排出する

キトサンは、食物繊維の中で唯一、分子の立体構造や酵素反応に重要な役割を果たすアミノ基を持っています。アミノ基には有害物質を吸着して、体外に排出する作用があります。高血圧の原因となる塩素やコレステロールからつくられる胆汁酸を体外に排泄することで、血圧や血中コレステロール値を低下させる効果があると考えられています。脂質の吸収を妨げる働きもあることから、肥満予防やダイエットへの効果も期待されています。

ウイルスなどの異物を撃退するマクロファージを活性化させ、腸内環境を整えるビフィズス菌の増殖を促進する効果も明らかになっています。さらに、ダイオキシンや毒性の強い重金属を体外へ排出する働きについても、研究が進められています。

なお、コレステロールの値が高い人や注意している人の食生活を改善するとして、キトサンを有効成分とした特定保健用食品が発売されています。

注意点 甲殻アレルギー、ワルファリン使用者は注意

カニやエビなどの甲殻アレルギーがある人は、摂取を避けたほうがよいでしょう。抗凝固作用があるため、ワルファリンとの併用は控えます。また、抗てんかん薬に使用されるバルプロ酸ナトリウムとの併用は、血中バルプロ酸濃度が低下したという報告があるため、控えるほうがよいでしょう。

食物繊維であるため、服用すると下痢や便秘になることがあります。稀に、体質に合わない場合があるため、症状が現れた場合は摂取を控え、医師に相談しましょう。 （上馬場和夫）

関連する項目

高血圧症、肥満、脂質異常症、整腸作用

B 26

発芽玄米に豊富なリラックス成分

ギャバ（GABA、γ-アミノ酪酸）Gamma-Aminobutyric acid

【たんぱく質】

概要 ストレス緩和、リラックス効果を持つ抗ストレス成分

ギャバは、動植物などに広く存在するアミノ酸の一種です。正式名称は「γ-アミノ酪酸」といい、頭文字をとってギャバ（GABA）と呼ばれる「抗ストレス効果」を持つ成分です。

哺乳動物では、脳や脊髄など中枢神経系に多く存在し、抑制系の神経伝達物質の一つとして働き、興奮を鎮めたり、ストレスを緩和したり、リラックス効果をもたらす役割を果たします。玄米には天然ギャバが多く含まれ、発芽することによってさらに増加します。緑茶葉を窒素ガス下で処理したギャバロン茶や、ぬか漬けなどにも含まれています。

作用 脳血流の活性化、脳細胞の代謝増進

ギャバには、脳の血流をよくし、酸素の供給を助け、脳細胞の代謝を高める働きがあります。脳細胞は加齢とともに減少します。特に脳の記憶力をつかさどる海馬での減少が著しいことから、高齢者の記憶力低下やアルツハイマー型認知症との関連が示されています。また、ギャバは高血圧にもよい作用があります。老廃物などを血液中からろ過し、尿として排泄する腎臓の働きを活発にすることで、利尿作用を促し、血圧を低下させます。この作用は特定保健用食品の機能として承認されています。

肝臓の働きを活発にしてアルコール代謝を促進させ、内臓機能を活性化して基礎代謝を高める一方、血液中のコレステロール値や中性脂肪濃度を調整することから、肥満や糖尿病の予防・改善への効果も期待されています。上記作用については、ギャバを豊富に含む発芽玄米としての研究報告が主ですが、ほかの成分との相乗効果の可能性もあるとされています。

注意点 とりすぎには注意

ギャバの含有量が多いことで知られる発芽玄米には、100gあたり、約10mgのギャバが含まれています。これは白米の約10倍に相当します。1日の必要量は10～20mg程度といわれているため、日々の食事の中で白米を発芽玄米に変えることにより十分に摂取できます。

大量摂取は、不安を増強させ、血圧を上昇させる可能性があるとの報告があり、注意を要します。　（中嶋洋子）

関連する項目

ストレス、加齢による脳機能低下、高血圧症、肝機能障害、糖尿病

B 27

体脂肪に効果的に働く不飽和脂肪酸

共役リノール酸（CLA） Conjugated linoleic acid

【脂質】

概要 善玉の脂肪と呼ばれる不飽和脂肪酸

共役リノール酸（CLA）は、不飽和脂肪酸の一種です。共役リノール酸はひまわりの種子に天然のものが含まれていることが発見されています。

牛や羊は反芻胃と呼ばれる胃を持ち、この中に棲む微生物が食べ物を消化し、成分を組み替えています。このような反芻動物がリノール酸をたくさん含んでいる飼料を食べると、消化器官内の微生物がリノール酸を共役リノール酸に変化させます。反芻動物の胃内に存在する微生物により生成されることから、一般の食品ではウシやヤギなどの食肉および乳・乳製品、家禽の食肉および卵などに含まれ、それらからの摂取が可能です。健康食品としては主にべに花油、大豆油などのリノール酸を多く含む植物油を異性化して工業的に合成されています。

作用 肥満防止や花粉症対策

共役リノール酸は、体脂肪増加の抑制に効果があるといわれます。

脂肪は消化管内で消化・吸収され、リポたんぱくリパーゼという酵素によって分解され、脂肪細胞内に蓄えられます。蓄えられた脂肪は、ホルモン感受性リパーゼによって分解され、エネルギーとなって使われますが、ホルモン感受性リパーゼがきちんと働かないと、脂肪は蓄積してしまいます。共役リノール酸には、このホルモン感受性リパーゼの働きを活性化させる作用があります。

また、血液中のコレステロールや中性脂肪を減らす働きにより、血流が改善されるので冷え症の改善にも効果があり、抗酸化作用を持つので血管壁に酸化LDLが沈殿するのを防ぎます。

さらに花粉症などのアレルギー反応を抑制し、アレルギー反応の引き金となる物質の生成を抑える作用もあります。

注意点 運動前摂取とカルニチンとの併用

食事でとれる量は微量なので、運動前にサプリメントとして摂取するのが一般的です。体脂肪を効率よくエネルギーに変える働きをするので、カルニチンと併用すると、脂肪燃焼のサイクルに拍車がかかります。

過剰摂取が原因と思われる、便秘、下痢、軟便が報告されているので注意を要します。（中嶋洋子）

関連する項目

肥満、冷え症、花粉症

B 28

エネルギーを生み出し、疲労回復効果を促す

クエン酸 Citric acid

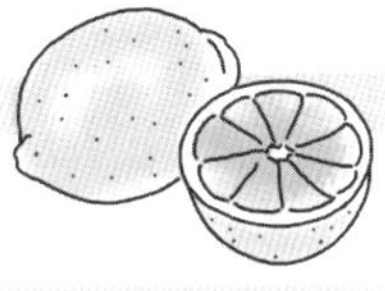

概要 柑橘類や酢に含まれる成分

クエン酸は、柑橘類や酢に含まれる酸味の成分です。エネルギー生成の過程、いわゆる「クエン酸回路」と呼ばれる体内の代謝経路の中でエネルギーを生み、疲労回復にも働きます。

体内にとり入れられた炭水化物、脂質、たんぱく質は、ブドウ糖、グリセロール、脂肪酸、アミノ酸に分解されて細胞に吸収されます。ここでブドウ糖はピルビン酸に分解され、クエン酸回路へ取り込まれると、クエン酸、アコニット酸、イソクエン酸などさまざまな酸に変化して、エネルギーを産生し続けます。最終的には、二酸化炭素と水になって体外に排出されます。

作用 クエン酸回路で乳酸を分解 ミネラルの吸収促進

乳酸は、運動後やストレスで蓄積され、疲労物質といわれています。クエン酸はこの乳酸を二酸化炭素に分解して、排出する作用があります。クエン酸が不足すると、糖質や脂質のエネルギー変換が効率よく行われなくなり、乳酸としてたまりやすくなり、疲労や筋肉痛を生じます。

また、クエン酸の働きで重要なのは、ミネラルの吸収を促進する作用で、「キレート*作用」と呼ばれています。カルシウムやマグネシウム、鉄などのミネラルは、一般に細胞に吸収されにくい成分ですが、クエン酸とくっついてキレート化合物となって吸収が高まります。このキレート作用は、ミネラルの酸化防止や、ミネラルの吸収を高めることによる美容効果などにも関与しています。

さらにクエン酸には、血流改善、免疫力アップなどの働きもあります。

注意点 梅干し、レモンに多く含まれる ビタミンB群と一緒がおすすめ

クエン酸は、梅干し、梅肉エキス、もろみ酢などにも多く含まれます。梅干し1個には約0.35g、レモン1個には約4g含まれています。1日の摂取量の目安は約2gといわれています。ビタミンB群と一緒にとると、エネルギー代謝が促進され、より疲労回復の効果が期待できます。

経口摂取でまれに下痢、吐き気などの胃腸障害、外用剤としての使用で日光や紫外線による過敏症が報告されているので要注意です。　(中嶋洋子)

＊キレート…化学において、複数の配位座をもつ配位子（多座配位子）による金属イオンの結合をいう

関連する項目

疲労、筋肉痛、ミネラルの吸収促進

B 29

睡眠の質の向上に作用するアミノ酸

グリシン Glycine

【たんぱく質】

概要 睡眠に関わる必須アミノ酸

皮膚、筋肉、臓器、ホルモンなど、人体の大部分はアミノ酸から構成されています。体を構成する20種類のアミノ酸は、体内でつくることができない「必須アミノ酸」9種類と体内でつくることができる「非必須アミノ酸」11種類に分けられます。グリシンは、生体内ではセリンから生合成される非必須アミノ酸で、生体内の重要な物質（ポルフィリン、プリン、クレアチン、グルタチオン）の原料になります。

特に、睡眠に関わるアミノ酸として注目されています。グリシンは、エビやホタテなどの魚介類に多く含まれており、独特の甘さを持っています。指定添加物（用途：調味料、強化剤）としての使用が認められています。耐熱性菌（加熱に強い菌）の生育を抑える効果があるため、日もち向上剤としても利用されています。

作用 睡眠の質向上

臨床試験で、偽薬としてグリシンを飲んでいた参加者の中に体のだるさや睡眠の不調が回復した人がいました。その後、グリシンと睡眠についての研究が始まり、目覚めがすっきりしない人にグリシンを摂取して眠ってもらうと、深い眠り（ノンレム睡眠）に至るまでの時間が短くなり、目覚めたときの気分が爽快になることがわかりました。グリシンが睡眠時無呼吸症候群の症状改善に効果的という報告もあります。また、統合失調症患者の陰性症状（意欲低下や感情鈍麻など）の改善したとの報告もあります。

グリシンには肌を美しくする働きもあります。皮膚にあるコラーゲンをつくっているアミノ酸のうち、3分の1はグリシンです。そのため、グリシンをとると皮膚のバリア機能が高まり、肌あれが改善する効果も確認されています。さらに、寝ついてから最初の深い眠りのときに、成長ホルモンがたくさん分泌されます。成人にも成長ホルモンは大切で、日中に傷ついた皮膚の細胞のメンテナンスをしてくれます。

注意点 大量摂取でまれに胃腸の不具合

大量摂取した場合、まれに、吐き気·嘔吐、上部消化管の不快感、軽い鎮静がみられ、摂取中止で急速にこれらの症状は解消するとの報告があります。

（中嶋洋子）

関連する項目

睡眠障害、睡眠時無呼吸症候群、美肌、肌あれ

B 30

軟骨をつくるのに不可欠な栄養素で関節炎を改善

グルコサミン Glucosamine

【糖質】

概要 生体内の代表的なアミノ糖

グルコサミンは、グルコースにアミノ基が付いた代表的なアミノ糖です。動物の皮膚や軟骨、甲殻類の殻に含まれています。工業用材料にはカニやエビなどの甲殻由来のキチンを塩酸などで分解する製造法が使用されています。ヒトの体内でも合成されますが、中高年期では減少気味になるため、意識的にとる必要が出てきます。

作用 軟骨生成に不可欠な成分、がん闘病中の衰弱を食い止める働き

アミノ糖は糖たんぱく質を構成する成分で、ヒトの体にも存在しており、軟骨や爪、じん帯、皮膚などに分布し、細胞間や組織どうしを結びつける結合組織の役割を果たしています。加齢や肥満による関節の酷使に加え、代謝の低下や運動不足によって軟骨の減少が著明になると、腰痛や膝の痛みが生じ、変形性関節症を招くおそれがあります。グルコサミンは、軟骨をつくるために必要不可欠な栄養素の一つですので、上記諸症状の軽減を目的として用いられます。

食欲不振を改善することから、がんの進行による急激な痩せと衰弱を食い止め、体力向上に役立つ効果も期待されています。下肢潰瘍に対して外用で有効性を示した研究成果もあります。

また、統合失調症患者の陰性症状（意欲低下や感情鈍麻など）に対する改善効果も認められています。

注意点 甲殻類アレルギーに注意 コンドロイチンとの併用

グルコサミンを含む食品やサプリメントは、甲殻類にアレルギーがある人はとり方に注意が必要です。まれに胃の不快感や食欲減退などの症状が現れることがあります。その場合は、医師への相談や摂取量の調節などで適宜対応することをおすすめします。

また、変形性関節症に対する有効性は、コンドロイチンを併用することで高められるとされています。グルコサミンの製品の多くにコンドロイチンが含まれているのはこのためです。グルコサミンとコンドロイチンの両者が一緒になっている成分としては、ムコ多糖が挙げられます。甲殻類アレルギーの人や、食物としてとりたい人には、山いもなどが適しています。

（久保 明）

関連する項目

変形性関節症、腰痛、食欲不振

B 31

満腹感によるダイエット効果と便通改善効果

グルコマンナン Glucomannan

【食物繊維】

概要 水溶性食物繊維で別名コンニャクマンナン

グルコマンナンは水溶性食物繊維です。グルコースとマンノースが結合した多糖類であることから、グルコマンナンと名づけられました。

こんにゃくの主成分であるため、コンニャクマンナンともいわれます。

水に触れると粘り気のあるゲルをつくり膨張することから胃で膨らむので満腹感を得られる効果並びに便通を改善する効果があるとされ、ダイエット食品の原料に利用され、生活習慣病予防への貢献も期待されています。

作用 コレステロールの低下、血糖管理に適し、糖尿病対策にも

グルコマンナンのダイエット効果は、食事前に摂取することで、胃の中で膨張し、食欲が減退するとされていますが、それだけに留まらず、肥満成人の血中コレステロールや中性脂肪の低下に経口摂取で有効性が示されています。また､糖尿病患者が経口摂取で、血中コレステロールを低下させたとの報告もあります。

グルコマンナンが腸内細菌で分解されオリゴ糖ができ、オリゴ糖がビフィズス菌を育てて腸内環境を整えていくといわれています。また、便をやわらかくして便通を促すので、便秘を解消する効果があるといわれています。

複数報告のまとめ分析でも、糖尿病や肥満症などの代謝疾患の患者に対するグルコマンナン投与は、総コレステロール値、LDLコレステロール値、中性脂肪値、体重、空腹時血糖値を改善させるという結果が出ています。

糖尿病になるとインスリンの分泌低下および反応性の低下が起きるため、血中のブドウ糖が組織に取り込まれず、食後に血糖値が急上昇することがあります。

グルコマンナンはこの血糖値上昇を抑制するので、糖尿病予防にも役立つとされています。

注意点 大量摂取やビタミン・ミネラルとの組み合わせに注意

とりすぎにより下痢などの胃腸の不調を起こすことが報告されています。また、妊娠中・授乳中の使用は避けたほうがよいとされています。

空腹時および食後血糖値を低下させることで、糖尿病患者では血糖コントロールに影響が出るため、血糖値のモニタリングを行いながら使用する必要があります。 （中嶋洋子）

関連する項目

ダイエット、便秘、肥満、糖尿病、脂質異常症

B 32

筋肉にエネルギーを貯蔵するアミノ酸

クレアチン Creatine

【たんぱく質】

概要 激しい運動時のエネルギー貯蔵機能

クレアチンとリン酸が結合したクレアチンリン酸は、主に運動時のエネルギー貯蔵に使われる成分で、90%が筋肉に存在します。特に短時間に激しい運動を繰り返す際に、経口摂取で運動能力を高めるので、短距離走や重量挙げなどのアスリートに積極的に用いられています。

クレアチンはペプチドの一種で、グリシン、アルギニン、メチオニンから、主に肝臓や腎臓内で合成されます。その大半が骨格筋にクレアチンリン酸として貯蔵され、運動時のエネルギーを補充するために使われます。

作用 運動機能向上と持続力向上

運動時に不可欠なのが、ATP（アデノシン三リン酸）というエネルギー物質です。ATPとは、アデノシンと3つのリン酸が結合したもので、分解される際に、エネルギーを放出します。この分解によってリン酸が1つ減ったADP（アデノシン二リン酸）を、ATPに再合成する際に必要なのが、クレアチンリン酸です。クレアチンリン酸によって再合成されたＡＴＰは再びＡＤＰに分解されてエネルギーを放出し、このＡＤＰがまたＡＴＰに再合成されるということが繰り返されます。

つまり、十分なクレアチンリン酸が筋肉内に存在することにより、エネルギーの補充が可能となり、運動を続けることができるのです。短期間の激しい連続運動では、特に筋肉の動きを高めるのに経口摂取は有効です。

クレアチンリン酸によるエネルギー補充は、無酸素状態で行われるため、クレアチンの摂取は、主に瞬発力を要するスポーツに有効です。

注意点 摂取量に注意しないと、腎臓、心臓に負担

クレアチンを摂取すると、その分解産物であるクレアチンリン酸の血中濃度が高くなり、尿量が増加するため、常用していたスポーツ選手の腎臓や心臓に負担がかかっていたという報告例も出ています。

また大量長期間摂取での副作用として、胃腸の痛み、吐き気、下痢の報告があります。特に、腎臓機能に影響を及ぼすため、使用前に腎臓機能の確認をし、専門知識を持つ指導者の指導を受けることが望ましいです。

（佐藤章夫）

関連する項目

体力減退、運動能力

B 33

インスリンの活性化に欠かせない微量ミネラル

クロム Chromium

【ミネラル】

概要 ビタミンCで吸収促進 糖たんぱくと結合

クロムは、正常な糖代謝、脂質代謝を維持するのに重要かつ必須な元素です。特に血糖値の調節作用が注目されています。

クロムは体内に摂取されると、小腸で吸収されます。吸収率は低いですが、ビタミンCによって吸収がよくなるとされています。吸収されたクロムは糖たんぱくと結合して、血中から肝臓、腎臓、脾臓、骨などに集まります。

クロムは小麦胚芽などの穀類や肉類、豆類、海藻に多く含まれます。シュウ酸と一緒にとると吸収が阻害されますので、調理の際はアクをとるようにしましょう。

摂取目安量は1日あたり成人男性40μg、 女性30μgです。クロム不足は糖質、脂質の代謝に支障をきたし、高コレステロール血症や動脈硬化、そして糖尿病を引き起こす可能性が高まります。

作用 インスリンの働きを助け 中性脂肪を正常に

膵臓から分泌されるインスリンは、血中のブドウ糖を筋肉や肝臓に取り込ませる働きをしていますが、クロムはインスリンの働きを増強し、血中のブドウ糖が筋肉細胞に効率よく取り込まれるようにします。このように、インスリンはクロムがなければ、働きを高めることができないので、クロムが不足すると、糖の代謝が正常に進まなくなり、疲れやすくなるなどの症状が現れます。糖尿病や動脈硬化を引き起こす可能性もあります。

また、クロムは脂質代謝を促進し、血中の中性脂肪やコレステロール値を正常に保つ働きもあります。

βブロッカー薬を使用している患者の血中HDLコレステロール値の低下に対し、経口摂取で有効性が示されています。

また、Ⅱ型糖尿病に対して経口摂取の有効性が示されています。

注意点 糖尿病患者、腎障害の人は 摂取に注意

糖尿病の治療薬を服用している人は摂取により低血糖を引き起こす可能性もあるので、医師との相談をおすすめします。腎障害のある人も、クロム摂取で症状が悪化する可能性があるので、要注意です。 （中嶋洋子）

関連する項目

糖尿病、高コレステロール血症、動脈硬化、疲労

B 34

玉ねぎに含まれる高い抗酸化力を持つ成分

ケルセチン Quercetin

【ファイトケミカル】

概要 活性酸素を取り除く ビタミンPの一種

ケルセチンは、ポリフェノールの一種であるフラボノイド系のフラボノール類に分類され、活性酸素を取り除く働きがあります。ビタミン様物質であるビタミンPの一種で、主にビタミンCの働きを助ける成分です。

ケルセチンは野菜や果実、茶やワインに多く含まれており、高い抗酸化力を持っています。特に玉ねぎの皮には多く含まれています。

作用 血液や血管の健康を保ち、動脈硬化、生活習慣病を予防

ケルセチンには、活性酸素によるダメージを防ぎ、赤血球の働きを活発にさせる効果があります。抗酸化作用により動脈へのコレステロールの蓄積を防ぐことで、動脈硬化を予防する効果もあります。

また、ケルセチンを多く含むタマネギのエキスを摂取すると、食後の血管内皮機能が改善されるという研究結果も報告されています。

血管内皮機能が正常であれば、血管が柔軟性を保ち、血液が流れやすい状態になります。しかし、この機能が低下してしまうと、細胞の間からLDL（悪玉）コレステロールが入り込み、動脈硬化などが発生しやすくなると考えられています。

この血管内皮機能は食後に一時的に低下しますが、ケルセチンを含むタマネギエキスの摂取で改善されることが動物実験で確認されています。

さらに、血管や血液の健康を保つケルセチンには、血圧の上昇を抑える効果もあるといわれています。

ケルセチンの摂取により、コレステロールや血糖値の上昇が抑制されることから、脂質異常症や糖尿病などの生活習慣病の予防効果が期待されています。

またケルセチンの抗酸化作用は、関節痛の緩和効果があると期待されています。グルコサミンやコンドロイチンなどの軟骨をつくる成分と一緒に摂取することで、より一層、改善する可能性が高いとされています。

注意点 まれに頭痛や手足のしびれなどの副作用

経口摂取の副作用として、頭痛、手足のしびれが出ることがまれにあります。摂取量について気になる人は病院などで相談すれば安心です。

（中嶋洋子）

関連する項目

動脈硬化、生活習慣病予防、関節痛

B 35

エネルギー生成や抗酸化作用でアンチエイジング

コエンザイムQ10（ユビキノン） Ubiquinone (UQ)

【ビタミン様物質】

概要 抗加齢作用を持つ補酵素

コエンザイQ10は、抗加齢作用で注目される補酵素です。生物界に広く分布する（ユビキタス）ことから、ユビキノンとも呼ばれます。

脂溶性のビタミン様物質で、体内でも合成されるコエンザイムQ10ですが、歳をとるにつれて合成されにくくなります。不足してくるとエネルギー生成力が弱まって、肌の老化や免疫力低下、また疲れやすい、肩こり、冷え症などの症状が現れてきます。

作用 血糖や脂肪酸からエネルギーを生成

血糖や脂肪酸からATP（生体エネルギー）を生成するときに、コエンザイムQ10が重要な役割を担っています。エネルギーを生成しやすくするので、疲労回復や加齢に伴う肌のトラブルの修復にも効果があります。またコエンザイムQ10は抗酸化、免疫機能の強化、心臓病の予防にも働きます。

コエンザイムQ10は、体内の抗酸化ネットワークを構成する物質の一つでもあります。老化や疾病の原因といわれるフリーラジカル（紫外線などの有害物質によって発生し、老化の原因となる分子）に対抗し、体を酸化から守るアンチエイジングの役割を担っています。抗酸化作用の点では、他のネットワーク系抗酸化物質であるビタミンE、ビタミンC、グルタチオン、α-リポ酸などと同様に大切な成分です。ビタミンEの抗酸化力やビタミンB_6の免疫増強作用を補強する働きもあります。

コエンザイムQ10は、以前からうっ血性心疾患などの治療薬「ユビデカレノン」としても使用されてきた成分です。2001年4月の食薬区分改正により、サプリメントに使用できるようになりました。コエンザイムQ10製剤（UbiQGel）は、米国ではミトコンドリア脳筋症に対するオーファンドラッグ*として認められ、筋ジストロフィ症やパーキンソン病にも有効性が示されています。

注意点 降圧剤との併用に注意

血圧に対する影響を考えると、降圧剤を併用した場合は、血圧の変動に注意する必要があります。大量摂取で、食欲不振、吐き気などの副作用の出る可能性があり、医薬品として用いられる量（1日30mg）を一つの目安としましょう。

（中嶋洋子）

関連する項目

心臓病、免疫力低下、肌の老化、疲労

＊オーファンドラッグ…きわめてまれで患者が少ない病気の、治療・診断・検査・予防などに用いる薬剤。稀用薬（きようやく）

B 36

肌にハリと潤いを与え、丈夫な骨をつくる

コラーゲン Collagen

【たんぱく質】

概要 人体のたんぱく質の約30％を占める

コラーゲンは繊維性のたんぱく質で、人体のたんぱく質の約30％を占めています。皮膚、骨、腱などに広く分布し、細胞どうしをしっかりと結びつけ、丈夫にする働きがあります。骨や軟骨の形成に重要な役割を果たし、丈夫でしなやかな血管を維持するほか、肌の弾力性を保つためにも欠かせません。

動物性食品に多く、魚の皮やフカヒレ、鶏の手羽などに多く含まれます。

作用 骨や軟骨を形成し美肌を保つ

コラーゲンは３本の鎖がコイルのように巻きついた「３重らせん構造」になっており、１本の鎖は約1000個ものアミノ酸がつながっています。鎖どうしも橋を架けるようにところどころつながっていて、簡単にほどけない構造になっています。

コラーゲンにはさまざまな種類がありますが、人体に多く存在するのはⅠ型とⅡ型で、Ⅰ型は皮膚や骨、腱などに多く分布し内側から組織を支えるような働きをしています。Ⅱ型は軟骨に多く含まれ、関節を守るクッションのような役目を担っています。

年齢とともに肌が老化したり、関節に痛みが生じたりしますが、これはコラーゲンの合成量と質が低下するためと考えられています。体内では古いコラーゲンを分解し、新しいコラーゲンをつくり出していますが、年齢とともにその代謝スピードは落ち、硬くて古いコラーゲンが増えます。これが肌の老化につながります。

注意点 ビタミンCと一緒に摂取するのがおすすめ

摂取したコラーゲンは、そのまま体内でコラーゲンとして活用されるわけではありません。ほかのたんぱく質と同じように一度分解されてアミノ酸になり、体内でたんぱく質として再合成されます。

近年ではコラーゲン研究が盛んに行われ、コラーゲン摂取が肌や軟骨の健康維持に役立つという報告もあります。

コラーゲンの摂取目安量は定められていませんが、サプリメント摂取の際は上限を守ること。コラーゲン生成を助けるビタミンＣと一緒に摂取するのがおすすめです。（中嶋洋子）

関連する項目

肌の老化、関節痛

B 37

軟骨のもとになる成分

コンドロイチン硫酸 Chondroitin sulfate

【食物繊維】

概要 関節軟骨、骨、脳組織に含まれる重要な成分

コンドロイチンの語源は「軟骨のもと」という意味のギリシャ語「コンドロス」です。コンドロイチンはたんぱく質と結合して、軟骨や皮膚など、体内に多く存在しています。動物の細胞、線維、臓器などを結びつけ、それらを維持・保護し、栄養・水分を補給する役目を果たしています。生体内分布が広く、関節軟骨や骨などのほかにも、脳神経組織などほとんどの臓器や組織に含まれ、重要な機能を担っています。

特に軟骨を構成しているコンドロイチンは、コラーゲンやヒアルロン酸などとともに、クッション作用に重要な役割をしています。

鶏の皮、牛・豚・鶏の軟骨、ナマコ、ウナギ、ドジョウ、フカヒレなど動物性の食品に多く含まれています。

作用 加齢に伴い、体内生成量が減少

コンドロイチンは、成長期には体内で生成されますが、加齢とともに、体内でのコンドロイチンの生成が減少し、体外からの補給が必要になります。

コンドロイチンは、多くの医薬品に用いられており、関節の痛みや代謝を正常化させるなどの作用が報告されています。ネフローゼ症候群や関節リウマチ、神経痛、五十肩、脱毛症、夜尿症などの薬に活用されています。

またコレステロールと過酸化脂質を除去することから、動脈硬化防止、骨折の治癒促進などに用いられた研究もあります。

鎮痛薬や非ステロイド系抗炎症薬との併用で、股関節や膝の変形性関節症の患者の痛みが軽減したという報告があります。また、膝の変形性関節症患者において、コンドロイチン硫酸と塩酸グルコサミン、アスコルビン酸マンガンの併用が、痛みを改善させたとする報告もあります。

注意点 食事だけの摂取では不足、グルコサミンとの併用も

食事による摂取量だけでは健康効果を期待するには少なく、老化防止のためのコンドロイチンを含んだサプリメントが多用されています。サプリメントでは、主にサメの軟骨や牛の軟骨を原料にしています。中高年の関節の痛みなどに対して使用するときは、変形性関節症や腰痛に効くとされているグルコサミンを併用することもあります。

（久保 明）

関連する項目

関節痛、腰痛、動脈硬化

B 38

美肌と肝臓に効果的な含硫アミノ酸

システイン Cysteine

【たんぱく質】

概要 乳幼児の必須アミノ酸で、グルタチオンの主成分

システインは硫黄を含む含硫アミノ酸です。成人では必須アミノ酸ではありませんが、体内合成量が十分でない乳幼児には不可欠です。

システインは生体内の重要な抗酸化物質であるグルタチオンの主成分です。グルタチオンは水溶性の抗酸化物質で、薬物や毒物などさまざまな有害物質と結合し、排泄する解毒作用を持ちます。体の内側から代謝を助けるアミノ酸で、日常の食事から十分に摂取することがむずかしく、欠乏状態になりやすいとされています。

またメラニンの生成を抑制し、シミやソバカスを改善することが期待されています。

作用 メラニンを減らし抗酸化力を発揮

毛髪や爪などの主成分であるケラチンというたんぱく質は、システインの2分子結合であるシスチンを多く含むところから毛髪の生育に不可欠です。

システインには肌の美白効果もあり、シミやソバカスを改善する医薬品にも主成分として配合されています。その美白作用の一つは、シミのもととなる色素細胞のメラニンをつくり出すチロシナーゼの働きを抑えることです。さらに、皮膚の表層にある細胞を構成するケラチンの材料となり、表皮の新陳代謝を促してメラニンの排泄を早める動きをします。日焼け後の色素沈着だけでなく、老人性色素斑にも効果があるとされています。

ビタミンCはシステイン同様チロシナーゼの働きを抑え、ビタミンB_6はシステインの合成を促す作用があることから、相乗効果を期待してシステインとともに配合されます。

身体の代謝や解毒を受け持つ肝臓の働きが弱まると、疲労感やだるさなどを感じるようになりますが、システインは肝臓の働きを助け、代謝をスムーズにすることで倦怠感を軽減します。また、二日酔いの原因物質であるアセトアルデヒドを分解する働きもあります。

注意点 食事からの摂取だけでは不足

芽キャベツ、ブロッコリーなどに含まれますが、食事で摂取できるのは微量です。代謝改善として、ビタミンC、ビタミンB_6などが配合されます。システインは、栄養強化目的で健康食品にも使用されています。　（久保 明）

関連する項目

肝機能障害、疲労、シミ・ソバカス

血流改善などさまざまな効果

シトルリン Citrulline

【たんぱく質】

概要 スイカから発見された遊離アミノ酸

シトルリンは、1930年に日本で、スイカから発見された遊離アミノ酸の一種です。シトルリンは、ウリ科の植物に多く含まれており、一酸化窒素の産生を促すことで、血管を拡張させる効果を持ちます。また、尿素生成では、尿素サイクル*におけるアルギニン生合成の中間体として重要です。日本では、2007年8月にシトルリンが食品成分として利用可能になり、現在では主に健康食品として利用されています。また、欧州では医薬品成分として、アメリカではサプリメントとして注目を集めています。

作用 むくみ、冷え症、筋力増強などさまざまな効果

シトルリンは血流を改善させることによるむくみや冷えの改善、新陳代謝の向上、筋力・精力向上などの効果が期待されています。

むくみは、ヒトの体内に余分な水分や老廃物が蓄積されて起こる症状で、特に筋肉量が少ない女性に多い悩みです。冷え症も女性に多い症状で、末梢血管の血行不良が原因です。シトルリンが持つ血管を拡張させる作用は、末梢血管で効果を示し、血流を改善し、むくみや冷え症を改善します。また、シトルリンは天然保湿因子を構成するアミノ酸の一種であるため、肌の美しさを保つ作用があります。天然保湿因子とは、角質層や角質細胞の中に存在し、水分を保持する力を持つ物質です。

新陳代謝を活発化させ、ターンオーバーという肌の生まれ変わりを促進する効果もあります。

シトルリンには、疲労の原因物質であるアンモニアを肝臓内で尿素に変え、体外へ排出する作用があるため、疲労の回復に効果的です。また、シトルリンが産生を促進する一酸化窒素は、運動時のパフォーマンスに対しても好影響を与え、運動後の筋肉痛を抑制する効果も期待されています。シトルリン摂取で成長ホルモンの分泌が促されるため、筋力増強効果との相乗効果が期待できます。

注意点 降圧剤服用者は要注意

降圧剤を服用している人は、摂取を控えるよう注意してください。血管関連の持病がある人は医師に相談したうえで利用するのがよさそうです。

（中嶋洋子）

関連する項目

血行不良、むくみ、冷え症、疲労、美肌

*尿素サイクル（オルニチン回路）…肝臓で、アンモニアを無毒な尿素に変換する代謝回路（サイクル）

B 40

腸内の乳酸菌を育て、便通を助ける

食物繊維 Dietary fiber

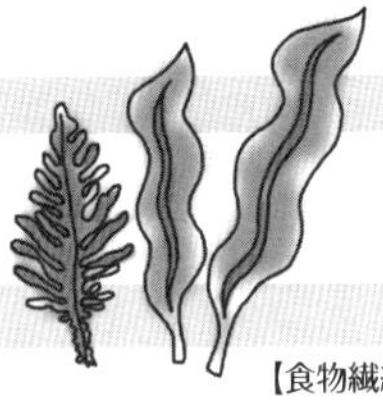

【食物繊維】

概要 食物中の消化されない成分

食物繊維は、ヒトの消化酵素で消化されない食物中の難消化性成分の総称です。食生活の欧米化に伴い、ほとんどの日本人が不足気味の成分なので、積極的な摂取がすすめられています。

食物繊維は、水溶性食物繊維と不溶性食物繊維に二分されます。水溶性食物繊維には､果物に含まれるペクチン、こんにゃくの主成分であるグルコマンナン、海藻に含まれるアルギン酸、ごぼうに含まれるイヌリン、などがあります。一方、不溶性食物繊維には、野菜などに含まれるセルロースやリグナン、甲殻類の殻に含まれるキチン・キトサンなどがあります。

特定保健用食品で「おなかの調子を整える食品」として認められている成分の多くが食物繊維です。

作用 腸内環境を整えて大腸がんを予防

便秘の予防をはじめとする整腸効果だけでなく、血糖値上昇の抑制、血液中のコレステロール濃度を低下させて糖尿病や脂質異常症を予防するなど、多くの生理機能が明らかになっています。人体に必要な栄養素であるたんぱく質や脂質、糖質などは、消化管の中で消化され、小腸から体の中に吸収されていきます。一方、食物繊維はこの消化酵素の作用を受けずに小腸を通過して、大腸まで達します。その大腸で食物繊維は便の体積を増やす材料となるとともに、腸内のビフィズス菌や乳酸菌の割合を増やして腸内環境を整え、腸内における発がん性物質やコレステロールを吸着し、体外に排出します。便秘予防や腸の働きの正常化だけでなく、代謝性疾患に対しても予防効果があることが認められています。

注意点 大量摂取やビタミン・ミネラルとの組み合わせに注意

大量の食物繊維を急に摂取すると、おなかがゴロゴロしたりガスが増えたりするので、分量は徐々に増やすのがよいとされています。サプリメントで食物繊維を補っても、水分の摂取量が少ないとかえって便秘になりやすくなりますので、十分な水分補給が必要です。ミネラルや脂溶性ビタミンの吸収を妨げる場合もあります。こうした薬やサプリメントをとっている人は、摂取時間をずらすとよいでしょう。

（中嶋洋子）

関連する項目

便秘、整腸作用、糖尿病、脂質異常症、大腸がん

B 41

ブロッコリーの新芽に含まれる強い抗酸化力を持つ成分

スルフォラファン Sulforaphane

【ファイトケミカル】

概要 解毒酵素を活発化させるファイトケミカル

アブラナ科の野菜にはカロテノイドやフラボノイドのほかにも硫黄化合物など、ファイトケミカル（植物の持つ化学物質）が多く含まれていますが、特にブロッコリーの新芽には、成熟したブロッコリーの20～50倍のスルフォラファンが含まれています。

人の体には本来、体内に取り込まれた発がん物質を無毒化し、体外に排出する解毒酵素が存在しますが、スルフォラファンには、その解毒酵素を活発化させる働きがあり、抗酸化作用とともにがん予防効果が期待されています。

作用 肝機能や免疫力向上、がん予防も

強い抗酸化作用を持ち、老化防止や美肌に効果を発揮するだけでなく、体内の解毒酵素を活性化させることによって、肝機能や免疫力の向上にも寄与します。スルフォラファンの抗酸化作用は、抗酸化物質とは異なり、長時間作用するという特徴があります。

スルフォラファンには、DNAを守る酵素の分泌を促す働きや、胃潰瘍や胃がんの原因とされているピロリ菌を殺す作用、紫外線から目を守る作用などがあることも確認されています。さらに、ペプチド類の一種であるグルタチオンの生成を促し、解毒や抗酸化作用をサポートすると同時に、代謝にも働きかけます。その結果、細胞分裂を活性化させ、新陳代謝を向上させると考えられています。

がん細胞の死滅を促す効果があるとの報告があり、今後が注目されます。

注意点 大豆レシチンとの同時摂取で吸収率向上

新芽に含まれるスルフォラファンは食事からとるのが一般的ですが、サプリメントからの摂取も可能です。大豆レシチンと一緒に摂取すると吸収率が高まるといわれています。スルフォラファンは熱に強い性質を持つため、加熱調理をした食材からも摂取することができます。ただし、水溶性の成分ですので、茹で汁と一緒に食べる必要があります。

サプリメントでとる場合、スルフォラファンは医薬品との相互作用があるため、薬を服用している人は摂取前に担当医師などに相談することをおすすめします。　（佐藤章夫）

関連する項目

肝機能障害、免疫力低下、ピロリ菌、がん

B 42

抗酸化作用があり、老化を防ぐ

セレン Selenium

【ミネラル】

概要 日本の土壌に豊富に含まれるミネラル

セレンは体内に10mgほどしかないミネラルですが、抗酸化作用があり、水銀やヒ素、カドミウムなどの有害物質の毒性を弱める働きもあります。

セレンを多く含む土壌でつくられた作物は、セレンの含有量が多くなります。日本の土壌はセレンが豊富なため、一般的に日本人は穀物や魚介類から十分な量を摂取しているといわれています。

作用 活性酸素の害から体を守り細胞の老化や動脈硬化を予防

私たちの体は常に活性酸素から攻撃を受けています。細胞を構成する細胞膜には不飽和脂肪酸が含まれていますが、不飽和脂肪酸は活性酸素によって酸化されやすく、酸化すると過酸化脂質になります。この過酸化脂質は細胞を老化させる元凶です。

セレンは過酸化脂質を分解する抗酸化酵素の重要な成分で、酸化によって引き起こされる老化や動脈硬化を予防する働きがあります。

また、セレンはプロスタグランジンの構成成分としても重要です。プロスタグランジンは血圧のコントロール、血小板の凝集阻害、筋肉の収縮などに関わるホルモン様物質です。

注意点 過剰に摂取すると中毒症状を引き起こす

セレンは筋肉の収縮に関与しているため、不足すると心筋が弱くなったり、筋力の低下が起こります。また、動脈硬化やがんの発症リスクも高まります。過去、中国において、セレンの少ない土壌で生産された農産物ばかり食べた人々に心筋症が多発しましたが、これはセレンの欠乏によるものです。日本ではワカサギやホタテなどの魚介類や穀物、野菜に多く含まれており、通常の食生活で十分に摂取することができます。

セレンは単独でも抗酸化作用が強いのですが、ビタミンCやEと一緒に摂取すると、さらに強い抗酸化作用が期待できます。

大事なミネラルではありますが、その半面、過剰に摂取すると吐き気や肌あれ、脱毛などの中毒症状を引き起こします。サプリメントは、目安量を超えて摂取しないこと。　（中嶋洋子）

関連する項目

老化、動脈硬化、筋力低下、心筋症

B 43

脂肪をつきにくくする機能

中鎖脂肪酸 Medium chain triglycerides (MCT)

【脂質】

概要 医療・介護現場で使用されている飽和脂肪酸

中鎖脂肪酸は、炭素どうしの二重結合を持たない飽和脂肪酸です。飽和脂肪酸は、炭素を結ぶ鎖の長さによって、短鎖脂肪酸、中鎖脂肪酸、長鎖脂肪酸に分けられます。中鎖脂肪酸は、水に溶けやすく、融点が低い性質を持ち、母乳、牛乳、パーム油、ココナッツ油に豊富に含まれています。

作用 脂肪になりにくい脂肪酸、効率のよいエネルギー源

中鎖脂肪酸は、脂肪酸の中で最も中性脂肪になりにくく、体内に余分なエネルギーをため込みません。

なぜなら中鎖脂肪酸は消化・吸収のために胆汁酸を必要とせず、そのまま小腸から吸収され、門脈を経由して直接肝臓へと運ばれ、すばやく分解されるからです。つまり、摂取してから効率よくエネルギーとして利用されるので、脂肪をつきにくくする効果があるのです。

中鎖脂肪酸には、血液中の乳酸の濃度を下げることによって運動による疲労をやわらげ、持久的な運動能力を高める効果があるとされています。運動持久力が高くなる理由は、中鎖脂肪酸の働きによって、脂肪のエネルギー源としての利用が高まるためです。つまり糖質の代わりに脂肪をエネルギー源にすると、乳酸が筋肉に蓄積しませんし、1gあたりのカロリーも、糖質4kcalに比して9kcalなので効率よくエネルギーが得られるのです。

また、中鎖脂肪酸摂取が、血液中のアディポネクチンの濃度を上昇させるという試験結果があります。

アディポネクチンは、脂肪細胞から血液中に分泌されるホルモンで、糖尿病や動脈硬化を予防する効果が示されています。

メタボリックシンドロームのリスクのある人が、中鎖脂肪酸を含む油を3カ月間摂取することで、体脂肪、内臓脂肪面積、体重、ウエストが減少したという結果が出ています。

注意点 過剰摂取で胃腸の不調

過剰摂取により、下痢、嘔吐、局所刺激、吐き気、胃腸の不調、脂質欠乏などの報告があるので、要注意です。また、糖尿病、肝硬変の人も要注意です。

（中嶋洋子）

関連する項目

運動持久力、メタボリックシンドローム、肥満

B 44

赤血球を構成し、酸素を運搬する

鉄 Iron

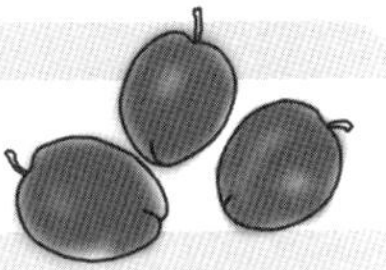

【ミネラル】

概要 女性に不足しやすいミネラル

鉄は全身に酸素を運ぶ赤血球に含まれるヘモグロビンを構成するミネラルです。人体には3～4g存在しますが、そのうち約70%は赤血球のヘモグロビンや、筋肉中に存在するミオグロビンというたんぱく質を構成しており、「機能鉄」と呼ばれています。残りは肝臓や骨髄、脾臓などに蓄えられている「貯蔵鉄」で、機能鉄が不足すると血液中に放出されます。

閉経前の女性は毎月の月経で血液を失うため、鉄欠乏性貧血になりやすく、また、妊娠時には必要量が増えて、やはり貧血になりやすくなります。

作用 全身の細胞や組織に酸素を供給

血液は、肺から取り込まれた酸素を全身の細胞にくまなく送り届けていますが、その構成要素として鉄はとても重要な役割を担っています。酸素が不足すると、細胞内で行われるさまざまな代謝がスムーズに行われなくなるため、疲労を感じたり、免疫力が低下したりします。

また、鉄はさまざまな酵素の構成成分にもなっていて、これらの酵素は肝臓で毒物を解毒したり、エネルギー代謝に関わったりしています。

注意点 月経過多や子宮筋腫などで欠乏しやすくなる

鉄の摂取が不足すると、鉄欠乏性貧血を起こし、疲れやすい、頭痛、動悸、食欲不振などの症状が現れます。月経過多や子宮筋腫のある女性や、胃・十二指腸潰瘍を患っている人は特に欠乏しやすいので注意が必要です。

鉄はもともと吸収されにくいうえ、貯蔵鉄が鉄の吸収をコントロールしているため、必要以上に吸収されない仕組みになっています。このため、過剰症になることはまれですが、サプリメントを大量に摂取し続けると、肝臓などに鉄が沈着し、臓器の機能が低下する鉄沈着症を起こすことがあります。

レバー類やカツオなどの動物性食品に多く含まれるのがたんぱく質と結合した「ヘム鉄」で、小松菜などの野菜に多く含まれるのが「非ヘム鉄」です。ヘム鉄は非ヘム鉄より体内への吸収率が高いとされています。非ヘム鉄はビタミンCと一緒にとると吸収率がアップします。　（中嶋洋子）

関連する項目

鉄欠乏性貧血、疲労、免疫力低下

B 45

常温でも固まりにくいn−3（ω3）系の脂肪酸

DHA（ドコサヘキサエン酸） Docosahexaenoic acid

【脂質】

概要 生活習慣病の原因になりにくいオメガ3系不飽和脂肪酸

DHA（ドコサヘキサエン酸）は必須脂肪酸のn−3（ω3）系の不飽和脂肪酸です。脂肪酸は、脂肪（中性脂肪）の構成成分で、飽和脂肪酸と不飽和脂肪酸に分類されます。飽和脂肪酸は、肉類や乳製品の脂肪、バター、ラード、牛脂などに多く含まれ、常温で固まる性質を持ち、とりすぎると動脈硬化など生活習慣病の原因となる脂肪酸です。動物性の飽和脂肪酸が固まりやすい一方で、イワシ、サンマなどの青魚に含まれる不飽和脂肪酸は、常温で固まりにくい性質を持ちます。グリーンランドに住むイヌイットは、脳血栓や心筋梗塞などの生活習慣病の発症が非常に少ないという報告があります。これは、アザラシなどの海獣、魚を好んで食べることと関係があります。これらには、DHAが豊富に含まれています。

作用 脳出血や心臓病を予防し脳の老化防止にも有効

DHAは、脂肪酸の合成に関わる酵素の働きを抑制する作用があり、血液中の中性脂肪を減少させると考えられています。その結果、脳出血や心臓病などの予防に役立つとされます。

冠状動脈疾患に対して、経口摂取で有効性があると示されていて、食事から摂取するDHAを増やすと、死亡するリスクが低下するとされています。

また、血中のコレステロール値を調節することで、血栓や動脈硬化を防いでいると考えられています。

さらに、DHAは脳に多く含まれています。特に脳神経のシナプス部分に非常に多く存在し、神経伝達に重要な関わりを持ち、機能維持の働きを持つことから、脳の老化防止に大切な役目を果たすといわれています。

注意点 酸化しやすい性質

植物油に含まれるα-リノレン酸を摂取すると体内でEPAになり、そしてEPAからDHAに変換されます。EPAはとりすぎると血液が固まりにくくなり、出血しやすくなります。サプリメントを利用する場合は、表示されている摂取量を確認し、外傷や出血がある人は控えるようにします。また、EPAとDHAは酸化しやすいので、ビタミンCやビタミンE、β-カロテンなど抗酸化成分と一緒にとるといいでしょう。（中嶋洋子）

関連する項目

動脈硬化、脳血栓、脳の老化防止

B 46

脂質や糖質、たんぱく質からエネルギーをつくる

ナイアシン Niacin

【水溶性ビタミン】

概要 体内で最も多い水溶性ビタミン

ナイアシンは体内に最も多く存在する水溶性ビタミンで、ビタミンB群の仲間です。

食品に含まれるナイアシンは体内でニコチン酸として吸収され、ニコチンアミドに変わります。エネルギー代謝や、二日酔いのもとになるアセトアルデヒドの分解をはじめ、さまざまな代謝過程で補酵素として働きます。

ナイアシンは魚介類やレバー、キノコ類をはじめ、さまざまな食品に含まれ、体内でもアミノ酸のトリプトファンを材料にして合成されます。

作用 必要エネルギーの6～7割の産生に関与

ナイアシンは主に補酵素として働きます。特に細胞内のミトコンドリアで糖質、たんぱく質、脂質からエネルギーをつくり出すプロセスにおいて、重要な役目を担っており、体内で必要なエネルギーのうち、6～7割はナイアシンの働きによって生み出されているといわれます。

また、アルコールを摂取したときに体内でつくられるアセトアルデヒドを分解するときも補酵素として働くほか、老化や疾病の原因にもなる活性酸素の除去酵素を助ける働きもあります。

注意点 過剰摂取で皮膚のかゆみなどを一時的に引き起こすことも

ナイアシンの欠乏症としてはペラグラという皮膚病が知られています。とうもろこしを主食とする中南米などでみられる病気で、ナイアシンを含む食品の摂取が少ないうえ、とうもろこしにはトリプトファン含有量が少ないことが原因とされます。

ナイアシンは熱に強いので調理しても成分が変化することはないうえ、体内でも合成されるので、日本人の通常の食生活では欠乏する心配はほとんどありません。ただし、大量に飲酒する習慣がある人は、アセトアルデヒドが分解されるときに多く使われるため、欠乏する可能性があります。

一方、ナイアシンを過剰に摂取すると、ヒスタミンが遊離して一時的に血管が拡張して皮膚が赤くなったり、かゆみを引き起こすことがあります。日常の食生活で過剰摂取の心配はありませんが、サプリメントを使用する際はとりすぎないこと。　（中嶋洋子）

関連する項目

エネルギー代謝、老化、二日酔い

B 47

腸内の環境を整え、免疫力をアップする

乳酸菌 Lactic acid bacterium

概要 乳酸をつくる微生物の総称 独自の機能を持つものも

乳酸菌はオリゴ糖などの糖を発酵させて乳酸をつくり出す微生物の総称です。自然界に広く分布し、ヨーグルトやキムチ、ぬか漬けなどの発酵食品の製造にも使用されます。

乳酸菌にはさまざまな種類があり、ビフィズス菌やブルガリア菌も乳酸菌の一種です。近年では抗アレルギー効果のある乳酸菌、ピロリ菌を排除する作用のある乳酸菌、インフルエンザ予防効果のある乳酸菌など独自の機能を持つ乳酸菌などの研究が進み、次々に商品化されています。

作用 腸内環境を改善し 免疫力をアップ

人の腸内には500種類、100兆個以上の細菌が生息しているといわれ、それらの細菌は大きく分けて3種類あります。一つは乳酸菌などの善玉菌で、そのほか、有害物質をつくり人体に悪影響を及ぼす悪玉菌、体調が悪化すると体に悪影響を及ぼすように働く日和見菌が存在しています。

赤ちゃんのときは善玉菌が優勢ですが、年齢とともに悪玉菌が増え、悪玉菌がつくり出す有害物質によって腸の老化が進みやすくなります。けれども、乳酸菌を補給することで悪玉菌は減り、腸内環境を改善することも可能です。腸内で乳酸菌が増えると、腸が刺激されて便通が改善されるほか、乳酸菌がつくる乳酸が腸内を酸性にして病原菌の繁殖を防ぎます。また、乳酸菌には免疫力をアップする働きもあり、アレルギー症状を緩和する作用があることもわかってきています。

人体に有益な乳酸菌を使った食品を総称して「プロバイオティクス」といいます。プロバイオティクスの作用は腸内環境の改善、免疫力アップ、発がんリスクの低減、アレルギーの低減、血中コレステロールの低下、血圧の降下作用など多岐にわたります。

注意点 抗生物質投与時は 積極的に乳酸菌補給を

抗生物質の長期間投与により、腸内の善玉菌が減少することがわかっています。このような場合、ヨーグルトやサプリメントなどで乳酸菌を補給するのがおすすめ。乳酸菌は多く摂取しても特に問題はないとされています。

(中嶋洋子)

関連する項目

整腸作用、アレルギー疾患、ピロリ菌、インフルエンザ、免疫力低下

B 48

エネルギー代謝に効く水溶性ビタミン

パントテン酸 Pantothenic acid

【水溶性ビタミン】

概要 さまざまな食品に含まれ エネルギー代謝に関与

水溶性ビタミンの一つで、広く動植物性食品に含まれています。脂肪、糖質、たんぱく質の代謝や、脂肪酸の合成に重要な働きをします。パントテン酸は、コエンザイムA（CoA）の構成成分であり、脂肪酸と結合すると、アセチルCoAやアシルCoAを生成します。アセチルCoAは糖質、脂質、たんぱく質からエネルギーを生む反応に関与します。

パントテン酸は水に溶けやすく、体に吸収されやすいビタミンですが、熱に弱いという性質があります。

パントテン酸を多く含む食品は、鶏レバー、魚介類などで、アボカドにも多く含まれています。摂取の目安量は1日あたり、成人男性で5～6mg、成人女性で5mgです。

作用 エネルギー産生酵素の補助と 皮膚や粘膜の健康維持

コレステロール、ホルモン、免疫抗体などの合成にも関係しているので、皮膚や粘膜の健康維持を助ける働きもしています。

パントテン酸は、副腎皮質ホルモンの合成を促し、脂肪や糖の利用など、数々の代謝経路に必要な成分とされています。免疫力や自律神経の働きを高める作用も認められています。

パントテン酸が不足すると、灼熱脚気症候群、めまい 、手の麻痺 、つま先の痺れ、足の疼痛 、不眠症、手足の知覚異常、皮膚炎、脱毛などの症状を起こすことがあり、適量の摂取で症状が改善したとの報告があります。

パントテン酸を含むCoAには、除草剤や殺虫剤、薬剤中の有害な化学化合物に対する解毒作用があるとされます。

注意点 摂取不足並びに 過剰に注意

野菜、果物、肉、魚などほとんどの食品に含まれていますので、一般的な食事で不足することはありません。ただし、高齢者やお酒を多く飲む人、妊娠中や産後の授乳期にある人は、パントテン酸不足にならないよう、注意が必要です。とりすぎても、過剰分は尿として速やかに排泄されますので、あまり心配はありません。過剰摂取による疾患や症状は報告されていません。

抗生物質を服用していると、腸内細菌が働かず、パントテン酸合成がうまくいかないので要注意です。

（中嶋洋子）

関連する項目

足の疼痛、不眠症、手足の知覚異常、皮膚炎

B 49

関節の潤滑剤として作用し、目や肌の保湿にも

ヒアルロン酸 Hyaluronic acid

【糖質】

概要 すぐれた保水力があり 関節軟骨などに存在

ヒアルロン酸はムコ多糖の一種で、体内の、特に関節では潤滑剤の働きをする関節液や関節軟骨に多く存在しています。また保水性が高く、ヒアルロン酸1gに対して6リットルもの保水能力があります。同じムコ多糖であるコンドロイチン硫酸とよく似た働きがあります。

その特性を活かして、化粧品や健康食品、また医薬品の原料として利用されています。

作用 眼球に重要な働き 弾力性のある肌にも

ヒアルロン酸は体の中の至るところに存在しています。関節のほかには、特に、目、皮膚において、細胞組織の構築、細胞外液の水分調節、潤滑剤などの働きをしています。体の中で最も水分を必要としているのが目です。眼球の裏にある「硝子体」という部位は透明なゼリー状の組織で、ここにはヒアルロン酸が多く含まれ、眼球の機能に重要な役割を果たしています。

皮膚では、表皮の下の真皮にヒアルロン酸が多く含まれ､肌の乾燥を防ぎ、弾力性のある肌を維持しています。

そのほかヒアルロン酸は、必要な栄養素を必要な個所に運ぶ働きがあります。ミネラル類、アミノ酸、ビタミン類といった栄養素は、活性酸素の除去や細胞の老化を防ぐ働きがあることから、その結果、がん予防などにも作用しているといわれています。女性のアンチエイジングにも、ヒアルロン酸は注目されている成分です。

ヒアルロン酸は胎児には多いのですが、成人以降はその4分の1にまで減少するといわれています。

注意点 熱に弱い性質 高分子で吸収率低い

加齢とともに肌のハリがなくなってきたり、関節の痛みが出てきたりします。その原因の一つは、体内でのヒアルロン酸の生成量が少なくなっているためです。

ヒアルロン酸は動物性食品に含まれますが、肉ではなく皮や骨、関節などの部位に多く含まれます。ただ、熱にたいへん弱く、また、高分子で吸収されにくいため、サプリメントなどの加工食品で摂取することがおすすめです。

（佐藤章夫）

関連する項目

目の乾燥、乾燥肌、アンチエイジング

B 50

糖質、脂質の代謝、肌や髪の健康にも役立つ

ビオチン Biotin

【水溶性ビタミン】

概要 補酵素として働く水溶性ビタミン

水溶性ビタミンの一つです。体内に取り込まれると酵素たんぱく質と結びつき、補酵素として働きます。脂肪酸とグルコースの合成などに関与します。

強い運動をしたとき、ブドウ糖がエネルギーに変わる過程で乳酸が発生します。肝臓に運ばれた乳酸は、ピルビン酸からオキサロ酢酸に変化し、ブドウ糖に再合成されます。その過程で、ビオチンは補酵素として働きます。ビオチンが不足しその働きが低下すると、糖が再合成されず、筋肉痛や疲れが現れます。

ビオチンはまた、DNA（核酸）の合成による細胞の活性化や、血糖値の維持など、さまざまな生理作用に重要な役割を果たしています。

作用 肌や髪のトラブルを解消 胎児の発達にも関与

ビオチンは皮膚炎を治す実験から発見されました。ビオチンが不足すると、髪が抜ける、白髪になるなどの症状が現れます。また、アトピー性皮膚炎の原因となる化学物質ヒスタミンのもとになる、ヒスチジンを体外に排泄する作用があり、その効用が注目されています。最近では、妊娠の正常な維持や胎児の発達にも関与していることが明らかになっています。

もろい爪を厚くするのに、経口摂取で有効であることを示す報告があります。また、幼児の脂漏性皮膚炎に対して、有効性が認められています。

ビオチンはレバー、腎臓、卵黄、酵母、野菜、穀粒、ナッツなど、さまざまな食品に含まれていますが、バランスのよい食事で、毎日少しずつでもとることが大切です。

ビオチンは、腸内細菌によっても合成されますが、抗生物質などの薬を長く服用している人は、腸内細菌によるビオチンの生成が妨げられることもあります。摂取の目安量は成人男性、女性ともに1日50μgです。

注意点 摂取の不足・過剰は心配ありません

欠乏症は心配ありませんが、生の卵白を大量にとり続けると、アビジンという糖たんぱく質がビオチンの吸収を妨げることがあります。

尿から速やかに排泄されるので、とりすぎの心配もありません。

（中嶋洋子）

関連する項目

アトピー性皮膚炎、白髪、薄毛、血糖維持

B 51

皮膚や粘膜を健康に保ち、抗酸化作用を持つ

ビタミンA（レチノール、カロテン） Vitamin A

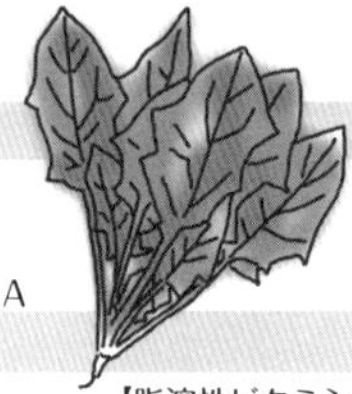

【脂溶性ビタミン】

概要 カロテンは必要に応じて体内でビタミンAに変わる

ビタミンAの化学名はレチノール、カロテンは摂取すると体内でビタミンAに変わるプロビタミンです。

レチノールはレバーやウナギなどの動物性食品に含まれ、ビタミンA効力を持ちます。カロテンは緑黄色野菜などの植物性食品に含まれており、体内で必要に応じてビタミンAに変わります。カロテンにはβ-カロテン、α-カロテン、γ-カロテン、クリプトキサンチンなどの種類があり、緑黄色野菜などに多く含まれるのは主にβ-カロテンです。

作用 視力を正常に保ち活性酸素を消去

皮膚や粘膜には、病原菌やウイルスなど外敵の侵入を防ぐバリア機能があります。ビタミンAは口腔、肺、消化器官などの粘膜を正常に保つ働きがあるため、感染症を予防し、体全体の免疫力を高めることにも役立っています。

また、ビタミンAは目が光を感じるのに必要なロドプシンという物質の主成分になります。このため、目の働きにも大きく関与しています。

さらに、カロテンは活性酸素を除去する能力が高く、がんや老化を予防する抗酸化物質としても期待されています。同じく抗酸化ビタミンであるビタミンE、Cと一緒に摂取すると、相乗効果により抗酸化作用がさらにアップします。

注意点 妊娠中の過剰摂取は胎児の奇形につながる

ビタミンAが不足すると、粘膜や皮膚が弱くなり、感染症や皮膚炎にかかりやすくなります。また、暗がりで目が見えにくくなり、進行すると夜盲症になり、子どもでは成長障害を引き起こします。

レチノールはとりすぎると体内に蓄積して、頭痛、吐き気、発疹などの過剰症を引き起こします。また、妊娠中に過剰摂取すると胎児の奇形につながるのでとりすぎないよう注意しましょう。

β-カロテンは体内で必要に応じてビタミンAに変わるため、過剰摂取の心配はありません。β-カロテンの吸収率はそれほど高くありませんが、油に溶ける性質があるため、油と一緒にとると吸収率が高まります。

（中嶋洋子）

関連する項目

目の疲れ、感染症、皮膚炎、夜盲症

B 52

糖質の代謝に欠かせないビタミン

ビタミンB_1 Vitamin B_1

【水溶性ビタミン】

概要 精製度の低い穀物に多く含まれる

ビタミンB_1は糖質がエネルギーになるときに重要な役割を果たすビタミン。米を主食とする日本人には重要な栄養素です。

穀物の胚芽に多く含まれており、玄米や胚芽米、全粒粉などには豊富ですが、精製過程で失われやすく、精白米のような精製度の高いものほどビタミンB_1の含有量は少なくなります。

作用 糖質代謝で補酵素として働き脳や神経を正常に保つ

ビタミンB_1は糖質の代謝に欠かせないビタミンです。糖質は体内で複雑な過程を経てエネルギーに変化しますが、その際、ビタミンB_1は補酵素として働きます。ビタミンB_1が不足すると、この糖質代謝がスムーズにいかなくなり、いくら糖質を摂取しても効率よくエネルギーを産生することができなくなってしまいます。すると、体内にピルビン酸や乳酸などの疲労物質が蓄積されるため、疲れやすくなるのです。

ビタミンB_1は脳や神経にとっても重要なビタミンで、脳の中枢神経や手足の末梢神経を正常に働かせる作用があります。

注意点 欠乏すると疲労やイライラの原因に

江戸時代末期、白米を主食にするようになった江戸の人々の間で、脚気《かっけ》が増えました。脚気は食欲不振や手足のしびれ、倦怠感などを引き起こす病気で、「江戸患い」として恐れられましたが、その後ビタミンB_1の欠乏症であることがわかりました。

現代では脚気は少なくなりましたが、偏った食習慣の人、お菓子や甘い清涼飲料水をたくさんとる人は不足しやすいので注意が必要。アルコールの分解時もビタミンB_1が必要なので、お酒を多く飲む人も不足しがちです。

ビタミンB_1が不足すると疲れやすくなるほか、脳や神経系のエネルギーが足りなくなって、イライラや集中力の低下が起こります。

一方、余分に摂取した分は尿とともに排出されるので、過剰症の心配はありません。

ビタミンB_1は、にんにく、にら、ねぎ、玉ねぎなどに含まれる成分アリシンと結合するとアリチアミンとなって吸収率がアップします。(中嶋洋子)

関連する項目

疲労、イライラする

B 53

エネルギー代謝に必要なビタミン。皮膚や粘膜の健康維持にも働く

ビタミンB_2 VitaminB_2

【水溶性ビタミン】

概要 牛乳から発見されたビタミン 動物性食品に豊富

ビタミンB_2は牛乳から発見されたビタミンで、牛乳や乳製品をはじめ、動物性の食品に多く含まれます。植物性食品では特に納豆に多く、緑黄色野菜やキノコ類にも含まれています。

ビタミンB_2は糖質、脂質、たんぱく質の代謝に関わっているほか、皮膚や粘膜の健康を維持します。成長にも関与しているため、「発育のビタミン」とも呼ばれます。

食生活が偏ると不足しがちで、皮膚や粘膜にトラブルが起こるときは、ビタミンB_2不足の可能性があります。

作用 エネルギー代謝をサポートし 細胞の新陳代謝を促す

糖質、脂質、たんぱく質はそれぞれ体内でエネルギーに変換されますが、ビタミンB_2はそのすべてに、補酵素として関わっており、特に脂質代謝において重要な役割を果たしています。

また、細胞の新陳代謝を助ける働きがあり、成長を促進するほか、皮膚や髪、爪の健康維持にも欠かせないビタミンです。

ビタミンB_2はグルタチオン・ペルオキシダーゼという酵素とともに働いて、老化やがんの原因となる過酸化脂質を分解する働きもあります。過酸化脂質の生成自体を抑えてくれるビタミンＥと一緒にとると、抗酸化作用がアップします。

注意点 不足すると皮膚や粘膜に トラブルが生じる

ビタミンB_2が欠乏すると、皮膚や粘膜にトラブルが発生します。ニキビや肌あれ、舌炎や口内炎、胃や肛門などの粘膜のただれ、結膜炎や目の充血など、体のさまざまな部分に症状が現れます。子どもの場合、成長障害が起こることもあります。脂肪の多い食事をしたときはもちろん、激しい運動をする人、お酒を多く飲む人、体力を使う仕事をする人は必要量が増えるので、しっかりと補給したいものです。

また、多量の抗生物質や精神安定剤、副腎皮質ホルモン剤、経口避妊薬などを長期間服用すると、ビタミンB_2の働きが阻害され、欠乏症を引き起こすこともあります。

水溶性ビタミンなので、余分に摂取しても尿から排泄されるため、過剰症の心配はありません。 （中嶋洋子）

関連する項目

ニキビ、肌あれ、口内炎、子どもの成長障害

B 54

たんぱく質を再合成するビタミン。貧血や肌あれを防ぐ

ビタミンB_6 VitaminB_6

【水溶性ビタミン】

概要 たんぱく質の再合成に必須 腸内細菌からも合成される

ビタミンB_6は皮膚炎を予防することから発見された水溶性のビタミンで、動物性食品に多く含まれています。食事から取り入れたたんぱく質やアミノ酸の代謝に関わっており、健康な皮膚や髪をつくります。このほか、神経伝達物質の生成や免疫機能の維持、肝臓に脂肪がたまるのを防ぐなど、その働きは多彩です。

作用 たんぱく質をつくる補酵素 神経系を正常に保つ

食事から取り入れたたんぱく質はいったんアミノ酸に分解され、その後体が必要とするたんぱく質に合成されます。このとき補酵素として働くのがビタミンB_6です。ビタミンB_6を十分に摂取しておくことでたんぱく質の再合成がスムーズに進み、健康な皮膚や髪、歯などを維持することができます。

ビタミンB_6はセロトニン、ドーパミン、アドレナリン、γ-アミノ酪酸などの神経伝達物質の生成にも補酵素として関与し、神経系を正常に保つのに欠かせません。

ビタミンB_6は女性特有の不快な症状を改善してくれます。妊娠中のつわりはアミノ酸の一種であるトリプトファンの代謝がうまくいかないことが原因とされますが、ビタミンB_6を補給することで、軽減できます。また、月経前のイライラや腰痛といった不快な症状を引き起こす月経前症候群（PMS）は、女性ホルモンのアンバランスによって起こりますが、ビタミンB_6はホルモンバランスを整えて不快な症状を軽減するとして期待されています。

注意点 抗生物質の長期服用により 欠乏症が起こることも

ビタミンB_6は腸内細菌からもつくられるため、欠乏症は起こりにくいとされます。ただし、抗生物質を長期間服用すると腸内細菌のバランスがくずれるため、ビタミンB_6を合成する働きが低下し、欠乏症になりやすいことが知られています。また、たんぱく質を多くとる人は必要量が高まるので、意識してとるとよいでしょう。

主な欠乏症に、神経系の異常や貧血、ニキビ、吹き出ものなどがあります。また、サプリメントを大量に摂取すると、感覚神経障害などの過剰症を起こすおそれがあります。 （中嶋洋子）

関連する項目

貧血、肌あれ、月経前症候群（PMS）、妊娠中のつわり

B 55

造血作用にかかわり、脳や神経を正常に保つ

ビタミンB_{12} Vitamin B_{12}

【水溶性ビタミン】

概要 補酵素として活躍する「赤いビタミン」

ビタミンB_{12}はコバルトを含むため赤く、「赤いビタミン」とも呼ばれます。ほかのビタミンと比べると必要量はごくわずかですが、補酵素としてさまざまな代謝をサポートしています。なかでも、赤血球の生成やたんぱく質の合成、神経機能の維持において、重要な役割を果たしています。

認知症の患者は脳内のビタミンB_{12}の濃度が低いことが知られていますが、このことからも脳の機能を正常に保つため重要な働きをしていると考えられます。

作用 貧血を防ぎ神経を正常に保つ

ビタミンB_{12}は赤血球のへモグロビン合成を助けます。このとき協力関係にあるのが葉酸で、どちらか一つでも不足すると正常な赤血球がつくられなくなってしまいます。

また、たんぱく質やＤＮＡの合成をサポートするほか、集中力や記憶力を高めて精神を安定させたり、傷ついた末梢神経を修復して、中枢神経機能を維持することにも関わるなど、その働きは多岐にわたっています。

注意点 胃粘膜に病変のある人やベジタリアンは欠乏しやすい

ビタミンB_{12}は動物性食品に含まれる成分で、レバー類やアサリ、カキ、サンマやイワシなどの魚介類に多く含まれ、極端な偏食をしない限り不足する心配はありません。ただし、厳格なベジタリアンの人は欠乏しやすいので、サプリメントでの補給が必要です。欠乏すると造血作用が低下して悪性貧血を引き起こすほか、手のしびれや集中力の低下など神経系の異常が現れます。

また、胃を切除した人や胃粘膜に病変がある人もビタミンB_{12}が不足しがちです。というのは、ビタミンB_{12}は腸で吸収されますが、その前に胃から分泌される内因子と呼ばれる物質と結合する必要があるためです。胃を切除した人や胃酸の分泌が少ない人は内因子が不足しがちなので、腸から吸収されにくくなってしまいます。こうした人たちには、ビタミンB_{12}を注射するなどの対策がとられています。

過剰に摂取したビタミンB_{12}は体外に排泄されるので、過剰症の心配はありません。（中嶋洋子）

関連する項目

貧血、認知症、集中力の低下、手のしびれ

B 56

抗ストレスにも働く抗酸化ビタミン

ビタミンC Vitamin C

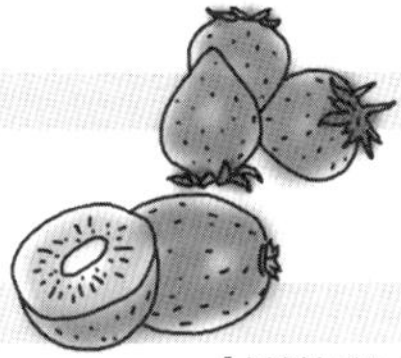

【水溶性ビタミン】

概要 ストレスや病原菌、活性酸素から体を守る

壊血病の研究から発見された水溶性のビタミンで、化学名はアスコルビン酸と呼ばれています。壊血病とは血管がもろくなって歯ぐきや内臓から出血し、やがて死に至る病気です。以前は対処法がわからず恐れられていましたが、ビタミンC不足によりコラーゲンが生成されないことで起こる病気であるとわかり、その後治療法が確立しています。

ビタミンCはコラーゲン生成に関わって血管や皮膚などを健康に保つサポートをするほか、免疫を強化し、ストレスに対抗するなど、さまざまな働きがあります。

作用 皮膚や血管の健康維持に欠かせないビタミン

コラーゲンが合成されるときに欠かせないのがビタミンCです。コラーゲンは皮膚や腱、軟骨などの結合組織を構成するたんぱく質で、皮膚や骨、血管などを丈夫に保つ働きがあります。ビタミンCが不足するとコラーゲン生成がうまくいかず、肌のハリが失われたり、歯ぐきから出血したりします。

ビタミンCは抗ストレスにも働きます。私たちはストレスを感じると、それに対抗するためアドレナリンを放出し、防御態勢に入ります。このとき、大量のビタミンCが消費されます。

ビタミンCは抗酸化力が強く、過酸化脂質の生成を抑えて、動脈硬化や心筋梗塞、脳梗塞などを予防する働きがあります。さらに、免疫力を強化する作用があり、体内に侵入した病原菌を攻撃する白血球を助け、自らも病原菌と闘います。発がん物質であるニトロソアミンの形成を抑える作用もあり、抗がん作用も期待されています。

注意点 ストレスや喫煙などで不足しがち

ビタミンCが不足すると疲れやすくなり、感染症にかかりやすくなります。悪化すると壊血病の症状が現れます。

喫煙やストレスで大量に消費されるので、たばこを吸う人やストレス過多の人は意識してとる必要があります。

多く摂取しても体内に蓄積されないので、過剰摂取の心配はありません。ただし、サプリメントを一度に大量摂取すると、下痢、嘔吐、発疹がみられることもあります。　（中嶋洋子）

関連する項目

ストレス、免疫力の低下、疲労、がん、喫煙

B 57

カルシウムの吸収を高め、丈夫な骨や歯をつくる

ビタミンD VitaminD

【脂溶性ビタミン】

概要 カルシウムやリンの吸収を促進

ビタミンDはカルシウムやリンの吸収を促進して、強い骨や歯をつくるビタミンです。

イワシやサケ、ウナギなどの動物性食品に多く含まれます。特に皮の部分に豊富なので、皮ごと一緒に食べると効率よく摂取できます。キノコ類にはエルゴステロールというビタミンD前駆体が含まれ、紫外線に当たることによってビタミンDに変わります。生のしいたけなどは、2～3時間天日に干すだけでビタミンD含有量がアップします。

作用 血中のカルシウム濃度をコントロールする

ビタミンDは肝臓と腎臓を経由して活性型ビタミンDに変換されます。活性型のビタミンDは、小腸でカルシウムとリンの吸収を助け、カルシウムの血中濃度を高めます。すると、カルシウムが骨に沈着し、骨が形成されるのです。

逆に血中のカルシウム濃度が低下すると、骨からカルシウムを放出し、血中のカルシウム濃度を補います。このように、ビタミンDの働きによって、血中のカルシウム濃度の調整が行われているのです。

注意点 妊婦や子どもは骨軟化症やくる病などの欠乏症に注意

ビタミンDが欠乏すると、成人では骨が変形して脊椎が曲がってしまう骨軟化症や、骨量が減って骨がスカスカになる骨粗しょう症を引き起こします。骨軟化症は妊婦や授乳婦に多い病気です。また、成長期の子どもでは背骨や足の骨が曲がってしまう「くる病」を引き起こします。

人の皮膚にはビタミンD前駆体が存在しており、紫外線に当たることによってビタミンDに変換されます。このため、日光に当たる機会が多い人は欠乏症になる心配はありません。紫外線を浴びる機会が極端に少ない人は不足しがちなので、必要に応じてサプリメントで補給するとよいでしょう。

通常の食生活を送っていれば過剰症を起こす心配はありませんが、サプリメントを大量摂取すると、吐き気を伴う高カルシウム血症や腎機能障害などの過剰症につながります。

（中嶋洋子）

関連する項目

骨粗しょう症、骨軟化症

B 58

細胞の酸化を抑え、老化を防ぐ

ビタミンE VitaminE

【脂溶性ビタミン】

概要 老化や生活習慣病を予防する「若返りのビタミン」

ビタミンEは脂肪組織、筋肉、肝臓、骨髄、子宮など多くの人体組織に存在する脂溶性ビタミンです。別名トコフェロールとも呼ばれ、α、β、γ、δの4つのタイプがあります。なかでもα-トコフェロールは広く分布していて、生理作用も強力です。

「若返りのビタミン」とも呼ばれ、細胞の老化を防いで生活習慣病を予防するほか、血行を促し、性ホルモンの生成や分泌にも関わっています。

作用 血行を促して冷えを改善 性ホルモンの代謝にも関与

細胞を包む細胞膜は、多価不飽和脂肪酸を多く含むリン脂質で構成されています。不飽和脂肪酸は酸化しやすい性質があり、リン脂質が酸化すると過酸化脂質が生じ、細胞膜が傷つけられます。その結果、さまざまな病気を引き起こすのです。ビタミンEは強い抗酸化作用があり、有害な過酸化脂質の生成を防ぎ、細胞の老化を防ぎます。

ビタミンEには血液中のLDLが酸化されて酸化LDLに変性するのを防ぐ働きもあり、動脈硬化、脳梗塞、心筋梗塞などの予防が期待できます。また、末梢血管を広げて血行を促す働きもあり、冷え症や肩こり、頭痛、腰痛を改善します。

ビタミンEは性ホルモンの生成や分泌にも関わっています。性ホルモンは脳下垂体からの指令により分泌されるのですが、ビタミンEは脳下垂体に働きかけてホルモン分泌を促します。それによって、女性の場合は月経痛や月経不順、月経前症候群などが改善され、男性の場合は、精子の数の増加や精力減退の改善効果が期待できます。

注意点 不足すると生活習慣病のリスクが増大する

ビタミンEは植物油やナッツ類に多く含まれていますが、脂質の過剰摂取につながるので、とりすぎには注意が必要。また、古くなると過酸化脂質が増えるので、食材が新鮮なうちに食べるようにしましょう。

不足すると細胞や血管が老化して、生活習慣病のリスクが高まります。乳幼児では赤血球が弱くなり、溶血性貧血を引き起こします。ビタミンEは脂溶性ビタミンですが、体内に広く分布しており、過剰症は起こりにくい特徴があります。　（中嶋洋子）

関連する項目

循環器疾患、肩こり、頭痛、腰痛、冷え症、精力減退、月経不順、月経前症候群（PMS）

B 59

出血を止め、健康な骨の形成に関わる

ビタミンK Vitamin K

【脂溶性ビタミン】

概要　血液凝固をサポート。腸内細菌によっても合成される

ビタミンKは血液凝固に関わる脂溶性ビタミンで、血液を固める酵素の成分として働きます。また、カルシウムが骨に沈着するときに必要なたんぱく質の合成に関わり、丈夫な骨づくりには欠かせないビタミンです。

ビタミンKには緑黄色野菜に含まれるK_1と、納豆などの発酵食品に含まれるK_2があり、K_2は腸内細菌によっても合成されます。

作用　骨の沈着を促し丈夫な骨をつくる

出血しても自然に止まるのは、血液の凝固作用によるものです。出血すると、血液中に含まれるフィブリノーゲンという物質がフィブリンという固体に変化し、それによって血液は凝固します。このとき、トロンビンという酵素が必要なのですが、ビタミンKはトロンビンの前駆体の生成に不可欠なのです。

また、ビタミンKは骨をつくるプロセスでも重要な役目を担っており、カルシウムが骨に沈着するときに必要なたんぱく質を活性化し、骨からカルシウムが流失するのを抑える働きをします。この働きにより、骨粗しょう症の治療薬としても用いられています。

注意点　新生児や抗生物質服用者は不足しがち

ビタミンKは腸内細菌によっても合成されるため、通常の食生活において不足することはまれですが、抗生物質を長期間服用している人は腸内の細菌のバランスがくずれがちなため、不足しやすくなります。このため、意識して補うことが必要です。

また、新生児は腸内細菌が少なく、ビタミンK合成量も少ないため、ビタミンKが不足しがちです。不足すると、頭蓋内出血や消化管からの出血を起こす「新生児メレナ」を発症することがあります。特に、母乳で育てている母親がビタミンK不足だと赤ちゃんの欠乏症につながるので、妊娠後期から継続して十分にビタミンKを摂取することが大切です。

過剰症の報告はありませんが、血栓治療薬を服用している人や抗血液凝固剤を服用している人はビタミンKの摂取量が制限されます。該当する人は医師の指示に従いましょう。(中嶋洋子)

関連する項目

血液凝固作用、骨粗しょう症、新生児メレナ

B 60

イネ科植物由来のポリフェノール

フェルラ酸 Ferulic acid

【ファイトケミカル】

概要 酸化防止剤、化粧品使用が承認されたポリフェノール

フェルラ酸はイネ科植物の細胞壁に多く含まれるポリフェノールです。抹茶の退色防止やバナナの黒変防止などの酸化防止剤 としての使用が認められています。原料は米糠、とうもろこしです。メラニン色素をつくるチロシナーゼという酵素に働きかけて、シミの原因となるメラニンの生成を抑えたり、紫外線の吸収性が強いことから多くの化粧品に配合されています。フェルラ酸は、糠として除去されてしまう米や小麦の糊粉層に、多く含まれています。

精米技術の低い時代はフェルラ酸含有量が多い米が普通でしたが、精米技術が上がった今は、不足気味です。

作用 脳機能改善、高血圧予防、皮膚保護

脳機能の改善や高血圧の改善などの効果、軽度のアルツハイマー病の症状改善にも効果があるとされています。ラットを使った実験では、フェルラ酸に脳神経保護作用があることが明らかになっています。また、アルツハイマー病モデルマウスを対象としたフェルラ酸投与試験で、脳内の活性酸素が抑制され、脳細胞が保護されたことから、フェルラ酸はアルツハイマー病、認知症予防にも役立つと期待されています。フェルラ酸は、傷んだ脳細胞を修復し、細胞が自ら死んでしまうのを防いでくれる脳細胞保護効果があるため、学習記憶向上効果も期待できます。

皮膚にフェルラ酸とビタミンC、Eの混合溶液を塗布した後、紫外線を照射した場合、皮膚の傷害が緩和されるとする研究成果から、皮膚保護作用もあると期待されています。フェルラ酸は紫外線を吸収し、メラニンの生成を抑制することから肌の色素沈着を防ぎ、透明感をもたらし、美白効果が期待できます。

またHDL（善玉）コレステロールを活性化させることで、LDL（悪玉）コレステロールの増加を防ぎ、動脈硬化などの疾患の予防効果も期待されます。

注意点 摂取量のコントロール

フェルラ酸は興奮系で、攻撃的になるなどの副作用が出る場合がまれにあるともいわれていますので、摂取量には注意が必要です。　（佐藤章夫）

関連する項目

シミ、脳機能低下、アルツハイマー病、高血圧

B 61

ヌルヌル成分が免疫力をつけ、身体を守る

フコイダン Fucoidan

【食物繊維】

概要 海藻の自己修復成分で、褐藻類に含まれる

海藻の表面にある独特のヌルヌルした成分の一つがフコイダンです。フコースという単糖類を主成分とする多糖類で食物繊維の一種です。

海藻の中でも昆布、ワカメ、モズク、ひじきなど褐藻類と呼ばれる種類だけに含まれています。フコイダンは海藻が潮の流れや衝撃で傷ついたときの修復、また周囲の微生物に食べられないよう自分自身を守るために必要だといわれています。フコイダンを多く含むのは、モズクですが、なかでも沖縄モズクはフコイダンの含有量が高いといわれています。

作用 免疫システムの維持促進、胃粘膜保護

フコイダンには、外敵から体を守る「免疫システム」を助ける働きもあります。加齢、活性酸素、ストレスなどで体内での免疫力は少しずつ低下しますが、弱っているところにウイルスなどが侵入してくると病気になってしまいます。フコイダンは、細菌に感染した細胞を死滅させる働きを持つナチュラルキラー（NK）細胞の活性を高める作用も持っているとされています。

さらに血液中のコレステロールや中性脂肪を抑える働きも認められています。また独特のヌルヌルはフコイダンの持つ硫酸基の特徴ですが、このヌルヌルで胃の粘膜を保護し、ピロリ菌などを吸着して体外に排出する効果もあるとされています。ピロリ菌は胃の弱った部分にくっついて増殖し、胃潰瘍や胃がんなどの原因となる菌です。さらに、すでに炎症を起こしている部分にも働きかけ、修復してくれる作用もあるとされています。

また、フコイダンの一種であるU-フコイダンは、アポトーシス（細胞の自死）に働きかけ、がん細胞を死滅させる働きがあり、がんの治療に効果的との報告があります。フコイダンは、食物不耐症*の原因になるレクチンの受容体として機能するため、食物不耐症の予防食として期待されています。

注意点 酢と一緒に食べるとよい

フコイダンを多く含む海藻は、酢（クエン酸）と一緒に食べることで、消化吸収がよくなりますので、「酢の物」がおすすめです。フコイダンは熱に強いため、おでん、味噌汁や天ぷらもおすすめです。　（佐藤章夫）

関連する項目

免疫力低下、ピロリ菌、がん、脂質異常症

＊食物不耐症…非アレルギー性食物過敏症ともいい、特定の食物を消化することが困難な病気

B 62

体をつくる主成分で、体の機能維持にも欠かせない

プロテイン（たんぱく質） Protein

【たんぱく質】

概要 体を構成する最も重要な成分

プロテイン（たんぱく質）は三大栄養素の一つ。筋肉や内臓、皮膚など、体を構成する主成分として重要です。ギリシャ語の「最も大切なもの」という単語が語源となっています。

体内で行われる代謝に必要な酵素や抗体、神経伝達物質、ホルモンの材料になるほか、炭水化物や脂質が不足したときには、エネルギー源としても使われます。生命活動に欠かせない栄養素なので、短期間不足しただけでもさまざまなトラブルにつながります。

作用 酵素や抗体などの材料になり生命活動を維持

プロテインはアミノ酸が多数結合してできています。摂取したプロテインは消化管内でアミノ酸に分解され、その後肝臓を経て全身へと送られます。体の各組織に運ばれたアミノ酸は、必要に応じて再合成され、筋肉や皮膚、爪、髪などになります。

また、コレステロールやリン脂質とともにリポたんぱく質という物質を構成。リポたんぱく質は血液中に存在し、栄養素を運搬しています。

プロテインは酵素やホルモン、抗体の材料としても重要で、さまざまな生命活動に関わっています。体の機能を維持するために欠かせない栄養素です。

注意点 不足すると体力が落ちて免疫力も低下する

プロテインの摂取量の目安は体重1kgに対して1～1.2gとされ、動物性と植物性をバランスよく摂取するのが理想です。不足すると、体力が落ちて、筋肉や骨量の低下を招き、貧血や倦怠感などを引き起こします。免疫力も低下するため、さまざまな病気にかかりやすくなります。成長期の子どもでは、発育障害の原因になることもあります。

たんぱく質は糖質や脂質と異なり、貯蔵する仕組みがなく、過剰なたんぱく質は分解されて尿素窒素となり排泄されます。このため、とりすぎると排泄量が増えて腎臓に負担がかかり、過剰摂取が長期にわたると、腎機能障害の原因に。また、カルシウムの排泄を促すので、骨量低下にもつながります。プロテインのサプリメントを利用するときはとりすぎに注意しましょう。

（中嶋洋子）

関連する項目

体力の衰え、筋肉・骨量の低下、免疫力低下

B 63

強い抗酸化作用で、がん予防

β-クリプトキサンチン Beta-Cryptoxanthin

【ファイトケミカル】

概要 体内蓄積期間が長いカロテノイド

β-クリプトキサンチンは、アスタキサンチンなどと同じく、動植物の赤、黄色などの色素成分であるカロテノイドの仲間です。カロテノイドは優れた抗酸化作用があることで注目されています。

β-クリプトキサンチンは、とうもろこしや柑橘類に含まれている成分で、特に温州みかんに多く、含有量はオレンジの100倍ともいわれています。体内蓄積期間がほかのカロテノイドよりも長く、血液によって体の隅々まで届けられ、さまざまな健康機能が期待されています。

作用 体内活性酸素に対抗する機能

体内のβ-クリプトキサンチンの量は喫煙や飲酒、肥満などによって減少するという報告があります。酒やたばこは体内で活性酸素を生み出しますが、β-クリプトキサンチンはこうした活性酸素に対抗する役目を果たしていると考えられています。発がん物質や活性酸素などの有害物質から細胞を保護することで、強い制がん作用がある成分としても注目されています。

また、β-クリプトキサンチンは骨粗しょう症も予防します。破骨細胞数を減少させて骨吸収を抑制するとともに、骨形成を促進し、骨密度だけでなく、骨基質や骨代謝も改善させることが明らかにされています。

ほかにも、β-クリプトキサンチンには、血糖値を正常に保つ働き、すなわち耐糖能を改善し、血中インスリン値を低下させ、脂肪細胞の肥大化を抑制することで糖尿病の進行を抑制したとの報告があります。

β-クリプトキサンチンの経口摂取で、体内の免疫系が活性化され、抗体などの免疫たんぱく質の産生が促進されたことが報告されています。

注意点 水溶性の抗酸化成分とともにとる

β-クリプトキサンチンは、温州みかん1個（100g）に約2mg程度含まれます。日本人は温州みかんを食べる習慣があるため、血中のβ-クリプトキサンチンの値が高いというデータもあります。活性酸素を取り込むとβ-クリプトキサンチン自身が酸化しますが、ビタミンCなどの水溶性の抗酸化成分を一緒にとれば一旦失われた効果が戻ることがわかっています。（佐藤章夫）

関連する項目

骨粗しょう症、糖尿病、免疫力低下、がん

B 64

腸内の乳酸菌を育て、便通を助ける

ペクチン Pectin

【食物繊維】

概要 整腸効果を持つ水溶性食物繊維

ペクチンは主に高等植物の細胞間に存在し、セルロースとともに細胞壁を形成しています。いちご、ラズベリーには含有量が少なく、柑橘類、りんごなどに多く含まれます。食品添加物として、加工食品の増粘安定剤、ゲル化剤などとしての使用が認められている水溶性食物繊維です。コレステロールの低下に対して有効性が明らかになっています。

食物繊維は、人の消化酵素で消化されない食物中の難消化性成分の総体です。便秘の予防をはじめとする整腸作用だけでなく、血糖値の上昇を抑制、血液中のコレステロール濃度を低下させて糖尿病や脂質異常症を予防します。

食物繊維は、「水溶性食物繊維」と「不溶性食物繊維」の２つに分かれます。水溶性食物繊維には、ペクチン、グルコマンナン、アルギン酸、イヌリンなどがあります。一方、不溶性食物繊維には、セルロースやリグニン、甲殻類の殻に含まれるキチン・キトサンなどがあります。

作用 腸内環境を整えて大腸がんを予防

たんぱく質や脂質、糖質などの栄養素は、消化管の中で消化され、小腸から体の中に吸収されます。一方、ペクチンは消化酵素の作用を受けずに小腸を通過して、大腸まで達します。食物繊維はその大腸で便の体積を増やす材料となるとともに、腸内のビフィズス菌や乳酸菌の割合を増やすことによって腸内環境を整え、腸内における発がん物質の生成を抑えます。便秘予防や腸の働きを正常にするだけでなく、代謝性疾患に対しても予防効果があるといわれています。

高コレステロール血症で冠動脈心疾患のリスクが高い成人を対象とした比較試験で、ペクチン摂取により、血漿コレステロール、LDL-コレステロール値が低下したとの報告があります。

注意点 大量摂取やビタミン・ミネラルとの組み合わせに注意

ペクチンを大量摂取すると、おなかがゴロゴロしたりガスが増えたりします。分量は徐々に増やし、十分な水分補給に留意しましょう。ミネラルや脂溶性ビタミンの吸収を妨げる場合もあります。玄米や全粒小麦食材を主食にしている場合はサプリメントで補う必要はないでしょう。（久保 明）

関連する項目

便秘、整腸作用、糖尿病、脂質異常症、大腸がん

B 65

アミノ酸のさまざまな結合による化合物

ペプチド類 Peptide

【たんぱく質】

概要 由来する食物ごとに異なる名前

ペプチドは、アミノ酸が数個つながった構造を持ち、アミノ酸とたんぱく質の中間の性質を持つ成分です。

ペプチドは、もととなるたんぱく質により働きが異なり、由来する食品に基づく名前がつけられています。例えば、大豆ペプチド、イワシペプチド、かつお節オリゴペプチド、魚肉ペプチド、カゼインホスホペプチド（牛乳由来）、ホエイペプチド（牛乳由来）、コラーゲンペプチドなどです。

作用 食物由来で豊富な機能、生活習慣病予防にも効果

畑の肉、大豆由来の大豆ペプチドは、アミノ酸が各種バランスよく含まれ、体を丈夫にし、傷ついた筋肉を修復する効果があります。

魚由来のイワシペプチドは、必須アミノ酸が多く含まれているため血圧を安定させる働きが期待されています。

魚肉ペプチドには、アンチエイジング効果も期待されています。継続的な摂取が生体内での抗酸化作用を助長し、酸化ストレスを軽減すると考えられています。

牛乳由来のカゼインホスホペプチドは、牛乳が酵素分解されてつくられるペプチドです。腸内でのミネラル吸収の補助成分として機能します。ホエイペプチドは、分岐鎖アミノ酸（BCAA）と必須アミノ酸を多く含むので、筋肉増強に寄与します。牛乳からカゼインや脂肪を除去した上澄みの液体部分であるホエイに含まれるたんぱく質です。牛乳からチーズを作る工程で、チーズとして固まるたんぱく質の約80％がカゼインで、残った搾り汁であるホエイに含まれる約20％がホエイたんぱく質です。

コラーゲンペプチドは、コラーゲンを小さく分解し、体内に吸収しやすく加工した高純度たんぱく質で、溶解性が高く、冷やしても固まりにくいので、飲料やスープなどの健康食品もあります。

注意点 摂取量を守ることと妊産婦は要注意

それぞれの成分を使用した特定保健用食品では個別に製品ごとの安全性が評価されていますが、適切な摂取量を守ることと妊娠中、授乳中の大量摂取を避けることには留意すべきです。

（中嶋洋子）

関連する項目

高血圧、筋肉の修復・増強、アンチエイジング、ミネラルの吸収促進

B 66

記憶力・集中力を高め老化防止

ホスファチジルセリン Phosphatidylserine

【脂質】

概要 脳に含まれるリン脂質で、脳神経に有効

ホスファチジルセリンは、脳や神経組織に多く含まれるリン脂質の一種で、ヒトの脳の全リン脂質の約18%を占めます。ホスファチジルセリンは血液凝固反応で働くことが知られ、そのほかにもさまざまな生理機能に関与することが示されています。

近年、大豆を原料とした高純度の植物性ホスファチジルセリンを作り出すことが可能になり、サプリメントの原料となっています。

作用 脳機能維持並びに老化防止

加齢による認知機能の低下や記憶障害、アルツハイマー病に対して、有効性が示されています。高齢者の注意力、覚醒、言葉の流暢さ、記憶の改善が認められた事例があります。

ホスファチジルセリンの6～12週間の投与により認知機能および評価スコア全般が改善された事例があります。一方、過剰摂取によりその効果は減弱し、16週以上の摂取で症状を抑える効果がなくなるともいわれています。

脳神経細胞の膜は、脳細胞が本来の機能を発揮するうえで重要な役割を担います。細胞内への栄養素取り込みや老廃物の排出には、細胞膜中のホスファチジルセリンが深く関係し、脳細胞の正常化をはかっています。

ホスファチジルセリンを投与し、脳の機能に及ぼす影響を調べた研究では、記憶・判断・抽象的思考や物事に対する注意力・集中力の向上などが認められています。不眠、うつ　精力減退、運動によるストレスの改善効果については、さらなる調査と研究が必要です。

注意点 大量摂取で不眠や胃もたれ

ホスファチジルセリンは大豆に多く含まれていますが、脳への健康効果を期待する場合は、サプリメントがすすめられています。そのサプリメントも、含有量をきちんとチェックして、最低1～2カ月間は摂取を続けないと期待通りの効果は現れにくいとされています。

食事と一緒に摂取し、脳の健康のためには、DHAもとるとよいといわれています。

（久保 明）

関連する項目

加齢による脳機能低下、アルツハイマー病

B 67

骨の構成成分であり、さまざまな代謝をサポートする

マグネシウム Magnesium

【ミネラル】

概要 骨や肝臓、筋肉、血液などに分布し酵素の働きを助ける

マグネシウムは成人の体内に20～25gほど存在し、そのうち6割ほどは骨に含まれ、カルシウムやリンとともに骨を構成する重要な成分となっています。それ以外は肝臓や筋肉、血液などでたんぱく質と結合した状態で存在します。細胞内にも含まれていて、体内のミネラルバランスを維持するうえでも役立っています。

マグネシウムは多くの酵素反応をサポートし、エネルギー産生をスムーズにするなどの作用があります。

作用 300種類以上の酵素反応に関与

マグネシウムは体内で300種類以上の酵素の働きに関わり、これらの酵素反応を通してエネルギーを産生し、たんぱく質を合成するなど重要な役割を果たしています。

筋肉の収縮は、筋肉の細胞内にカルシウムが流れ込んで刺激を与えることによって起こりますが、マグネシウム不足によりカルシウムが必要以上に増加すると、筋肉の収縮がうまくいかず、けいれんやふるえが起こったり、不整脈や狭心症や心筋梗塞のリスクが高まります。マグネシウムに対してカルシウムの摂取量が多すぎると、心臓発作による死亡率が高くなるという報告もあります。

このほか、マグネシウムは神経の興奮を鎮める、血管を広げて血圧を正常に保つ、血液循環を調整して頭痛を予防する、体温を調節するなど、さまざまなメカニズムに関与しています。

注意点 慢性的な不足で心疾患のリスクが増大

マグネシウムは魚介類やごまなどの種実類、大豆などに多く含まれます。未精製の穀物にも多く含まれていて、玄米やそば、全粒粉、ライ麦などを使った主食を選ぶと、効率よく摂取できます。

慢性的に不足すると心疾患のリスクが高まります。注意したいのはカルシウムとの比率。摂取比率は、マグネシウム1に対してカルシウム2が理想といわれているので、サプリメントをとるときには注意が必要です。

多めに摂取しても尿で排泄されますが、サプリメントなどで大量摂取すると筋力や血圧の低下、下痢などを起こすこともあります。　（中嶋洋子）

関連する項目

けいれん、不整脈、心筋梗塞、高血圧症、イライラする、頭痛

B 68

体液や組織液に一定の濃度で存在する

ミネラル（このうちカリウム、銅、マンガン、モリブデン）

Potassium, Copper, Manganese, Molybdenum

【ミネラル】

概要 微量であっても健康に必須の成分

ミネラルはその必要量によって2つに分かれます。1日の必要量が100mg以上のものを主要ミネラルといい、私たち人間に必須性が認められているのは7種類（カルシウム、リン、イオウ、カリウム、ナトリウム、マグネシウム、塩素）です。また100mg未満のものを微量ミネラルといい、必須性が認められているのは9種類（鉄、ヨウ素、亜鉛、銅、セレン、マンガン、コバルト、モリブデン、クロム）です。

《**カリウム**》は、細胞内液に存在し、細胞外液に存在するナトリウムとバランスをとりながら、尿細管からのナトリウム再吸収を防ぎ、食塩のとりすぎによる高血圧に対して降圧作用があります。食品ではバナナなどの果実類、ほうれん草などの野菜、さつまいもなどのイモ類に多く含まれます。摂取の目安量は、1日あたり成人男性で2500mg、成人女性で2000mgです。通常の食事での摂取には問題はありませんが、腎機能が低下している人は、医師への相談をおすすめします。

《**銅**》は、血液中のヘモグロビンと鉄を結び付ける重要な働きがあり、鉄が十分でも銅が不足すると貧血を引き起こします。銅はまた、補酵素として活性酸素の除去などに役立っています。食品ではカキなどの魚介類、牛レバーなどにも多く含まれます。摂取推奨量は1日あたり成人男性で0.9mg、成人女性で0.7mg。通常の食生活では過不足の心配はありません。

《**マンガン**》は、補酵素として骨の形成や、糖質、脂質の代謝、抗酸化作用などに関与しており、また性ホルモンの合成や妊娠にも関わっています。植物性食品、特に全粒穀類、豆類、海藻類に多く含まれます。目安量は1日あたり成人男性で4.0mg、成人女性で3.5mg。通常の食事で過不足の心配はありません。

《**モリブデン**》は、腎臓と肝臓に多く存在し、糖質や脂質の代謝に関わる補酵素として働いています。過剰摂取で、銅が排出され、貧血になるおそれがありますが、通常の食事をしていれば心配はありません。米や大豆、そばなどに多く含まれます。1日の摂取量は、成人男性で25～30μg、成人女性で20～25μgです。（中嶋洋子）

関連する項目

高血圧、貧血、骨の形成、妊娠

B 69

必要不可欠な有機硫黄化合物

メチルスルフォニルメタン(MSM) Methylsulfonylmethane

概要 アミノ酸の構成要素の供給源

メチルスルフォニルメタンは自然界に広く存在する天然の硫黄化合物です。頭文字をとって「MSM」と呼ばれます。

牛乳、コーヒー、トマト、茶、ビール、とうもろこし、アルファルファなどの食品や一部の藻類、ヒトをはじめとする動物の副腎、乳汁、尿にも含まれています。

硫黄は肌のトラブルに有効な働きがあるため、医薬品のスキンクリームや軟膏に利用されています。

作用 コラーゲン保持機能、筋肉痛、関節痛の緩和

メチルスルフォニルメタンが供給する硫黄はヒトの体内のたんぱく質に含まれるミネラルで、皮膚、髪、爪の形成の過程で働いています。

また、骨や皮膚、そして細胞組織に必要なコラーゲンを保つ働きがあり、健康的な体の組織をつくります。関節痛や筋肉痛を緩和する効果並びに炎症を抑える効果も期待されています。

変形性関節症は、膝、股関節の軟骨組織と周囲の組織に変性が起こり、疼痛や関節のこわばり、機能障害を生じるもの。関節リウマチは、関節の滑膜細胞が増殖し、骨や軟骨の破壊を伴った関節炎を起こす自己免疫疾患ですが、メチルスルフォニルメタンは、これら関節リウマチや変形性関節症の炎症緩和に有効です。

膝の変形性関節症患者を対象とした比較試験で、メチルスルフォニルメタンの摂取で、痛みと身体機能の改善報告や、花粉症などの季節的アレルギー性鼻炎の症状緩和の報告もあります。

硫黄はビタミンB_1やパントテン酸と結合して補酵素となり、糖質や脂質の代謝をサポートする役割もあるといわれています。さらに、有害ミネラルの蓄積を防ぐ、肝臓の胆汁分泌を助けるなどの作用があります。

注意点 多量摂取で吐き気、下痢等の症状

多量に経口摂取した場合の副作用として、吐き気、下痢、頭痛、疲労感、不眠などがありますので、適量摂取を心がけてください。妊娠中、授乳中は使用しないほうがよいとされます。

(佐藤章夫)

関連する項目

肌のトラブル、関節痛、筋肉痛、炎症抑制、アレルギー性鼻炎

赤血球をつくり出す「造血のビタミン」

葉酸 Folic acid

【水溶性ビタミン】

概要 緑黄色野菜に豊富に含まれる 造血や細胞新生に不可欠

ビタミンB群の一種で、新しい赤血球を正常につくるために欠かせないことから「造血のビタミン」とも呼ばれます。

また、たんぱく質や細胞新生に必要なＤＮＡやＲＮＡを合成するうえでも不可欠です。

その名の通り緑黄色野菜に多く含まれ、特に菜の花やほうれん草、ブロッコリーに豊富。アボカド、いちご、そら豆、牛レバーなどにも多く含まれています。

作用 赤血球をつくり DNA形成にも関与

新しい赤血球がつくられる過程で、葉酸はビタミンB_{12}とともに働きます。どちらかが不足すると正常な赤血球をつくることができず、鉄分不足による貧血とは異なる悪性の貧血を引き起こします。

葉酸はたんぱく質の合成や細胞分裂に重要な役割を担うＤＮＡやＲＮＡをつくるうえでも必須のビタミンです。特に細胞増殖が盛んな胎児が正常に発育するためには重要で、妊娠中の女性や乳幼児期には特に必要な栄養素といえます。

妊婦の摂取不足は胎児に大きな影響を及ぼし、「神経管閉鎖障害」の原因となります。神経管閉鎖障害は妊娠４～６週ほどで起こる先天性の異常で、下肢の運動障害や無脳症などを引き起こします。これを防ぐためには、妊娠前から葉酸をしっかりと摂取することが大切です。

注意点 妊婦はサプリメントでの補給が推奨されている

葉酸が不足すると皮膚炎や肌あれが生じやすくなり、成長期の子どもでは悪性貧血を引き起こします。

また、妊娠を望む女性は妊娠前から葉酸を意識してとることが大切です。厚生労働省は、神経管閉鎖障害の発症リスクを低減するため、妊娠の１カ月前から葉酸をサプリメントで補給することが望ましいとしており、１日0.4mgをサプリメントでとることを推奨しています。

一方、大量摂取すると亜鉛の吸収を妨げ、皮膚炎や胃腸障害の原因になるので、サプリメントのとりすぎには注意しましょう。（中嶋洋子）

関連する項目

貧血、皮膚炎、肌あれ、神経管閉鎖障害

B 71

甲状腺に存在し、基礎代謝調節に重要な働き

ヨウ素、ヨード Iodine

【ミネラル】

概要 必要不可欠な海からのミネラル

ヨウ素は、ヒトにとって必要不可欠なミネラルの一つで、ヨードとも呼ばれます。ヨウ素は、ヒトの体内では甲状腺に多く存在し、成長期の発達や基礎代謝調節で重要な働きをしている甲状腺ホルモンの構成成分として、必須の元素です。甲状腺は、代謝の維持に必要なさまざまなホルモンを分泌する器官です。

ヨウ素には殺菌作用もあり、手術前に使用される消毒液や、うがい薬などに使われています。主に海中の有機物として存在するヨウ素は、魚や海草類に多く含まれます。

作用 甲状腺ホルモンの構成成分として代謝機能を維持

食事から摂取したヨウ素は、胃と腸で吸収されて血液で運ばれ、甲状腺に蓄積されます。甲状腺は、代謝維持に必要な多くのホルモンを分泌する器官で、ヨウ素は主にトリヨードチロニンとチロキシンという甲状腺ホルモンの材料となります。

トリヨードチロニンはチロキシンからもつくられますが、チロキシンからトリヨードチロニンをつくるためにはセレンを含む酵素が必要となるため、セレンが不足すると甲状腺機能低下症が起こる可能性があります。

ヨウ素不足により、脱毛、貧血、体力の低下、倦怠感、成長障害などの症状が出るといわれています。

ヨウ素は、子どもの精神の成長にも関与しています。妊婦によるヨウ素サプリメント摂取や妊娠中の母体および出生時の子どものヨウ素濃度の高さは、子どもの5歳までの精神発達と相関関係があるとされています。イギリスのコホート研究では、妊娠初期の尿中ヨウ素/クレアチニン比の低い妊婦の子どもは、8歳時の言語能力が低かったという研究結果があります。ヨウ素欠乏により神経障害､情緒行動障害、神経筋肉障害などが起きたとの事例報告もあります。

注意点 過剰摂取には要注意

過剰摂取から、甲状腺腫 、甲状腺機能亢進症、体重減少、頻脈、筋力低下 、皮膚熱感などが発生する可能性があるので、注意を要します。

（中嶋洋子）

関連する項目

殺菌作用、脱毛、貧血、体力低下、倦怠感、成長障害、精神障害

B 72

乳酸由来の血圧降下作用を持つアミノ酸

ラクトトリペプチド Lactotripeptides

【たんぱく質】

概要 3つのアミノ酸がつながったペプチド

ラクトトリペプチドは、脱脂乳を乳酸菌や酵母などで乳酸発酵させてできた酸乳に含まれるペプチドで、文字通り乳（ラクト）由来の3つ（トリ）のペプチド（アミノ酸の結合したもの）です。

酸乳には、血圧の上昇に関わるアンジオテンシン変換酵素（ACE）の活性を阻害する物質が含まれています。酸乳からACE阻害活性を指標に成分の分離・精製してできる2種類のペプチド、VPP（バリン-プロリン-プロリン）とIPP（イソロイシン-プロリン-プロリン）がラクトトリペプチドの構成成分です。

VPPとIPPは、「カルピス菌」を構成する乳酸菌ラクトバチルス・ヘルベティカスの持つたんぱく質分解酵素の働きにより生成されます。乳酸菌の中でも特にラクトバチルス・ヘルベティカスのたんぱく質の分解力は強いため、この菌で作った発酵乳は、ほかの乳酸菌で作った発酵乳よりもVPPとIPPが多く含まれるとされています。

作用 血圧低下と血管を柔軟に保つ機能

経口摂取されたVPP、IPPは小腸から吸収され、大動脈に到達し、ACEを阻害することにより血圧降下作用をもたらすことがわかっています。ラクトトリペプチドの摂取は収縮期および拡張期血圧の低下との関連が認められています。

硬くなってしまった血管はなかなか元に戻らないといわれていますが、ラクトトリペプチドのVPPには、単球の接着を防ぎ、血管の詰まりを予防する働きがあるので、血管年齢の若返り効果が期待されています。

注意点 服用しても、副作用なし

特定保健用食品では個別に製品ごとの安全性・有効性が評価されており、ラクトトリペプチドを関与成分とし「血圧が高めの方に適する食品」との表示が許可された食品があります。トクホ製品の8週間の飲用試験でも、血圧変化以外には心拍数、血液成分、尿成分の変化、および空咳、消化器症状などの副作用はなかったと報告されています。（中嶋洋子）

関連する項目

高血圧　血管硬化

B 73

免疫機能を高めて、病気になりにくくする

ラクトフェリン Lactoferrin

【たんぱく質】

概要 ミルク中の固まらないたんぱく質

ラクトフェリンは、ミルク中に存在する鉄結合性の糖たんぱく質です。ミルク以外にも、哺乳類の涙、唾液などに含まれています。乳清は、牛乳からチーズを作るときに生まれる成分で、固まらないたんぱく質が含まれますが、その主な構成成分がラクトフェリンです。

作用 免疫機能強化と運動能力向上

主な効用として免疫機能の強化があり、サルモネラ菌や肺炎を起こす細菌の感染に対して予防効果が認められています。また、すべての細胞中に存在するグルタチオンという抗酸化物質を増加させる作用があります。グルタチオンは、フリーラジカル（活性酸素）の攻撃から体を守ることに加えて、体内の免疫システムを活発化させる働きを持っています。

複数の比較試験のデータを統合したメタ分析で、ラクトフェリンの摂取はピロリ菌の除菌率を上げたという結果が出ています。

加齢によってグルタチオンは減少し、病気にかかりやすくなります。特にアルツハイマー病患者のグルタチオン値を調べると、低いレベルになっているという報告もあります。グルタチオンは食品として摂取しても、胃や腸からの吸収が悪いため、体内でグルタチオンを増やしたほうがよいということで、ラクトフェリンに注目が集まっています。

ラクトフェリンは、体内吸収率が非常に高く、1～2時間ほどで血中に取り込まれます。そのため、運動直後に摂取すると、筋肉の増強や疲労回復により効果的といわれています。

注意点 多量摂取で脂肪に変換されるリスク

過剰に摂取すると、過剰なエネルギーが脂肪に変換されやすくなるため注意が必要です。その副作用として、下痢、皮疹、食欲不振、疲労、悪寒、便秘が報告されています。

ラクトフェリンは、熱や酸に弱く、酵素でも分解されやすいため、そのまま摂取すると、腸に届いて吸収されるまでに、胃酸で分解されてしまいます。胃酸の中では溶けずに腸に届いてから溶ける製品の開発も進んでいます。

（久保 明）

関連する項目

脳の老化防止、疲労、感染症、ピロリ菌

B 74

トマトに多く含まれる抗酸化物質

リコピン Lycopene

【ファイトケミカル】

概要 抗酸化力を持つ植物由来のカロテノイド

リコピンはカロテノイドの仲間で、トマトなどの野菜やスイカ、ルビーグレープフルーツ、あんず、グァバなどの果物に含まれる赤い色素成分です。リコピンを最も多く含んでいるのがトマトです。緑黄色野菜の中では、唯一トマトだけがリコピンを含んでいます。

作用 抗酸化力はビタミンEの100倍、抗がん作用も

リコピンの摂取は収縮期血圧の低下、総コレステロールとLDLコレステロール値の低下をもたらすとされています。また、リコピンは強い抗酸化力を持つとされ、その効力はビタミンEの100倍、β-カロテンの2倍ともいわれています。

活性酸素は、細胞がエネルギーをつくるときに発生してしまうものですが、体内で活性酸素が増えると、細胞を酸化させるため身体機能が衰えてきます。例えば動脈硬化は、血中のコレステロールが酸化LDLとなり血管壁にたまることが一因で起こりますが、これも活性酸素の作用によります。

リコピンが活性酸素を除去することで、動脈硬化予防の一つの手段となります。また肌を紫外線のダメージから守り、シミ、シワを抑え、肌を美しくしてくれる可能性があります。

リコピンは、体内では前立腺に多く含まれていますが、リコピンを摂取することによって、前立腺がんのがん細胞が減少するという研究があります。さらに前立腺がんだけでなく、胃がんや肺がん、子宮がんなどほかの部位でも、リコピンが、がん細胞の増殖を抑える可能性があります。ほかにも、活性酸素が原因の視覚機能低下にも有効です。

加齢による視覚障害の予防にはルテインが有効ですが、リコピンもルテインとの相互作用で効果を発揮するとされています。

注意点 生より加工品の含有量が多い

トマトに含まれるリコピン量は熟成度によって大きく異なります。リコピンは熱に強く壊れにくいので、効率よくとるためには、ジュースやトマトピューレ、ホールトマトなど、完熟トマトの加工品をとるのが有効です。

(久保 明)

関連する項目

動脈硬化、シミ、シワ、美肌、がん、視覚機能低下

B 75

目の健康維持に必要なカロテノイド

ルテイン Lutein

【ファイトケミカル】

概要 黄斑の健康状態を保つ

カロテノイドは600種類以上存在し、β-カロテンやα-カロテンなどのカロテン系とルテインやゼアキサンチンなどのキサントフィル系に二分されます。ルテインはキサントフィルに分類され、クロロフィルという葉緑素とともに植物の葉や花に含まれ、色を示す成分です。

ルテインは、植物の緑葉、黄色花の花弁や果実、卵黄など、広く分布するカロテノイドですが、ビタミンAには変換されません。

ほうれん草、ケール、とうもろこし、ブロッコリーなどの緑黄色野菜に多く含まれ、植物が光合成を行うときに必要な色素です。

体内では、同じカロテノイドの仲間であるゼアキサンチンとともに網膜の中の黄斑部に多く存在し、黄斑の健康を保っている物質です。

作用 ブルーライトリスク予防と加齢黄斑変性症の予防

網膜の黄斑部に太陽光線やパソコンのモニター、テレビ、蛍光管などからの青色光、ブルーライトが当たると、活性酸素が発生します。その活性酸素が黄斑部にある脂質を酸化させ、視力を低下させますが、ルテインはこのブルーライトリスクを予防します。

疫学調査で、食事からルテインを多く摂取すると、白内障、加齢黄斑変性の発生リスクの低減が認められました。

ルテインは、光の中でも目に有害な青色光を吸収するとともに、抗酸化作用を発揮して黄斑部の酸化を防ぎます。黄斑変性症の予防やその症状緩和にルテインが用いられることがあります。

また近視や乱視を含め、目の病気は活性酸素による光老化が原因と考えられています。加齢黄斑変性症だけでなく、白内障も水晶体内のたんぱく質が老化とともに少しずつ白濁するためといわれており、ルテインは白内障にも効果があるとみられています。

注意点 ブルーベリーも同時に摂取

同じく目の健康によいブルーベリーとは働きや特徴が異なりますので、両方をとるとよいでしょう。（久保 明）

関連する項目

視力低下、ブルーライトリスク、加齢黄斑変性、白内障

B 76

記憶力や学習能力を高めるリン脂質

レシチン Lecithin

【脂質】

概要 生体膜の主要成分、情報伝達物質

レシチンは、リン脂質の一種で、細胞膜など生体膜を形成する主要成分です。また、脳、神経、細胞間の情報伝達物質としてそれぞれの機能調節を司るほか、肝臓の代謝活動にも深く関わっています。

レシチンを多く含む食品の代表格が、大豆と卵黄です。これらを食べることで摂取できるほか、大豆レシチンのカプセル剤や、レシチンベースのサプリメントもあります。プロテインやビタミン剤をはじめとする各種の健康食品にも配合されています。レシチンは、水と脂を混ざりやすくする乳化性と潤滑性という２つの特性を持ち、お菓子の添加物によく使用されます。

作用 脂肪の代謝を活発化、肥満予防も

レシチンはリン酸、グリセリン、脂肪酸、コリンで構成されています。リン酸とコリンの部分は水に溶けやすい親水性であり、脂肪酸とグリセリンの部分は、親油性です。本来は溶け合わない水と脂が、レシチンの介在によってよく混ざるようになります。脂が水に乳化すると、脂肪（脂質）の代謝が活発になり、動脈硬化や高血圧を予防することができるのです。乳化性によって脂肪の代謝を促しますので、肥満の予防・解消にも有効です。

経管栄養を行っている患者の肝臓脂肪症の改善に、レシチンの経口摂取が有効との報告があります。

レシチンは脳に多く存在することから「脳の栄養素」とも呼ばれています。先に述べた情報伝達物質としての働きによって、忘れやすいなどの認知症の予防に役立つと考えられています。このほかには、ビタミンＡやビタミンＥなど、脂溶性のビタミンの吸収を高めてくれます。

レシチンの水和物は皮膚炎と乾燥肌の保湿剤として利用されており、皮膚炎と乾燥肌に対する有効性を示す研究報告もあります。

注意点 卵、大豆アレルギーの人は要注意

卵や大豆にアレルギーを持つ人は、レシチンがアレルギー性皮膚反応を起こす可能性があり、要注意です。経口摂取の副作用として、下痢、吐き気、腹痛、肥満が起きることがまれにあります。

（佐藤章夫）

関連する項目

高血圧、動脈硬化、脳の老化防止、皮膚炎、乾燥肌

B 77

ぶどうに含まれる抗酸化力を持つポリフェノール

レスベラトロール Resveratrol

【ファイトケミカル】

概要 安定したトランス型を化粧品や健康食品に使用

主に赤ワイン、赤ぶどうの果皮などに含まれるポリフェノールの一種です。化学構造の違いによりトランス型とシス型の2種類に分類されます。トランス型は新鮮な原材料からとれる安定した分子構造を持ち、シス型は太陽光や熱、酸化などの外部刺激により不安定な状態になる分子構造を持っています。

トランス型は太陽光などの原因により、シス型に変化するといわれています。化粧品や健康食品にはトランス型が使用されています。

レスベラトロールを多く含む食品として、北欧に自生するサンタベリーやぶどうが原料である赤ワイン、ピーナッツの皮やアーモンド、ココアなどがあります。適量のワインは心臓病などのリスクを下げますが、飲みすぎは禁物です。

作用 強い抗酸化力、長寿遺伝子の活性化

強い抗酸化力を持ち、細胞の酸化を防ぐとともに、老化要因を抑制し、寿命を延ばすとされる長寿遺伝子（サーチュイン遺伝子）を活性化させるといわれています。健康な成人を対象とした比較試験で、レスベラトロールを1回摂取させたところ、レスベラトロールの濃度に応じて脳血流量が増加したとの研究結果があります。

Ⅱ型糖尿病患者を対象とした比較試験では、レスベラトロール摂取によりインスリン抵抗性の改善と酸化ストレスの減少が認められたとの報告もあります。

健康肥満者を対象とした比較試験でレスベラトロールを30日間摂取させたところ、インスリン抵抗性の改善、血漿中性脂肪値の低下、および収縮期血圧の低下が認められたとされています。経口摂取した場合、代謝過程で構造が変化するため、血漿中にレスベラトロールとして検出される量は非常に少ないとされています。

注意点 ホルモン感受性疾患と抗血小板作用には要注意

乳がん、子宮がん、卵巣がん、子宮内膜症、子宮筋腫などホルモン感受性疾患の患者は使用を避けてください。

抗血小板作用があるため外科手術患者は手術後2週間以内の摂取は避けたほうがよいとされています。

（佐藤章夫）

関連する項目

老化、糖尿病、生活習慣病

ファイトケミカルの大分類表・解説

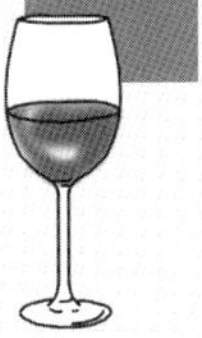

〝第7の栄養素〟といわれるファイトケミカル。ファイトはギリシャ語で「植物」のこと。植物が、紫外線や虫などから自らを守るためにつくり出した化学物質で、「色」「香り」「苦み」などの成分です。

人体はファイトケミカルをつくることはできませんが、これらを含む植物を食べることでその力を取り入れ、さまざまな病気や老化の予防に役立てています。

ファイトケミカルは人の体内で免疫力、抗菌、抗炎症、抗酸化作用などとして働きます。特に注目されるのは活性酸素の発生を抑えたり、除去する抗酸化作用で、ＬＤＬ（悪玉）コレステロールの酸化を防ぎ動脈硬化を予防したり、老化やがんの発生、アレルギーなどに対しても予防効果があるとされています。

その数は、数千～1万種類にのぼり、大きく分類すると、ポリフェノール群、カロテノイド群、硫黄化合物群になります。

特徴として、ポリフェノール群のフラボノイド系は水溶性で、細胞内外の水分の多い部分や、血液などの体液を守るために働き、カロテノイド群は脂溶性で、体内の脂質の部分や細胞膜を守るために働きます。

【ポリフェノール群】

赤ワインやブルーベリーに含まれる「アントシアニン」、緑茶の「カテキン」、大豆の「イソフラボン」、ごまの「セサミン」などがよく知られています。

色素系成分のフラボノイド系と、渋み・苦み・えぐみ成分のフェノール酸系に分けられます。

熱には強いのですが、非常に酸化しやすいので注意が必要です。またフェノールの代謝過程は一部の臓器への負担となりうるので、過剰摂取には気をつけましょう。

【カロテノイド群】

動植物に含まれる色素成分のうち、脂溶性でβ-カロテンに似た構造を持つもの。アルコールに溶けないカロテン類と、アルコールに溶けるキサントフィル類に分けられます。

カロテン類には、β-カロテン、α-カロテンなどのビタミンA前駆体（体内でビタミンAに変わる）が50種類ほどあり、サントフィル類には、ルテイン、アスタキサンチン、カプサンチンなどがあります。

その成分を含む主な食品
明日葉など
温州みかんの皮、袋、すじなど
しそ、春菊、セロリ、ピーマンなど
玉ねぎ、ブロッコリーなど
そば、アスパラガスなど
ハゼノキ、ハナミョウガなど
緑茶、紅茶、ウーロン茶、カカオなど
大豆類など、
ブルーベリー、ぶどう、なすの皮、赤しそ、紫いも、小豆
ぶどうの実の皮や種子、タデ科のイタドリ、ピーナッツ
ごま
サクラの葉、パセリ、にんじん、もも、フジバカマ
ターメリック（ウコン）、しょうが
コーヒー豆、ごぼう、さつまいも
シソ科（しそ、レモンバーム、ローズマリー）クミスクチン
いちご、ざくろ、りんご、赤ラズベリー、タラの実、栗、ユーカリ
カシの皮や没食子（もっしょくし）などのタンニン
にんじんなどの黄色野菜
緑黄色野菜、にんじん、かぼちゃ、明日葉
トマト、スイカ、柿
とうもろこし、卵黄、ケール、ほうれん草、ブロッコリー、キャベツ、豆類、マリーゴールド
とうもろこしの種子、ほうれん草、卵黄
サケ、イクラ、エビ、カニ、オキアミなどの赤色の魚介類（および海藻類）
赤ピーマンや赤唐辛子などの色素
みかんなどの柑橘類や、とうもろこし
唐辛子などの辛み成分
にんにく
にんにく、玉ねぎ
にんにく、玉ねぎ
にんにくなど
らっきょう、玉ねぎなど
にんにく
にんにく
らっきょう、にんにく、にら、ねぎ、玉ねぎの刺激臭や辛み成分、涙が出る成分
玉ねぎなど
キャベツ、大根、ブロッコリーの新芽などの辛み成分
わさびの辛みの主成分
キャベツ、大根、かぶ、ブロッコリーなど
しいたけの香り成分
レモンなど柑橘類の果皮に含まれる香りの成分

存在する。水溶性で細胞内外の水分の多い部分や血液など、体液を守る
表面から内部まで広く存在する。油脂に溶ける性質があり、細胞膜や体内の脂質の部分を守る

第7の栄養素／ファイトケミカルの大分類表

ファイトケミカル	系統	グループ名	成分名
ポルフェノール群 （光合成によってできた、色素成分と渋み、苦み、えぐみの成分）	**フラボノイド系** （色素系成分）	カルコン類（赤色）	カルタミン
		フラバノン類（無色）	ヘスペリジン
		フラボン類（無色～黄色）	ルテオリン
		フラボノール類（淡黄色）	ケルセチン（黄色～褐色）
			ルチン（黄褐色）
		フラバノノール類（無色）	フスチン、アルビノン、アンペロプチン
		フラバノール（カテキン）類	カテキン（褐色）
		イソフラボン類（無色～淡黄色）	ゲニステイン、ダイゼイン
		アントシアニジン類（赤紫～青、橙）	アントシアニン（赤紫色）、アントシアニジ
		スチルベノイド（無色）	レスベラトロール
	フェノール酸系 （色素以外の成分）	リグナン	セサミン　セサモリン セサミノール配糖体
		クマリン	クマリン
		シゲトン類	クルクミン
		クロロゲン酸	クロロゲン酸
		ロズマリン酸	ロズマリン酸
		エラグ酸	エラグ酸
		フェニルカルボン酸	タンニン類
カロテノイド群 （植物、動物、微生物などが持つ黄色、赤色、紫色などの色素および、辛み、苦み、香り成分の総称）	**カロテン類** （炭素と水素を含む化合物）		α-カロテン
			β-カロテン
			リコピン
	キサントフィル類 （炭素と水素と酸素を含む化合物）		ルテイン
			ゼアキサンチン
			アスタキサンチン
			カプサンチン
			クリプトキサンチン
			カプサイシン
硫黄化合物群 （にんにくやねぎなどの刺激のある香り成分の総称）	**システインスルホキシド類**		アリシン
			メチルシステインスルホキシド
			アリルメチルトリスルフィド
			アリルメルカプタン
			ジアリルスルフィド
			アリイン
			アホエン
			硫化アリル
			シクロアリイン
	イソチオシアネート類		スルフォラファン
			アリルイソチオシアネート
			イソチオシアネート
	ポリスルフィド類		レンチオニン
その他	**テルペン類**		リモネンなど

植物系色素成分比較	**フラボノイド**	光合成によってできるため、比較的、植物の表面に
	植物系カロテノイド	温度差の変化によって植物の中で合成されるため、

H 01

血糖上昇指数（GI 値）が低い

アガベ Agave americana

概要 シロップやテキーラの原料になる

メキシコや南アフリカなどの砂漠地帯を原産地とする植物で、種類は250以上に及びます。なかでも、リュウゼツラン科アガベ属のアガベ・サルミアナやテキーラ・リュウゼツラン、ブルーアガベなどは、根茎に多くの糖分を蓄えています。樹液を抽出し煮詰めたものはアガベシロップに、発酵・蒸留したものはテキーラに活用されています。アガベシロップは、低カロリーの甘味料として知られ、砂糖の約1.5倍の甘みを持ちます。観葉植物としても、多くの種類が売られています。

作用 血糖値の上昇を緩やかにする

主な成分は、サポニン、フラボノイド、アルカノイド、食物繊維のイヌリンやオリゴ糖などです。アガベから抽出されたシロップの最大の特徴は、GI値(血糖上昇指数)がほかの甘味料と比較して低いことです

GI値が低い理由として、ショ糖の含有率が低いことが挙げられます。砂糖より甘みが強いため、少ない量で甘みを感じることができます。低GI食品を意識してとるようにすると、血糖値の急激な上昇やインスリンの分泌を抑えることができ、結果として糖尿病や肥満を予防することにつながります。糖がたんぱく質と結びつくことで、老化などの肌トラブルを起こす「糖化」を防ぐことも考えられます。

オリゴ糖が含まれていることから、腸内環境にも働きかけると考えられます。オリゴ糖は、腸内で善玉菌のエサとなり、腸内環境を改善するといわれています。腸内環境が改善されると、食べ物の消化や吸収がスムーズになり、食物繊維が含まれていることから、腸内の毒素を体外に排出する働きを助けます。

注意点 とりすぎによるカロリー過多に注意

GI値は比較的低いものですが、カロリーはほかの甘味料と同等であるため、とりすぎには注意します。

ほかに副作用などは報告されていませんが、アガベの葉や樹液にアレルギーを持つ人は、皮膚炎などの症状が出る場合があるため、注意を要します。

（中嶋洋子）

関連する項目

糖尿病、肥満、整腸作用

H 02

抗酸化性が高いスーパーフルーツ

アサイヤシ（アサイー） Acai palm

概要 果実や若芽が食用になる

アサイヤシは、南米北部に生息する雌雄同種のヤシ科の植物で、別名アサイーやアサイなどと呼ばれています。中央アメリカから南アメリカのブラジル、ペルーのアマゾン地帯にかけて分布し、山野によく生えています。ヤシの木は細長く、高さは30m以上になることもあります。

果実や若葉は食用になり、幹の芯になる若芽はたけのこの若芽に似ていて、料理にも使用されます。可食部は果実1粒あたり5%ほどしかないため、希少価値が高いものです。多くの栄養素や抗酸化成分を有していて、抗酸化性の高さから「スーパーフルーツ」ともいわれています。

作用 ポリフェノールが抗酸化作用を有する

赤道直下の厳しい環境下で育つアサイヤシの果肉には、ポリフェノールやアントシアニンなどの抗酸化物質が豊富に含まれています。そのほかに、フェルラ酸やオレイン酸、ビタミンE、カルシウム、リン、鉄などのミネラル類、チアミンなどが確認されています。

抗酸化作用がある栄養素として注目されているポリフェノールですが、アサイーのポリフェノールはブルーベリーの約18倍含まれ、抗酸化力を示すORAC値（米国農務省、国立老化研究所で開発された抗酸化力を示す値）はブルーベリーの約2倍であるといわれています。

そのポリフェノールがLDL（悪玉）コレステロールの酸化変性を防ぐことによって、動脈硬化を予防すると考えられています。

またポリフェノールの一種であるアントシアニンは眼精疲労によいとされていますし、貧血の改善を期待できる鉄や、「アマゾンのミルク」とも呼ばれる豊富なカルシウムは、日本人に不足がちな栄養素の補給源として利用できるでしょう。

注意点 高血圧や胃腸障害などがある人は注意する

高血圧や浮腫、胃腸障害のある人、シクロオキシゲナーゼ阻害薬を服用している人は摂取に注意が必要です。

果実がジュースなどによく使用されるようになりましたが、砂糖も多く含まれている場合があるため、とりすぎには気をつけましょう。　（中嶋洋子）

関連する項目

動脈硬化、眼精疲労

H 03

ビタミンC含有量は植物中最大級

アセロラ *Malpighia glabra*

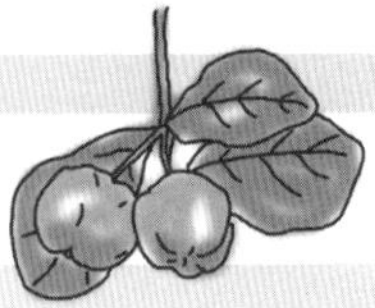

概要 産地では生食もされている赤い果実

アセロラ（別名：バルバドスサクラ）は、西インド諸島などに群生するキントラノオ科の植物で、直径2～3cmの赤い果実をつけます。熟した果実には果汁も多く、産地では生食もされています。欠点は、果皮が薄くやわらかいため、傷みやすいことです。収穫後直ちにジュースに加工しなければならないことから、産地以外で生果を手に入れることはできません。

作用 免疫力を高め、肌を美しくする

成熟果実にはビタミンCが可食部100gあたり1000～2000mg以上含まれており、植物中のビタミンCの含有量としては最大級といわれています。例えば、レモン1個100gあたりには、ビタミンCが100mg含まれているため、アセロラにはレモン10～20個以上のビタミンCが含まれていることになります。

ビタミンCは体の免疫力を高めて感冒（風邪）などの感染症にかかりにくくし、回復を早める働きをします。副腎皮質ホルモンの生成に働き、ストレスへの抵抗力を高める効果もあります。またメラニンの生成を抑制するほかに、細胞間の結合組織であるコラーゲンの生成に関与し、ハリのある肌をつくるなど、ビタミンCは病気の予防からシミを防ぐなどの美肌効果までさまざまな働きをします。

アセロラは、ビタミンを豊富に含むことから、壊血病に対する有効性が報告されています。

注意点 ビタミンCにより尿酸値が上昇する

生の果実は、そのままでは酸味が強すぎるため、食べることができません。妊娠中や授乳中の人は、ジュースやゼリーなどの食品として、適切な量をとることはよいのですが、錠剤やカプセルなどサプリメントにした製品は摂取を控えましょう。

アセロラに豊富に含まれるビタミンCにより尿酸値が上昇する可能性があるため、痛風がある人は摂取を控え、腎結石の既往歴がある人も使用を控えたほうがよいでしょう。

エストロゲン、フルフェナジン、ワルファリンを服薬中の人は、摂取してもよいか医師に相談しましょう。

（佐藤章夫）

関連する項目

感染症、ストレス、シミ、美肌、壊血病

H 04

生命力の強い大麦の新芽

大麦若葉 Hordeum vulgare

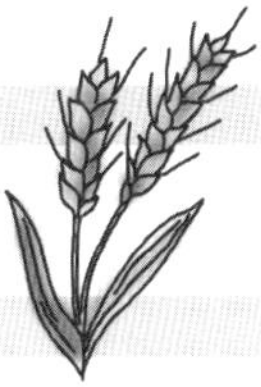

概要 生命力の強い大麦の新芽部分

イネ科の植物である大麦の若い葉の部分のことを指します。大麦若葉エキスは、生命力の強い大麦の新芽を摘み取って有効成分を抽出し、精製したものです。緑黄色野菜よりも多くのミネラルやビタミン、酵素などを含んでいることから、健康飲料として青汁に加工し、販売されています。

作用 豊富な栄養素が血液の流れを改善

カリウムやカルシウム、マグネシウム、亜鉛、銅、鉄などのミネラルや、葉緑素などが有効成分として挙げられます。加えて、ビタミンAの前駆体であるβ-カロテン、ビタミンB_1、ビタミンCなどの各種ビタミン、トリプトファンやアラニンといったアミノ酸などが含まれています。

大麦若葉に多く含まれる葉緑素には、コレステロール値を下げる、血栓を防ぐ、血圧を低下させる、貧血を改善する、細胞の強化、解毒、整腸、炎症鎮静、抗がんなどの多くの働きがあるといわれています。

例えば、ミネラルのうち、カリウムは血圧の上昇を防ぎ、マグネシウムは血小板が固まるのを防ぎ、骨の正常な代謝を維持させます。銅はヘモグロビンの生成を促し、さらに、ビタミンB_1、ビタミンC、β-カロテンなどが細胞の新陳代謝を活性化させます。老化因子とされる活性酸素を無害な酸素にするといわれています。

これらの有効成分が総合的に作用し、さまざまな生活習慣病や精神の安定化、骨粗しょう症、脳卒中、心臓病、肝臓病などに働きかけると考えられています。

Ⅱ型糖尿病患者に対して行った臨床試験では、大麦若葉とビタミンEやビタミンCなどのビタミン類との併用で、活性酸素の除去や血管疾患の予防などにつながったとの報告がなされています。

注意点 多量摂取がフェオフォルバイドによる影響をもたらす

大麦若葉の葉緑素に含まれるフェオフォルバイド*を多量に摂取すると、皮膚に障害を起こすといわれています。ただし、食品中に含まれる量は少ないため、特に問題はありません。

（上馬場和夫）

＊フェオフォルバイド…光過敏症の原因物質。海洋性光合成微生物に含まれるクロロフィル類の分解物質

関連する項目

生活習慣病、骨粗しょう症、整腸作用、貧血

H 05

乳化作用が排便を促す

オリーブ Olea europaea

概要 オイルの語源として用いられる

モクセイ科の常緑中高木であるオリーブは、種類が豊富で500種類以上もあるといわれています。オリーブの多くが自家受粉できず、結実性が低いため、2本以上を隣接して植えることがよいとされています。

国内の主な栽培地である小豆島では、ミッション、マンザニロ、ルッカ、ネバディロ・ブランコの4種類が多く栽培されています。

オイルの語源はオリーブからつけられたといい、学名の「olea europaea」は「油質の」を意味するラテン語「oleosus」と「ヨーロッパの」を意味する「europaea」からきているといわれています。

作用 乳化作用により便秘を改善

オリーブにはオレイン酸やβ-カロテン、ポリフェノール、ビタミンE、ビタミンKなどが豊富に含まれています。オレイン酸は不飽和脂肪酸ですが、一価なので酸化しにくいといわれています。つまり、活性酸素と結びついて過酸化脂質になりにくいと考えられます。

これまでに、高血圧や糖尿病など生活習慣病の予防や改善、LDL（悪玉）コレステロールの低下、乳化作用による便秘の改善、胃酸の分泌の抑制に関する臨床試験結果が報告されています。

また、ヒトの皮脂にはオレイン酸が多く含まれていることから、肌あれを改善するために用いられることもあります。活性酸素を抑える働きにより、白髪など髪のトラブルにも有効とされています。

ビタミンEは主に抗酸化物質として働きます。代謝によって生じたフリーラジカルから体を守り、抹消循環を促進するといわれています。オレイン酸とともに生活習慣病や老化を予防する効果も期待されています。

注意点 実には渋みがあるため渋抜きをする

オリーブの実のポリフェノール含量が多いほど渋みが強くなりますので、食べるためには渋抜きが欠かせません。一般的にはオイルや塩漬けにして食べます。オイルは脂質であるため、食べすぎは肥満につながる可能性があります。従って、適量に留めておくことがよいでしょう。　（上馬場和夫）

関連する項目

便秘、生活習慣病、肌あれ、白髪

H 06

目の健康やスポーツに役立つ

カシス（ブラック・カラント）*Ribes nigrum*

概要　カシスはフランス語

ユキノシタ科スグリ属に分類される落葉低木で、直径1cmほどの果実が実ります。ヨーロッパの山奥に生息し、主にニュージーランドやカナダ、北欧など寒冷な地域で栽培されています。

カシスはフランス語であり、日本ではクロフサスグリ（クロスグリ）、英国ではブラックカラントと呼ばれています。カシスの実は濃い紫色であり、黒色に近いことから、そのような名がついたといわれています。果実は黒色のほかに、赤色（レッドカラント）や白色（ホワイトカラント）をつけるものもあります。

作用　緑内障の進行を抑制する

主な有効成分はアントシアニンです。カシスに含まれるアントシアニンはデルフィニジン配糖体のD3R（デルフィニジ-3-ルチノシド）やD3G（デルフィジン-3-グルコシド）、シアニジン配糖体のC3R（シアニジン-3-ルチノシド）、C3G（シアジニン-3-グルコシド）の4種類で、これらは優れた抗酸化力を持ちます。特に、D3RやC3Rはカシス特有の成分であり、注目されています。

これまでに、緑内障の進行の抑制や眼精疲労の改善、いわゆるピントフリーズ現象（近くの物を長時間見た後に遠くの物を見ると視界が合わないこと）の抑制、末梢循環を活発にさせる機能などがあることがわかっています。カシスを長期にわたり摂取することで、眼圧のコントロールが可能になり、その結果、緑内障の進行を防ぐことに貢献しているといいます。

また、ニュージーランドの研究機関ではスポーツニュートリションとしての機能に注目しており、カシス・アントシアニンの筋肉疲労、損傷の軽減、筋肉回復の促進、運動後の感染症の予防などに関する報告があります。

アントシアニンのほかにも、ビタミンCやビタミンA、β-カロテン、ビタミンEが多く含まれており、抗酸化作用にも優れています。

注意点　砂糖や果糖のとりすぎに注意

食品として摂取することに関して、特に副作用は報告されていません。ジュースとしてとる際は砂糖や果糖のとりすぎに注意をします。（上馬場和夫）

関連する項目

緑内障、眼精疲労、筋肉疲労

H 07

ネイティブ・アメリカンに愛された民間薬

クランベリー Low-bush cranberry

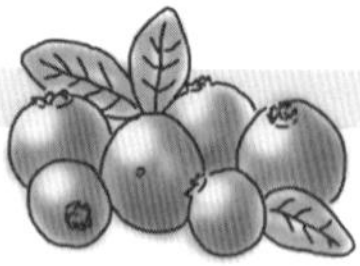

概要 ネイティブアメリカンが古くから使用

北米北東部に自生するツツジ科スノキ属の常緑小低木で、ネイティブ・アメリカンが食料、染料、薬などに使用してきました。現在では果樹として広く栽培されています。小さな実には、食物繊維やビタミンC、カルシウム、カリウムなどの多くの栄養成分が含まれているといわれています。

作用 ポリフェノールの働きで尿路感染症を予防

クランベリー特有の赤色は、抗酸化物質でポリフェノールの一種であるアントシアニンによるものです。クランベリーは芯まで赤いため、アントシアニンが果実全体に含まれています。

強い抗酸化作用を有し、コレステロール値の上昇を抑え、疲れ目を改善します。また、シミやシワなどの皮膚の老化を抑える効果があるといわれています。

アントシアニンの含有量は、疲れ目を改善する食品として知られるブルーベリーの2倍以上あるとされています。

米国では、クランベリーが膀胱炎や尿路感染症の予防に効果があるという報告もあります。これは、クランベリーに含まれるキナ酸とプロアントシアニジンというポリフェノールの働きによるもので、キナ酸は肝臓で馬尿酸という有機酸の一種に変化し、尿のpHバランスを整え、プロアントシアニジンは、尿路の菌の付着や増殖を抑制すると考えられています。

さらに、プロアントシアニジンは、口内で強い抗菌作用を発揮し、歯垢の付着を防ぎ、歯周病、歯肉炎などを予防する働きが認められています。

注意点 ジュースには大量の糖分が含まれる

独特の酸味や苦み､渋みがあるため、生で食べることはできません。したがって、甘みを加えて、ジュースやジャム、菓子などに加工したり、ドライフルーツにするなどして食べられています。

1日1ℓ以上の果汁を長期摂取すると、腎臓の尿酸結石のリスクが高まるといわれています。

ジュースに加工した製品は糖分が大量に含まれているため、とりすぎには注意が必要です。　(上馬場和夫)

関連する項目

美肌、目の疲れ、歯周病、歯肉炎、尿路感染症

H 08

ぶどう種子抽出成分の強い抗酸化力

グレープシード Grape seed

概要 有効成分 プロアントシアニジン

ぶどうの種子から抽出されたグレープシードエキスは高い抗酸化作用があり、フランスでは古くから心臓病などの血管治療薬として使用されています。フランス人は肉や乳製品をたくさんとるのに動脈硬化や心筋症にかかる確率が低いといわれています。このフレンチパラドックス解明の鍵になったのが赤ワインです。そこで赤ワインに含まれる成分を研究した結果、プロアントシアニジンというポリフェノールの一種が発見されました。

作用 細胞の老化防止に寄与する抗酸化力

プロアントシアニジンの作用としては、細胞の老化を防ぐ抗酸化作用のほかにも、関節炎などの症状を緩和する抗炎作用、視力や網膜の保護、静脈瘤の症状の緩和などがあり、抗酸化力はビタミンEの5倍もあるという研究結果もあります。

欧州では血管治療薬として使用されているほか、米国では大腸がん、白内障、胃潰瘍などの予防食品として採用されています。日本での研究でも、プロアントシアニジンをとることで、血管内のLDLコレステロールが悪玉の酸化LDLに変わるのを防ぐため、脂質異常症や動脈硬化の予防に効果があることが確認されています。

さらに皮膚の色素沈着を改善し、疲労回復に効果があるという結果も発表されています。強い抗酸化力を持つため、サプリメントや食品の素材だけでなく、酸化による製品劣化防止や化粧品への利用も進められています。

注意点 赤ワインならグラス2杯程度

グレープシードエキスの摂取量の目安は、一般的な健康維持のためなら1日50～100mgです。赤ワインはぶどうの種ごと発酵させるので、プロアントシアニジンの効果をそのままとることができます。グラス2杯程度が適量で、特に渋みが強い品種に多く含まれているようです。

ぶどうの種子から作られたグレープシードオイルでもプロアントシアニジンを摂取することができます。サラダドレッシングに大さじ1杯のグレープシードオイルを使うと、ワインと同様の効果が望めるといわれています。

（佐藤章夫）

関連する項目

老化、動脈硬化、脂質異常症、大腸がん、白内障、胃潰瘍、美肌

H 09

健康効果の秘密は特有の琥珀色にあり

黒酢 Black vinegar

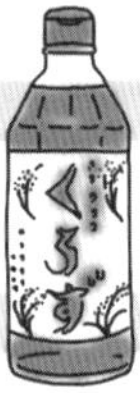

概要 長く熟成させることで独特の旨みや香り、色が生まれる

黒酢は、沖縄・鹿児島地方で造られる米や大麦を原料とする黒色の酢で、およそ1～3年かけて長く熟成させることで、麹菌や乳酸菌の作用が進み、旨みや香りが強くなり、アミノ酸の含有量が増え、琥珀色になるといいます。

黒酢の定義として、2003年に「原料として米または米に小麦もしくは大麦を加えたもののみを使用し、酢1ℓにつき180g以上の原料を使用し、かつ、発酵・熟成によって自然に褐色または黒褐色になったもの」と農林水産省が発表しています。

作用 必須アミノ酸が疲労回復や肥満に働きかける

酢は一般的に殺菌効果や食欲を増進させる作用を持ち、ビタミンCを破壊する酵素を抑えるなどさまざまな効用を持つことで知られています。

黒酢の色素には、有機酸やビタミンCなどの水溶性ビタミン、ミネラル、必須アミノ酸などの有効成分が多く含まれています。さらに、黒酢には、人の体では合成できない必須アミノ酸が含まれており、体の代謝をコントロールする作用や神経を安定させる働きが期待できます。また、コレステロールや中性脂肪、血糖値を調整する働きも報告されています。

黒酢に含まれるアミノ酸は、美しい肌をつくることでも知られています。

例えば、システインはメラニン色素の沈着を防ぐことから、シミを予防することが考えられます。トリプトファンやチロシンは成長ホルモンの分泌を促すことから、アンチエイジングに貢献します。また、天然保湿因子の主成分となるセリンや抗酸化作用のあるクエン酸、保湿作用、抗酸化作用があるグリシンなどが肌に働きかけて、美しさを保つことが考えられます。

注意点 胃を痛めるため、とりすぎに注意する

酢は一般的に刺激が強く、胃の粘膜を傷つけることがあるため、空腹時よりも食事の後にとったほうがよいでしょう。

サプリメントを摂取した際に、薬剤性肝障害や中毒症状、皮膚病を発症した事例が報告されていますが、食品として通常の量を摂取することには問題はありません。　（上馬場和夫）

関連する項目

生活習慣病、イライラする、シミ、アンチエイジング

H 10

地球誕生時から存在する藻類

クロレラ Chlorella vulgaris

概要 地球の誕生時から存在する単細胞藻類

クロレラはクロレラ科クロレラ属の淡水性単細胞緑藻類の総称で、湖や池で見られる水生プランクトンであり、地球の誕生時から存在しているといわれています。

オランダ人の微生物学者バイリンクによって1890年に発見され、ギリシャ語の緑（chloro）とラテン語の小さい（ella）という言葉を組み合わせて命名されました。

繁殖力が非常に高いことも特徴です。1つの細胞は20時間から24時間ほどで4つに分裂して増殖し続けるといいます。

作用 マグネシウムが人体の骨格形成を促す

主な成分として、たんぱく質、脂質、炭水化物、食物繊維、核酸、ビタミン類、ミネラルなどが挙げられ、特にたんぱく質が豊富であることから、発見当初は未来の栄養食として大いに注目され、研究と実用化が進められてきました。

光エネルギーを化学エネルギーに変換する役割を持つクロロフィル（葉緑素）も豊富に含まれます。これは、日差しの強い場所で日光を取り込み、成長して増える傾向にあり、生命力の強い生物といえます。またクロロフィルには、必須ミネラルの一つであるマグネシウムが含まれます。マグネシウムは、人体の骨格形成を促し、ビタミンの吸収を助ける酵素の働きを活性化し、精神のバランスを整える働きをするミネラルです。

注意点 血栓症治療薬との併用は避ける

ワルファリンを含む血栓症治療薬と併用すると、クロレラに多く含まれるビタミンKが、ワルファリンの働きを阻害してしまうおそれがあるため、使用を控えます。

クロレラ加工物中のクロロフィルが動物の体内で分解される過程で、フェオフォルバイドという成分が発生します。このフェオフォルバイドは、過去に、日光に対する皮膚の反応である光線過敏症の原因になった事例があり、厚労省により含有量が規制されています。クロレラの細胞は消化分解しにくいため、便秘や腹部膨張がみられる人は症状が増悪する可能性があります。細胞膜が分解されていて品質がよいものを選ぶとよいでしょう。（中嶋洋子）

関連する項目

栄養不良、生活習慣病、ストレス

H 11

食後の血糖値の上昇を抑える

グァバ Psidium guajava

概要 果実はジュースに葉はお茶に利用

グァバは、フトモモ科バンジロウ属の常緑樹で、熱帯および亜熱帯アメリカ、西インド諸島に広く分布し、日本でも沖縄などの暖地で栽培されています。和名は蕃《ばん》石《じ》榴《ろう》と書き、美しい黄色に熟す果実はジュースやジャムに、グァバの葉はお茶にして用いられています。

作用 ポリフェノールが糖を分解する

主な成分は、ビタミンAやビタミンB_1、B_2、B_6、葉酸などのビタミンB群、ビタミンC、カリウム、カルシウム、亜鉛、鉄、マグネシウム、リンなどのミネラル、食物繊維などです。

部位別にみると、グァバの葉にはポリフェノールが豊富に含まれています。このポリフェノールは、糖質を分解してブドウ糖に変換するα-グルコシダーゼの働きを阻害する作用があり、食後の血糖値の急激な上昇を抑えるといわれています。

血糖値が上がりにくくなることで、インスリンの分泌を抑えることにもつながります。インスリンには、血液に吸収されなかったブドウ糖を脂肪細胞に運んで脂肪合成する働きがあります。グァバ葉ポリフェノールがインスリンを抑えることにより、脂肪合成も抑えることができるため、グァバの摂取がダイエットにもつながると考えられています。

果実にはビタミンCが豊富に含まれ、その含有量はレモンの2.2倍あるといわれています。ビタミンCには、免疫力を高め感染症を予防する作用、抗酸化作用、抗ストレス作用、皮膚と粘膜の健康を保つ作用があります。

また、グァバは食物繊維の量が非常に多いので、生食する場合は整腸作用や便秘の改善、大腸がんの予防などが考えられています。

注意点 多量摂取が便を硬くする

グァバの葉に含まれるタンニンは、多量に摂取すると便を硬くする作用があるため、便秘の人は注意をします。また、糖尿病で血糖を下げる薬を飲んでいる人も、低血糖になるおそれがあるため、注意が必要です。ジュースなどにして利用する際は、砂糖のとりすぎに気をつけましょう。

（上馬場和夫）

関連する項目

糖尿病、便秘、美肌、肥満

H 12

青汁の原料、豊富な栄養素を含む緑黄色野菜の王様

ケール Kale

概要 ケルト人由来の栄養価の高い野菜

ケールは、アブラナ科アブラナ属に属し、キャベツやブロッコリーの原種です。ギリシャ・ローマ時代にケルト人が栽培していたことからケールと呼ばれたといわれています。

ケールは、β-カロテンやルテイン、ビタミンC、カルシウム、食物繊維などを豊富に含むことから「緑黄色野菜の王様」と呼ばれている野菜です。特にβ-カロテンは、トマトの5倍、カルシウムは牛乳の2倍も多く含まれています。独特の香りと強い苦みを持ち、青汁の原料に使用されています。

作用 快眠、ストレス緩和、便通改善、抗酸化作用でがん予防

ケールに含まれているβ-カロテンが体内でビタミンAに変わり、ロドプシンの生成を促し夜盲症や眼精疲労を予防するといわれています。

β-カロテンは体内で必要な分だけビタミンAに変換されます。ビタミンAには粘膜や皮膚を正常に保つ働きがあります。β-カロテン、ビタミンC、ビタミンEは、総合的に作用し、活性酸素による過酸化脂質の発生を抑制し、老化や病気を防ぎ、活性酸素によって傷ついた細胞の回復を早める働きをします。関連して、アブラナ科の野菜を豊富に摂取している人は、肺がん、胃がん、直腸がんなどを発症するリスクが低いという報告があります。

ケールには、快適な睡眠に導くホルモンであるメラトニンが含まれています。メラトニンによって睡眠が促され体のリズムが整えられ、不眠症改善に効果があるとされています。

ケールには、ビタミンCが含まれるため、ストレスをやわらげる効果が期待できます。カルシウムも豊富に含まれているため、神経のいらだちを抑え、精神を安定させる働きがあります。

またビタミンEが豊富に含まれているケールをとることで新陳代謝が活発になり、肌の生まれ変わりが促進され美肌効果が期待できます。

便通を整える働きをする食物繊維も豊富に含まれています。

注意点 胃腸不良が起こる場合も

市販の青汁製品の摂取者に便秘や軟便などの体調不良が起こったとの報告がありますので、胃腸の不調が起こったら、一旦使用を中止して様子をみるのがよいと思われます。　（中嶋洋子）

関連する項目

眼精疲労、ストレス、不眠症、美肌、便秘、がん

H 13

毎日の健康は一杯のコーヒーから

コーヒー Coffee

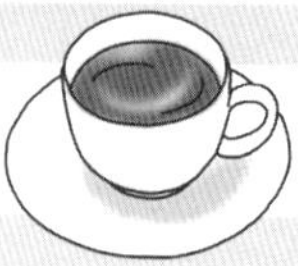

概要 エチオピア原産の カフェインを含む嗜好飲料

コーヒーはエチオピアを原産とし、アフリカおよび東南アジアの熱帯地域に分布しています。白色の花をつけ、果実は熟すと濃赤色になり、成熟果実を採取して果肉を除き、種子の内皮、種皮を除いて焙煎し煮出したものを飲用します。主にカフェイン、ポリフェノールなどを含み、10世紀ごろからアラブ地方で薬用、嗜好品として親しまれ、世界的に飲用されています。

作用 コホート研究で実証された さまざまな有効性

がん、胆石症、Ⅱ型糖尿病、痛風、精神疾患などを対象としたコホート研究でさまざまな成果があります。

コーヒーを1日3杯以上摂取すると、直腸がんのリスクが減少する可能性があるという報告があります。

また、男性4万人以上を対象とした米国のコホート研究において、カフェインを含むコーヒーの摂取は胆石症発症リスクを低下させたとする報告もあります。

また成人男女を対象としたフィンランドの比較研究では、コーヒー摂取によりⅡ型糖尿病リスクが低下したとする研究報告もあります。痛風に関する研究では、米国で、コーヒー摂取により血清尿酸値が低下したという報告とともに、カナダの追跡調査においても、コーヒーの摂取量が多いと痛風の進行のリスクが低下したとの報告があります。またコーヒーやカフェインを含む飲料を日常的に摂取することにより、注意力、認知能力の低下を予防できるとされています。

80歳以上の女性ではコーヒー摂取量が多い人ほど認知機能テストの成績が良好とのデータもあります。

カフェインが睡眠不足に伴う精神活動低下および注意力低下を回復するというのは、よく知られているコーヒーの効果です。

注意点 妊産婦、小児は カフェインに要注意

小児の場合、成人よりも有害作用が重篤になる可能性があるため、カフェインを含むコーヒーを摂取する場合は危険性が示唆されています。

妊産婦は、少量を摂取する場合は問題ないが、多量摂取では危険性が示されています。　(中嶋洋子)

関連する項目

胆石症、痛風、認知機能低下、がん

H 14

強い抗酸化力を持ち、老化や病気を防ぐ

ごま Sesame

概要 紀元前3000年からの歴史的食材

ごまは、世界中で栽培されている食材で、古くは紀元前3000年にエジプトで栽培されていました。食用のみならず、灯火用、香料、ミイラの防腐剤などにも使用されていました。古代インドのアーユルヴェーダでもごま油が使われていました。日本でも縄文時代から利用されていたようですが、最近、ごまの抗酸化物質が注目されています。

作用 抗酸化力で肝機能をサポート

ごまには、ゴマリグナンという抗酸化作用を持つ成分が含まれています。ごま油が酸化しにくいのは、ゴマリグナンの抗酸化力によるものです。ゴマリグナンのなかには、セサミン、セサモール、セサミノール、セサモリンなどが含まれますが、なかでもセサミンは一番多く、ゴマリグナンの抗酸化力の大きな要素を占めています。セサミンは、ごまのほかに麦や米にも含まれていますが、精製すると大部分が失われてしまいます。また、ごまには微量しか含まれていないので、サプリメントでとることがすすめられています。

老化や生活習慣病、がんなどは、活性酸素によって細胞が酸化することが大きなリスク要因ですが、セサミンの抗酸化力により活性酸素を除去し、これらの病気や老化を予防することができるとされています。老化や病気のリスクとなる活性酸素は、肝臓で多く発生すると考えられていますが、セサミンは肝臓に届き、肝臓でつくられた活性酸素を除去する働きがあるといわれます。

また、セサミンには、アルコールを分解する際に働く酵素の働きをよくすることがわかっており、肝臓にかかる負担を軽減して、肝機能障害を予防する作用が期待できます。

ほかにも、脂質代謝を促進する作用や脂肪合成を抑制する作用、コレステロールの吸収を抑制する働きもあり、血中脂質の改善にも期待が持てます。

注意点 ビタミンEとの併用で相乗効果

ビタミンEは、一緒に摂取すると相乗効果を得られるとの報告があります。種子と油は高カロリーなので、肥満者はとりすぎに注意を要します。

ごま摂取に伴う過敏症があり、特に喘息《ぜんそく》の既往歴がある人は要注意です。

（上馬場和夫）

関連する項目

老化、肝機能障害、脂質異常症、がん、生活習慣病

H 15

ビタミンの宝庫といわれる中国原産の果実

サジー See-buckthorn

概要 豊富なビタミン、不飽和脂肪酸

サジー（中国名「沙棘」）は中国北部から欧州にかけて分布するグミ科ヒッポファエ属の棘《とげ》のある木です。中医学では、サジーは古くから、血の流れが滞った状態である瘀《お》血《けつ》に起因する病気に処方されてきました。

サジーの根には共生菌があり、自ら土壌を改良することができる働きを持っているため、短期間で繁殖しながら、ほかの植物が育ちやすい土壌環境をつくり出すため、砂漠化防止にも期待されています。

サジーは、栄養面でも優れています。果実はビタミン類が豊富に含まれており、特にビタミンCはローズヒップ、アセロラに次ぐ多さで100gあたり300～1000mgを含むとされています。体内でビタミンAに変わるβ-カロテンを含むカロテノイドも豊富で、ビタミンEはひまわり油の2倍という分析結果もあります。また、不飽和脂肪酸や抗酸化成分であるフラボノイド、アミノ酸の一種であるアスパラギン酸の含有量も豊富です。

作用 肌の老化防止成分を豊富に含む

アンチエイジングには、皮膚や粘膜を丈夫にするビタミンA、コラーゲン生成に不可欠なビタミンC、細胞膜を酸化から守り、肌の老化を防ぐビタミンEは欠かせませんが、サジーはいずれも豊富に含み、美容にはうってつけです。さらに、サジーの葉にはたんぱく質とポリフェノールが非常に多く、健康茶として利用されています。

近年、日本でも北海道や東北地方でサジーの仲間であるヒッポファエの栽培が研究、製品開発されていて、中国やヨーロッパからの輸入品と合わせてさまざまな製品があります。

生食するだけではなく、ドライフルーツ、ジュース、ジャム、菓子などのほか、お茶や油、酒や化粧品としても入手することができます。ヒッポファエオイルの美肌効果も注目されています。

注意点 酸味が強いのでとり方に工夫

商品は多様ですが、市場に出回るのは輸入品が多いため、品質や添加物、残留農薬などに対する安全性に注意して選ぶのが肝要です。なお、酸味が強いので、空腹時の生食、果汁そのままを飲用するのは、胃を荒らす可能性があります。（佐藤章夫）

関連する項目

血流改善、美肌、アンチエイジング

H 16

がんやアレルギーなどの免疫系に働く

しいたけ Shiitake

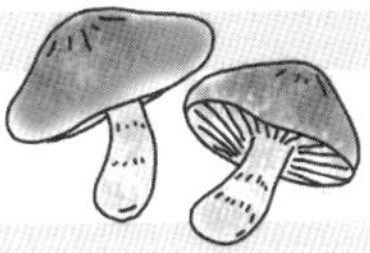

概要 医学的にも実証された免疫増強機能

古くから食用されているしいたけは、抗がん性の成分発見により、人気が高まっています。民間伝承的に免疫機能を増強する働きがあるとされ、またビタミンDの供給源としても重宝されています。ビタミンDの前駆体であるエルゴステロールを多く含み、ほかにもB群ビタミン、ミネラル、食物繊維、多糖であるレンチナン、オレイン酸 、リノール酸なども含みます。

国立がんセンター研究所の千原博士らが、しいたけから*β*-グルカンを単離・精製するのに成功し、その*β*-グルカンに抗がん性のあることが発表されました。しいたけのラテン名からレンチナンと命名され、その後、まいたけやスエヒロタケなどからも*β*-グルカンが単離・精製されました。これら多くのキノコに含まれている*β*-グルカンは，人間の体が元来持つ免疫力、つまりがんや外敵や異物に対する抵抗力を高め、それらを排除する能力を高めるとされています。

作用 注射剤として承認され、胃がんの治療に使用

β-グルカンとは，キノコ中の食物繊維の一種で，ブドウ糖（グルコース）が*β*結合で数百~数千個連なった多糖体の総称を指し、多くのキノコに含有されていますが、キノコの種類によって結合様式がそれぞれ異なります。

レンチナンは、全身に広く分布する白血球系の細胞群を活性化することが証明されています。

胃がんに対する化学療法薬との併用による生存期間の延長効果が証明され，1985年に抗悪性腫瘍薬（注射剤）として承認されています。

β-グルカンは、腸管から体内に取り込まれず排泄されるため、経口摂取では効果が期待できませんが、最近、ナノテクノロジー応用で微粒子化する研究があり、経口摂取での効果が期待されています。

注意点 医薬品は妊娠時や授乳時の摂取を避ける

食品としての安全性には特に問題はありませんが、医薬品の場合は、胃の不快感、血液異常、皮膚の腫れ（炎症）を起こすことがあります。妊娠時や授乳時には使用を避けます。好酸球増加症と呼ばれる血液疾患がある人の使用は禁忌です。（上馬場和夫）

関連する項目

免疫力低下、がん

H 17

アミノ酸の働きで、弱った肝機能を改善

シジミ Freshwater clam

概要 「二日酔いに効く」は根拠のある事実

なじみのある健康食材として愛されてきたシジミですが、実際に肝機能を高める成分が豊富に含まれており、毎日、積極的にとりたい食材です。

「二日酔いの朝、シジミの味噌汁を飲む」といわれますが、シジミは日本人にとって大変身近な民間療法食として定着しています。中国の古典や江戸時代の文献にも黄疸の治療薬として使われていたという記述があります。

作用 肝機能改善に加えて、記憶力向上も

肝機能に働く主な成分はアデノシン、タウリン、メチオニン、シスチンという物質で、腸内で脂肪を分解するときに必要な胆汁の流れをスムーズにする役割があります。まず、アデノシンが胆汁の分泌を促進し、強肝アミノ酸のタウリン、メチオニン、シスチンがサポートして胆管の滞りを除き、弱った肝臓を強化します。また、胆管が詰まると胆汁が血液中に流れ出し、いわゆる黄疸が現れます。シジミに含まれるこれらの成分には胆汁の分泌を促して胆石を押し流すなどの効用もあるとされています。

シジミの成分でイノシトールというビタミン様物質は、肝臓に脂肪が定着するのを防ぎ、肝機能の低下を防ぐ役割を果たします。

シジミにはビタミンB群も豊富に含まれ、なかでもビタミンB_{12}には造血作用や血液循環をよくする働きがあり、貧血や脳神経の働きに有効とされ、記憶力や集中力の向上にも役立つ成分として新たに注目されています。

注意点 成分が水に溶け出すので煮汁が有効

シジミは食材としての利用、またはシジミを煮出して成分を抽出し濃縮した顆粒を服用するのが一般的です。調理時の注意としては、ビタミンB_{12}などの成分は水溶性のため、有効成分が煮汁に流れ出してしまいます。シジミ汁は身を食べるより、その煮汁を飲んだほうが有効です。シジミには土用シジミ、寒シジミといった旬があり、真夏や真冬には味もよく栄養価も高くなります。

C型慢性肝炎患者などの鉄過剰を起こしやすい人は、鉄分の多いシジミの摂取を避けたほうがよいといわれています。

（上馬場和夫）

関連する項目

肝機能低下、二日酔い、貧血、脳の老化防止

H 18

殺菌作用と血行促進効果がある「食べるお薬」

しょうが（生姜） Ginger

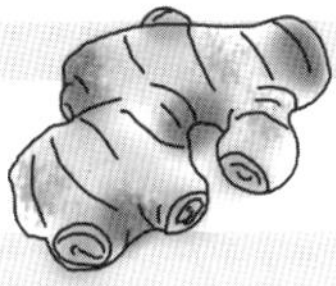

概要 料理からお菓子まで使われ、殺菌作用と整腸作用を持つ

しょうがは薬味や魚·肉の匂い消し、風味づけと、料理から菓子にまで利用範囲の広いなじみ深い食材です。

しょうがは食用としての利用範囲の広さだけでなく、古くから薬効が極めて高いことで知られています。西洋では「吐き気がしたらジンジャーエールを飲みなさい」といわれるほど、しょうがには優れた殺菌能力や胃の不調を整える働きがあり、まさに「食べるお薬」です。刺身や寿司に添えたり、豚肉の生姜焼きなど、身近な食材です。

作用 拒食症や胃弱、冷え症、肩こりにも

日本薬局方には、用途として、消化不良、鼓腸、疝痛、嘔吐、下痢、胃痙れん、その他の胃障害、食欲増進が挙げられています。ドイツのコミッションE*でも消化不良への使用を承認しています。

健常人対象の空腹時および食後の消化管運動に対する試験の結果、しょうがの摂取により消化管運動が活発化したとの報告があります。

しょうがの有効成分の代表は、辛みのもとであるジンゲロンとショウガオールです。これには胃酸の分泌を促進して食欲を増進させる効果があり、摂食中枢が鈍感になっている拒食症の人に効果があるとともに、健胃、下痢体質の人への改善効果もあります。

また、血液循環を促進して体を温めるので、冷え症や肩こりの症状にも効果があります。ほかにも、偏頭痛、乗り物酔い、つわりの症状に関して、改善効果を認める研究報告があります。

体を温める効果は、しょうがを煮ると高まるといわれています。これは、ショウガオールが加熱により増えたことで、体温を上昇させる作用が働くためです。実際、蒸したしょうがは古くから、生のまま乾燥させたものより温性が高くなるといわれています。

しょうがは、外用薬として用いられることも多く、しょうがをすりおろしオリーブオイルに混ぜたものを頭皮にすりこむとフケが解消します。

注意点 刺激が強いので多食には注意が必要

しょうがは刺激の強い食材なので、痔や潰瘍など出血性の疾患がある人、皮疹、吹き出物がある人が多食すると症状が悪化することがあります。とる分量に注意しましょう。（上馬場和夫）

関連する項目

消化不良、下痢体質、肩こり、冷え症

＊ドイツ コミッションE…ドイツで販売されるハーブの安全性と効能を審査するため、1978年にドイツ政府によって設立された、化学者、毒物学者、医師、薬剤師からなる評価委員会

H 19

食物繊維をはじめ栄養バランスに優れた果実

プルーン（西洋すもも）Plum

概要 一大生産地はアメリカ 日本でも長野、青森で

バラ科の果樹で、西洋すもも（プラム）を乾燥させたものをいいます。

アメリカ・カリフォルニア州が一大産地で、日本でも比較的雨の少ない長野、青森、北海道などで栽培されています。

作用 さまざまな栄養成分と機能成分が健康・美容に

プルーンの栄養分としては、ビタミン、ミネラル、食物繊維が豊富なことが挙げられます。

食物繊維は、水に溶けない不溶性食物繊維と、水に溶ける水溶性食物繊維の両方が含まれています。不溶性食物繊維は便秘の改善などの整腸作用、さらには、がんの予防にも役立つとされています。一方、水溶性食物繊維は、体に不要なものを体外に排泄する働きがあります。また、水溶性食物繊維は血中コレステロールと血糖値のコントロールに役立つとされています。

ビタミン類もA、C、E、B群と多様に含まれており、目の健康や潤いのある肌を保つのにも役立ちます。

プルーンはまた、ポリフェノールが豊富です。プルーンに多く含まれるネオクロロゲン酸は、抗酸化作用が高いと期待されています。アメリカ農務省が、活性酸素を吸収する力を、約50種類の野菜、果物、豆類で調べたところ、プルーンが最も高かったという報告もあります。

さらにプルーンには、閉経後の女性の骨形成に作用し、骨粗しょう症を予防する働きがあることが、アメリカの研究で報告されています。

市場では、プルーンの実を乾燥させたドライフルーツと、それを加水抽出して濃縮したプルーンエキスがあります。エキスに精製されると、ビタミンAや食物繊維が失われます。

便秘改善のためにとる人には、水分も多めにとることをおすすめします。

注意点 とりすぎると下痢に 腎臓疾患にも注意

プルーンはとりすぎると下痢になる可能性があります。摂取量の目安は、エキスの場合は1日30〜50gを、毎日続けることが大切です。

カリウムの含有量が多いことから、腎臓疾患のある人は、医師に相談することをおすすめします。　（佐藤章夫）

関連する項目

便秘、整腸作用、がん、血糖管理、骨粗しょう症

H 20

毛細血管を丈夫にして、高血圧や動脈硬化を予防

そば（ルチン）Buckwheat

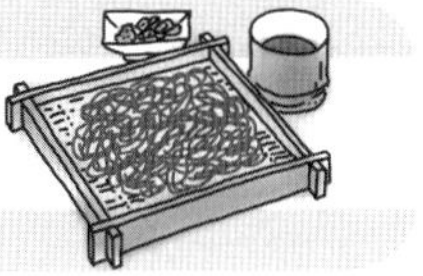

概要　血圧を下げてくれる おいしい健康食

日本人が古くから親しんで食べているそばに含まれる栄養成分の中でも代表的なルチンには、高血圧や動脈硬化に有効な働きがあります。

中国原産といわれているそばは、冷涼で雨が少なく水の利が悪く米が育ちにくい土でも容易に生育するとして、山間部を中心に栽培が進められてきました。

そばにはトリプトファン、スレオニン、リジンなど必須アミノ酸も豊富に含まれているので、疲労時に食べたくなることが多いのも理にかなっているといえます。

作用　ルチンの 多様な機能

ルチンはビタミン様物質で、ビタミンＰや柑橘類の色素であるフラボン類と合わせてフラボノイド化合物と総称されることもあります。フラボノイド化合物はビタミンＣの吸収を助け、毛細血管や血管壁を強化することで高血圧や動脈硬化、出血性疾患に有効とされています。

ルチンを含むビタミンＰは、水溶性のビタミン様物質です。ビタミンＣを助けてコラーゲンの合成を促進し、血管を強くしてくれる働きがあります。また、ビタミンＣの吸収率を高め、同時に酸化を防いで効力を増強させる力もあります。

さらに、毛細血管は栄養素や酸素を交換するため、ある程度の透過性を保持しなければなりませんが、ビタミンＰはこの透過性過剰を防ぎ、栄養分の流出や病原菌の侵入を防ぐ働きもします。

そばは茹でると成分が溶け出すのでとりにくいという欠点があります。そば屋でざるそばなどを注文すると、最後にそば湯が出てきますが、そば湯に溶け出したルチンがあることを日本人が体験的に知っていた証拠です。

注意点　アレルギーには 万全の注意を

アレルギーに関連する原因物質として、含有する加工食品の表示が義務づけられています。アレルギー症状として、アレルギー性鼻炎、喘息、アナフィラキシーを起こすことがあるので、注意を要します。　（上馬場和夫）

関連する項目

高血圧、動脈硬化、疲労

H 21

古代アステカ時代から伝わるほぼ完全な栄養補助食品

チア、チアシード Chia、Chia seed

概要　栄養バランスのよい 米国FDA認定の栄養補助食品

中央アメリカ原産のシソ科ミント系サルビア属の一年草で、白または紫色の小さな花をつけます。種子であるチアシードは直径約1mm、黒または灰色の卵型で、見た目は、ごまが小さくなった感じです。古代アステカで食用にされていたといわれています。

成分として、たんぱく質、脂質、炭水化物、食物繊維、カルシウム、マグネシウム、鉄などを含んでいます。脂質の内訳は、60％がα-リノレン酸、20％がリノール酸となります。栄養バランスのよさゆえに、栄養補助食品として米国食品医薬品局（FDA）認定を取得済みです。

摂取方法は単純に水もしくはジュースに少量混ぜて飲むだけでよいので、調理の手間がかからず非常に便利です。

水分を吸収するとタピオカのようにゼラチン状に変化します。ほぼ無味なので、さまざまな食べ物との組み合わせで、栄養がバランスよく無理なく摂取できます。

作用　便秘対応、ダイエットにも最適

チアシードは食物繊維を多く含むので、便秘に対して有効です。

チアシードは水を含むと約15倍程度に膨らむため、少量でも満腹感があり、腹持ちがよく、ダイエットにも適しています。また、α-リノレン酸の含有量は、自然界でもトップクラスで、必要摂取量は、1日チアシード大さじ1杯分といわれています。

過体重または肥満の成人を対象としたメキシコでの比較試験で、チアシードを2カ月間摂取させたところ、血清トリグリセリド、C反応性たんぱく濃度、インスリンAUCの低下が認められたとの報告があります。

注意点　植物アレルギー、胃腸疾患、低血圧の症状がある場合要注意

胃腸疾患または低血圧の患者による摂取は危険性が示されています。

シソ科の植物、ごまやカラシナ種子にアレルギーのある人は、危険性が高いので、摂取を控えたほうがよいでしょう。

チアは、ワルファリンなどの抗凝固作用を持つ医薬品の作用に影響を与える可能性があるので、注意を要します。

（佐藤章夫）

関連する項目

便秘、肥満、ダイエット

H 22

消化酵素を阻害して、血糖値上昇を抑制する

豆豉エキス Fermented black beans essence

概要　中国伝統食品から抽出して得られるエキス

豆豉とは、中華料理の調味料で、黒豆を発酵させたものです。製法工程は、黒大豆を水で戻してから蒸し、塩、麹と酵母の混合物を加え、発酵させた後、日陰で干して仕上げます。

黒豆そのものには、血糖値の上昇を抑える効果はないのですが、豆豉製造の発酵工程で麹を使っており、この発酵の際に生成される成分が血糖値を下げるといわれています。豆豉の中から血糖値を穏やかにする有用成分である豆豉エキスを水で抽出し、その液体を加熱殺菌したうえで、粉末化したものがサプリメントとして販売されています。

作用　食前や食事中に摂取することで、血糖値上昇抑制作用

豆豉が血糖値の上昇を抑えられるのは、豆豉エキスがα-グルコシダーゼという消化酵素の働きを抑制するからです。

食前や食事中に豆豉エキスをとることで、急激な血糖値の上昇が防げます。消化酵素であるα-グルコシダーゼは二糖類を単糖類（ブドウ糖）に分解します。単糖類に分解されて初めて腸壁から小腸の血管に吸収されます。

豆豉エキスはα-グルコシダーゼが二糖類を分解する働きを阻害します。二糖類のままだと糖は腸壁から小腸の血管に吸収されないので、緩やかに血糖値が上昇します。食事の際、豆豉エキスを一緒に摂取すると、食後血糖値の上昇を抑制する効果が期待されます。

血糖値を下げる効果ではなく、食べた食物の糖分による血糖値上昇を緩やかにする効果ですので、食後に摂取しても効果はありません。

糖尿病が疑われる人並びに軽症糖尿病の人を対象とした比較試験で、6カ月間摂取したところ、空腹時の血糖値とヘモグロビン・エイワンシー（HbA1c）の値が低下したという結果から、有効性が明らかになり、副作用も認められなかったという報告があります。

注意点　糖尿病の人、胃腸の手術をしたことがある人は要注意

糖尿病治療中や糖尿病の疑いのある人は、糖尿病薬との併用により、まれに低血糖を起こすので、医師に相談しましょう。また腹部膨満、頻回なおなら、逆流性食道炎の経験がある場合には、症状が出た段階で使用は避けましょう。

（佐藤章夫）

関連する項目

高血糖、糖尿病

大豆の栄養と発酵によって生まれる健康効果の高い食品

納豆（納豆菌） Fermented soybeans

概要 善玉菌でもある納豆菌 栄養に富んだ発酵食品

納豆は大豆を原料とした発酵食品です。蒸し煮した大豆に納豆菌を付着させるという工程で、納豆菌が大豆のたんぱく質を分解し、体内に吸収しやすくするとともに、各種のビタミンや酵素類をつくり出し、栄養に富んだ食品になります。

納豆菌は酸や熱にも壊れにくく、腸内では善玉菌として働き、特に食物繊維によって増殖しながら整腸作用を促進します。細菌やウイルスなどの病原菌に対する抗菌作用もあります。

作用 大豆自体の栄養と 発酵による機能性成分

原料である大豆には、免疫力を高める作用のあるイソフラボンをはじめ、レシチン、亜鉛、サポニン、たんぱく質、カルシウム、マグネシウム、食物繊維などが豊富に含まれています。この大豆が納豆菌によって発酵する過程で、ビタミン類や酵素などがつくり出されます。ビタミンB群、なかでもビタミンB_{12}が多く生成され、ビタミンE、Kも生成されます。さらに、ネバネバ成分であるムチンやポリグルタミン酸、カリウム、セレン、ジピコリン酸といった成分も、発酵により生成されます。

納豆特有の酸であるジピコリン酸には抗菌性や、悪玉菌を抑制し乳酸菌などの善玉菌を増やす作用があります。またポリグルタミン酸には、ナットウキナーゼと呼ばれる、血栓溶解作用のある酵素が含まれ、脳梗塞や心筋梗塞を防ぐ効果が期待されます。さらに、ポリグルタミン酸には美肌効果があることから、納豆ローションなどのスキンケアアイテムも商品化されています。

最近の機能性の研究では、納豆に含まれるポリアミンが老化と動脈硬化を防ぐ働きがあることが注目されています。ポリアミンはアミノ酸から合成される物質で、細胞の増殖や生存に必要不可欠なものですが、加齢とともに体内での生成量が減ってきます。

注意点 ビタミンKが豊富で 血液凝固剤とは要注意

納豆に多く含まれるビタミンKは血液凝固因子の合成に働いています。抗血液凝固剤を服用している場合は、医師への相談をおすすめします。

（佐藤章夫）

関連する項目

免疫力低下、血栓症、動脈硬化、整腸作用、美肌

H 24

滋養強壮で古代から利用されている香味野菜

にんにく Garlic

概要 世界の料理に利用 食欲をそそる食材

にんにくはユリ科ネギ属の多年草で、強い臭いを持つ香味野菜です。原産は中央アジアで、古代エジプトではピラミッド建造に関わる労働者たちの疲労回復に用いられたとされ、日本へは中国から伝わり、最古の歴史文献である「古事記」や「源氏物語」に、その滋養強壮に関する記述があります。

食材としては、肉の臭みを消す香辛料、食欲をそそる香味野菜として中国料理、イタリア料理、フランス料理など、世界中の料理に使われています。主に球根が利用されますが、中国料理では葉や茎も利用されます。

作用 薬理効果を発揮する アリシン、スコルジニン

にんにくの有効成分で主なものは、アリシン、ビタミンB_1、スコルジニン、ビタミンB_6です。アリシンは外部からの刺激を受けると、酵素の作用で強い臭いを発しますが、これがにんにく特有の臭いです。アリシンは体内でビタミンB_1と結合すると、アリチアミンという物質に変わり、体内でのビタミンB_1の吸収性が高まり、疲労回復に働きます。

また、アリシンには殺菌、解毒、抗酸化などの作用があるとされ、細菌の感染による症状改善にも期待されています。

一方、スコルジニンは無臭の成分で、1936年に日本の小湊潔博士によって発見されました。アリシンと同様、疲労回復や新陳代謝を促進したり、末梢血管の血流を改善し、血液中のコレステロールを調節するなどして、生活習慣病を予防する働きがあります。

注意点 胃炎や潰瘍の場合は注意 薬剤の作用を高めるおそれも

にんにくの摂取量の目安としては、生なら1日1片、加熱した場合は2～3片とされます。特に生の場合は臭いも気になりますが、胃に炎症や潰瘍がある場合は控えたほうがよいでしょう。油で炒める場合は焦げすぎにも注意しましょう。

抗血液凝固剤やアスピリンを服用している場合は、薬剤の作用を必要以上に強めるおそれがあります。

（上馬場和夫）

関連する項目

疲労、生活習慣病、殺菌、解毒

H 25

代謝を高め、毒素を排出する昔からの素材

はと麦（ヨクイニン） Coix seed

概要　豊富な成分を含む漢方素材

紀元前1500年ごろには、インドではと麦の栽培が広まっていたといわれています。中国では、種子はヨクイニンと呼ばれ、漢方素材として昔から使われています。日本には江戸時代に伝えられ、本草学者・儒学者の貝原益軒は病後や産後の体力回復にはと麦を処方したとされます。

薬用植物として、民間薬用植物誌には、「根を煎じて通経剤、実を煎じて利尿・健胃剤、脾臓、胃を強くし、食欲増進、脚気、のどの痛み」などの対象となる症状や効用が記されています。

はと麦は、豊富な成分を含みます。精米に比べて2倍以上のたんぱく質や、8倍もの食物繊維などを含みます。

作用　整腸作用と食欲増進、美肌作用も

はと麦は胃腸の調子を整え、胃もたれや食欲不振を抑える効果が知られており、薬膳料理では代謝を高めて毒素を排出する素材として利用されています。余分な水分や便の排出を促進し、毒素を排出するデトックス効果があります。

美肌の維持や利尿作用の効果が期待され、化粧品やお茶などに利用されています。はと麦は、良質なアミノ酸を多く含み、新陳代謝を活発にする働きを持ちます。新陳代謝とは、細胞の生まれ変わりのことです。はと麦は、肌の古い角質を取り除き、新しい肌細胞を生み出すため美肌に効果的です。

また、体内の老廃物を排出する効果を持つため、日焼け、ニキビ、シミ、ソバカスを抑制し、内側からの改善に寄与します。

はと麦の種子であるヨクイニンは、生のまま、解熱に用いられ、下痢止めは炒ったものが用いられます。さらに、リウマチや神経痛などの鎮痛にも用いられています。

注意点　妊娠中、授乳中は摂取しない

はと麦の摂取量は、1日あたり15g～30gを目安に煎じたものを、1日3回に分けて飲むとよいといわれています。子宮収縮を促進する可能性があるため、妊娠中、授乳中の摂取は避けたほうがよいとされています。

同属植物であるジュズダマは、生薬のヨクイニンとして混用されていますが、主要成分が異なるので、注意する必要があります。　（上馬場和夫）

関連する項目

胃もたれ、食欲不振、美肌、ニキビ、デトックス

H 26

必要なすべての必須アミノ酸を含む

ビール酵母 Brewer's yeast

概要　発酵に欠かせない微生物

ビール酵母は、糖を分解してアルコールを造るなど、ビールの製造の発酵工程に欠かせない微生物です。

ビタミン、ミネラル類、アミノ酸、グリコーゲン、脂肪など必要な栄養素を多く含んでいます。

ミネラルでは、カルシウム、リン、鉄、カリウム、マグネシウムなどが含まれ、特に豊富なカリウムは、体内のナトリウム量を保ち、血圧を調整する大切な働きがあります。

作用　腸内での消化吸収を助ける

ビール酵母に含まれるたんぱく質は栄養素の50％を占め、人間に必要なすべての必須アミノ酸を含んでいます。また、ビタミンB群も豊富で、体内でエネルギー産生や新陳代謝を助け、疲労回復に効果があります。β-D-グルカン、グルタチオンなどの成分が含まれ、免疫力を向上させる働きもあるため、予防効果も期待できます。

ビール酵母は、腸内で糖質の消化・吸収を助ける働きをします。また、含まれている食物繊維の作用で不要な物質の吸収を妨げ、便として排泄させる働きや、腸のぜん動運動を盛んにし、食べ物の残滓を体外に排出する働きを助けます。加えて、腸内の環境を整え、便通を改善する効果があります。便秘気味の女性対象の試験で、ビール酵母を配合したヨーグルトを摂取させたところ、排便回数と排便量の増加が報告されています。

また、肥満対策としても期待されています。さらに高コレステロール血症の成人を対象とした試験で、ビール酵母を含むヨーグルトを摂取させたところ、血清コレステロール値低下の可能性が示されています。また、Ⅱ型糖尿病患者を対象としたビール酵母摂取の試験では、空腹時血糖値低下との関連が示されています。

月経前症候群（PMS）の治療にビタミンとミネラルとの組み合わせで、有効性があるとする報告があります。

注意点　アレルギー体質の人は要注意

アレルギー体質の人は、偏頭痛や腹部の不快感や膨満感などの症状が出ることがあります。特に過敏な人では、かゆみ、じんましん、発疹などの症状が現れることもあります。（佐藤章夫）

関連する項目

消化不良、肥満、便秘、疲労

H 27

豊富なアントシアニンが眼精疲労やドライアイを予防

ビルベリー Bilberry

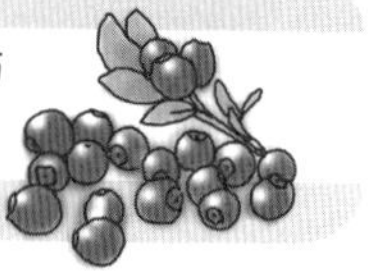

概要 「白夜」が育てる豊富なアントシアニン

ビルベリーはコケモモ属ツツジ科の植物で、北欧に自生する野生種です。小さい釣り鐘形のピンク・グリーンの花が春に咲き、熟すとブルーブラックの甘い果実がなります。果肉はとてもやわらかく、ジャムやジュースに加工されます。

目の健康によいとされるビルベリーのアントシアニンの含有量は、ブルーベリーの約5倍といわれています。特に、北欧産はアントシアニン含有量が最も高いとされています。ビルベリーの果実は、内部まで色素が詰まっていて、これが太陽の光を受けてアントシアニンをつくります。北欧ではビルベリーの収穫期の夏になると、一晩中太陽が沈まない「白夜」になります。つまり、ビルベリーの果実は太陽の光を朝から一日中途切れることなく受けて育つのです。

果実には、ほかにオリゴメリック・プロシアニジンを含み、葉にはグルコキニン類、ポリフェノール、タンニン、フラボノイド、クロムなどを含みます。

作用 アントシアニンがロドプシンを活性化

目の網膜で光を感じるために必要な物質がロドプシンです。ロドプシンは体内で合成されますが、目を使っているうちに分解されます。さらに加齢や栄養不足で、合成能力が低下します。

ビルベリーの中に含まれるアントシアニンにはこのロドプシンの再合成を活性化する働きがあります。これによって、目の疲れが取れて視野が広がるという作用があるのです。

また、ビルベリーのアントシアニンには、目の健康以外にも毛細血管を保護して動脈硬化を防ぐ作用などもあるとされています。臨床試験においても、糖尿病や高血圧性網膜症などによる網膜の病変の改善などに対し有効性が示されています。

ビルベリーには亜鉛とマンガンが豊富に含まれています。亜鉛は、生きるために不可欠な酵素の材料になり、マンガンは、生殖機能に関わるミネラルとして不可欠です。

注意点 ビタミンA、Cと一緒に摂取

ルテイン、イチョウ葉、ビタミンA、Cなどと一緒にとると効果的です。

大量摂取は胃が委縮し、胃痛を生じる可能性があります。　　（佐藤章夫）

関連する項目

目の疲れ、ドライアイ、動脈硬化

H 28

網膜に働きかけ、眼精疲労を改善

ブルーベリー Blueberry

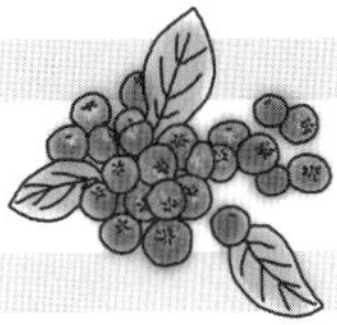

概要 目に効く伝統的なハーブ

コケモモ属のベリー類の総称で、いくつかの種類がブルーベリーと呼ばれ、食用として各地で栽培されています。欧州では伝統的なハーブとして古くから使われており、一部では医薬品として認可もされています。

目によいフルーツとして知られるようになったブルーベリーですが、種類によって働きに差があります。最近ではサプリメントも増えて手軽にとれるようになっています。ジャム、パイ、ジュースなど、加工食品はよく知られていますが、サプリメントとしては比較的新しい存在です。

作用 目に効くだけでなく、がん予防や生活習慣病予防にも

ブルーベリーが目に効くのは、網膜に含まれるロドプシンという物質に、ブルーベリーの色素成分アントシアニン（ポリフェノール類の一種）が作用するからだといわれています。ロドプシンは視力を保つ重要な物質で、光の刺激を受けると分解、再合成を繰り返します。この連続が視神経に伝わって脳に情報が送られますが、目の酷使などによって再合成が間に合わなくなると視力低下、疲れ目が起こります。アントシアニンはロドプシンの再合成を助ける働きがあります。

眼精疲労と視力障害の改善、糖尿病性網膜症の治療、老人性白内障の進行抑制に利用されています。

眼精疲労改善で肩こりがやわらぐというように、目の症状緩和からほかの症状も改善へ向かいます。さらに、日本産のブルーベリーにも含まれるクロロゲン酸には、高い抗酸化作用も確認されており、活性酸素を抑制してがん予防や生活習慣病予防に効果が期待されています。加えて、毛細血管を保護し、血栓を防ぐ働きもあります。

注意点 品種によって働きにばらつき、大量摂取には要注意

生やジャムで食べる品種とサプリメントで使われる品種は異なります。サプリメントや医療品の原料となるのはビルベリーです。摂取量ですが、1日あたり、ブルーベリーエキス125mgを摂取したところ、眼精疲労に効果が出た症例があり、アントシアニンの量にして62.5mgが一応の目安です。

大量摂取は、胃の委縮を招き、胃痛を生じることがあるので、要注意です。

（佐藤章夫）

関連する項目

目の疲れ、肩こり

H 29

抗酸化作用を持ち、ダイエット成分としても注目される

ラズベリー Raspberry

概要 各種成分を豊富に含むキイチゴ類

バラ科のキイチゴ類のうち、ブラックベリーと並ぶ栽培品種群をラズベリーと呼びます。果実にはビタミンCや鉄分、カルシウム、カリウム、亜鉛などのほか、ケルセチン、ルテイン、エラグ酸やクエン酸、ポリフェノール類も豊富に含まれています。ラズベリーの果実は日もちしないため、ジャムなどで利用されていますが、生でも食べられます。サプリメントでは、エキスや錠剤などのほかに、お茶で飲めるラズベリーリーフもあります。これは女性ホルモンの分泌を整えるという目的で利用されています。

作用 アントシアニンが目を健康に

ポリフェノールは抗酸化作用があることで知られていますが、ラズベリーに含まれるアントシアニンは、特に眼精疲労や目の病気に効果があります。目の網膜にはロドプシンという物質があり、光刺激を感知する重要な働きを持っています。これが少なくなると目の疲れ、見えにくくなるという症状が現れます。アントシアニンはロドプシンの合成を促し、目の疲れを緩和する作用があります。

エラグ酸にも抗酸化作用があり、特に細胞の突然変異や発がん物質を抑制する効果があります。またメラニン色素をつくり出すチロシナーゼという酵素の働きを抑え、美白に効果があるといわれています。ミネラル類では、亜鉛を含んでいるので、亜鉛不足による味覚障害も予防できます。ほかにも月経周期の乱れの改善、月経痛をやわらげるといった効果が挙げられます。

ラズベリーの香り成分に皮下脂肪を減らす作用があるとして話題になっています。これは、2002年にあるメーカーが発見したラズベリー・ケトンという成分です。カプサイシンに構造が似ていますが、刺激が少ない利点を持ち、脂肪を分解、燃焼させる作用があります。

注意点 妊娠初期は要注意

ラズベリーの葉は、助産師によって陣痛促進の目的で使用され、欧米では妊娠後期から産後にかけて飲まれています。ただし、子宮の収縮を促すので、妊娠中は避けましょう。また、胃が萎縮し、痛みを感じることもあるので、注意を要します。 （佐藤章夫）

関連する項目

眼精疲労、肥満、月経痛・月経不順、肌の美白

食用油脂の機能性・解説

食用の脂質（油脂）には大豆油やごま油、オリーブ油などおなじみの植物油のほか、最近はアマニ油やチアシード油など健康によいとされるさまざまな機能性油脂が登場しています。

油脂によって、性質や栄養的価値、体内での働きなどは大きく異なりますが、そのカギを握っているのは構成成分である脂肪酸です。脂肪酸は、炭素と水素が鎖状に連なっていますが、そのつながり方によっていろいろな種類に分けられます。

一般的には、食生活の変化により摂取量の減っているn-3系脂肪酸の健康への機能性が注目されますが、n-9系脂肪酸を多く含むオリーブ油や菜種油、n-6系脂肪酸を多く含むごま油や月見草油などの不飽和脂肪酸、また飽和脂肪酸の中でも近年、その有用性が報告されている中鎖脂肪酸を含むココナッツ油など、それぞれに特有の脂肪酸が含まれます。これらの機能性を知り、何よりバランスよくとることが大切なのです。次頁に、食用油脂を脂肪酸の系列に分けて、期待される機能性を挙げてみました。

また、油脂に含まれる脂肪酸組成をわかりやすいグラフに表しました。もちろんこれらの数値は、原料となる動植物の種類、品種、生育環境、加工方法などの条件によって変動するものですので、一つの目安として参考にしてください。

n-3系不飽和脂肪酸の仲間

アマニ油（亜麻仁油）：「アマ」という植物の種から抽出される油で、油分を30～40％含み、その50％前後はα-リノレン酸です。ドイツの専門機関では慢性の便秘や過敏性腸症候群、腸炎などへのアマニの使用を承認しています。

チアシード油：チアは、シソ科サルビア属の一年草でその種子（チアシード）は非常に小さく直径約1㎜。

2000年以上前からアステカ民族が主要なエネルギー源として食用に育ててきました。豊富な食物繊維、18種類のアミノ酸や脂質、炭水化物、ミネラルなどを含み、脂質の60％はα-リノレン酸、20％はリノール酸からなります。

（216ページに続く）

食用油脂の機能性

系列	種類	主な脂肪酸等の特徴	期待される健康機能性
n−3系	**えごま油**	α-リノレン酸	脳神経の働きをサポート、アレルギーの抑制
	アマニ油	α-リノレン酸、オレイン酸	同　上
	サチャインチ油	α-リノレン酸、リノール酸	同　上
	チアシード油	α-リノレン酸、種子は、水分を吸って膨潤するので、ダイエット素材となる。	同　上
	魚油	EPA、DHA	中性脂肪低下、脳の機能保持、血行促進
n−9系	**べに花油**	オレイン酸が豊富（和食に幅広く適する）	LDL（悪玉）コレステロール値の低下
	オリーブ油	オレイン酸が豊富（主に地中海食メニューに合う）	LDL（悪玉）コレステロール値の低下、エキストラバージンはアンチエイジング
	なたね油	オレイン酸50%以上含むが、α-リノレン酸も10%程度含む	バランスよく脂肪酸がとれる
	米ぬか油	オレイン酸/リノール酸= 1.15/1とn−9系とn−6系の特徴を持つ	コレステロール値の低下
	マカデミアナッツ油	パルミトオレイン酸（一価不飽和脂肪酸で、n−7系）（ナッツ風味）	LDL（悪玉）コレステロール値の低下、肝臓の脂肪沈着抑制
n−6系	**ごま油**	抗酸化物質ゴマリグナン	コレステロール値の低下、アンチエイジング
	パンプキンシード油	植物ステロール、亜鉛、カロテノイドを含む	前立腺機能の保持、尿排出機能の改善
	くるみ油	α-リノレン酸を8%程度含む（ナッツ風味）	コレステロール値の低下
	ボラージ油	γ-リノレン酸を20%程度含む	アレルギーの抑制、PMSの低減
	月見草油	γ-リノレン酸を8%程度含む	アレルギーの抑制、PMSの低減
	麻の実油	α-リノレン酸、γ-リノレン酸を含み、n−6/n−3 = 3/1とバランスがよい	加齢による循環器機能の低下抑制
その他	**ココナッツ油**	中鎖脂肪酸を含む	脳の認知機能の低下抑制

● 油脂類に含まれる脂肪酸は、飽和脂肪酸と不飽和脂肪酸に分類される。
● 不飽和脂肪酸は、一価不飽和脂肪酸（n−9系）と多価不飽和脂肪酸（n−3系、n−6系）に分けられる。
● n−3系、n−6系は食品からとる必要があり、必須脂肪酸という。心臓、循環器、脳、皮膚などの器官や組織に必要な栄養素である。
● 油脂類は摂取バランスが大切。とりすぎはカロリー過剰をまねく。

食用油脂／脂肪酸組成

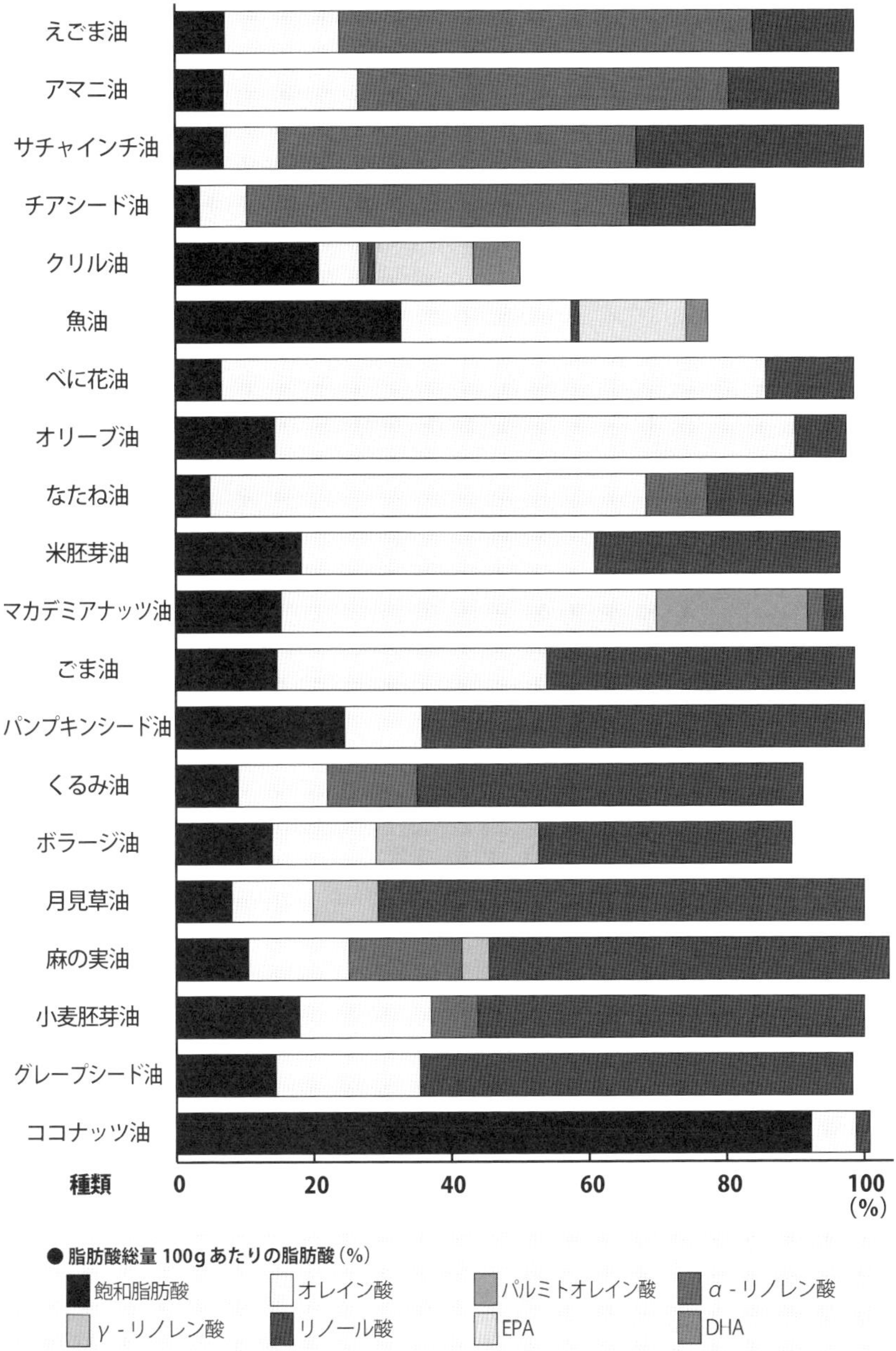
えごま油
アマニ油
サチャインチ油
チアシード油
クリル油
魚油
べに花油
オリーブ油
なたね油
米胚芽油
マカデミアナッツ油
ごま油
パンプキンシード油
くるみ油
ボラージ油
月見草油
麻の実油
小麦胚芽油
グレープシード油
ココナッツ油
種類
0
20
40
60
80
100
(%)
●脂肪酸総量 100g あたりの脂肪酸（%）
飽和脂肪酸
オレイン酸
パルミトオレイン酸
α - リノレン酸
γ - リノレン酸
リノール酸
EPA
DHA

えごま油：えごまは「ごま」の仲間ではなく、一年草のシソ科植物です。α-リノレン酸（n-3系）が60%と豊富に含まれており、アトピー性皮膚炎や花粉症に有効だといわれています。

クリルオイル：プランクトンの一種であるオキアミから得られる油で、EPA、DHAなどのn-3系不飽和脂肪酸を27%程度含みます。また抗酸化物質であるアスタキサンチンやフラボノイド類も含み、生活習慣病の予防や抗炎症作用があるといわれています。

ただ、これらの脂肪酸は非常に熱に弱く、また酸化しやすいので、使い方や保存方法に注意しましょう。

n-9系不飽和脂肪酸の仲間

高オレイン酸べに花油：べに花の種子油はリノール酸を豊富に含み、その健康への機能性が注目されましたが、リノール酸の過剰摂取問題から、オレイン酸の豊富な種子を原料にしたべに花油が開発されました。オレイン酸は熱に強く、酸化安定性も高く、また高コレステロール血症への有効性が示唆されています。

n-6系不飽和脂肪酸の仲間

麻の実油（ヘンプシードオイル）：中国の伝統的な五行では、麻の実は五穀の一つとして用いられてきました。油には、α-リノレン酸、γ-リノレン酸、リノール酸、オレイン酸などn-3系とn-6系の脂肪酸がバランスよく含まれます。

パンプキンシード油：搾油用のペポかぼちゃ（西洋かぼちゃ）の種子を原料とした油。粗精製の油は、ステロール類を含むので、前立腺の機能維持が期待されます。

月見草油：種子油には必須脂肪酸が多く、特にγ-リノレン酸を豊富に含みます。

飽和脂肪酸の仲間

ココナッツ油：ココヤシの乾燥ナッツから得られる油脂で、脂肪酸組成としては飽和脂肪酸が主体ですが、なかでも52～85%は中鎖脂肪酸であるラウリン酸が占めています。このほかミリスチン酸、カプリル酸、パルミチン酸などを含みます。中鎖脂肪酸の、認知症への有効性が米国で報告され注目されています。また「体に脂肪がつきにくい」というトクホの成分でもあります。

O 01

免疫力を高めて健康増進

アガリクス Agaricus blazei murill

概要 ブラジル原産の高価なキノコ

学名をアガリクス·ブラゼイといい、ヒメマツタケ、カワリハラタケとも呼ばれるハラタケ科のキノコです。ほかのキノコよりもたんぱく質の含有量が高く、多糖類やビタミンB_2、ビタミンD、マグネシウム、カリウム、リノール酸、リン脂質など、多くの有効成分が含まれています。

原産地はブラジルで、現地の人は草原に自生するアガリクスを食用にしていました。日本へは1965年に持ち込まれましたが、当時は高価で栽培方法が確立されていなかったため、食用として普及しませんでした。1980年に三重大学医学部の抗腫瘍活性に関する研究が報告されてから、注目されるようになりました。

作用 マクロファージやNK細胞を活性化

有効成分の一つ、多糖類で食物繊維の一種であるβ-グルカンが、マクロファージやNK細胞を活性化させ、免疫力を高め、腫瘍を抑制する働きをすることが、動物実験レベルで報告されています。ヒトでの臨床試験では、子宮がんや卵巣がんの患者の化学療法中の副作用を軽くする効果や更年期障害、疲労回復に言及した報告があります。ただし、作用に関しては、不明な点も多いようです。

2006年には、動物実験において発がん促進作用が確認されたとして、厚生労働省がアガリクス製品の自主回収を要請する事案が発生しました。しかし、米国国立がん研究所（NIC）が、52週にわたる臨床試験を実施したところ、アガリクスの低分子成分ABMK-22に含まれる1SY-16が肺がんや大腸がんにも高いがん予防効果を発揮することが確認され、再び注目されるようになりました。

注意点 体質によって下痢や発疹の症状

食用のキノコであるため、安全性には問題がないと思われます。体質によってはまれに下痢や発疹などの症状が現れることがあります。品質に関しては、アガリクス・ブラゼイ協議会が業界としての基準を設けているため、参考にしましょう。（佐藤章夫）

関連する項目

がん、更年期障害

O 02

傷に効くだけでなく、便秘を改善

アロエ Aloe barbadensis mill

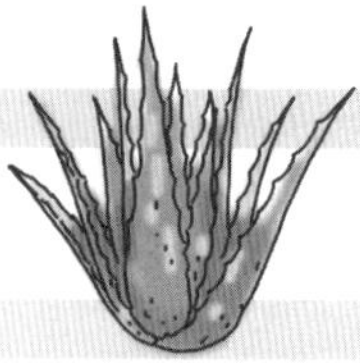

概要 切り傷や消化器系などの民間薬に使用

切り傷や火傷、虫刺され、ひび、あかぎれ、水虫などに使用する民間伝承薬として知られるアロエは、アフリカ原産のユリ科の多肉植物で、紀元前からエジプトやギリシャで利用され、中国では蘆《ろ》薈《かい》と呼ばれ、消化器系の生薬として使われてきました。

観賞用も含めて数百種類あるといわれているアロエですが、主に健康食品や化粧品に用いられるのは、キダチアロエやアロエベラで、ケープアロエは医薬品として利用されています。

作用 便通作用で医薬品に使用

アロエには、サポニン、ムコ多糖類、葉緑素、ビタミンA、B_{12}、Cなどが含まれていて、さまざまな症状に対して利用されます。

部位別に見ると、アロエの葉にはアロインやアロエエモジンが含まれます。アロインは特有の苦みを有する成分で、胃液の分泌を促し、胃腸の働きを活発にします。アロエの葉の汁を濃縮乾燥させたものは、便通作用があり、医薬品に利用されています。

皮を剥いだ葉肉部分には、サポニンやアミノ酸、グルコマンナン、多糖類、ミネラルなどが含まれます。粘液にはアロエウルシンが含まれ、抗腫瘍作用や炎症を鎮める働き、血液を固める働きがあります。また粘液にはムチン質が多く含まれ、乾燥肌に潤いをもたらす効果があります。

ほかにも免疫力を高め、抗腫瘍作用を持つアミロチンや、抗腫瘍作用および抗菌作用を持つアロエチン、血糖値を下げる働きがあるアロエボランも注目されています。

注意点 下剤作用や体を冷やす作用がある

火傷の応急処置などで生のアロエを利用するときは、皮膚を刺激するアロインが含まれる外皮を取り除き、ゼリー状の葉肉部分のみを患部に貼付します。

アロエは家庭で栽培したり、乾燥粉末、錠剤、ドリンクタイプの製品を購入するなど手に入りやすいものですが、体を冷やす作用や下剤作用があるため、冷え症の人や体が衰弱している人、月経中や妊娠中、授乳中の人は使用を控えるなど、注意が必要です。

（佐藤章夫）

関連する項目

胃腸の働き、便秘、乾燥肌、免疫力低下、炎症の鎮静

O 03

欧米で認められた効果は、加齢に伴う症状の改善

イチョウ Ginkgo biloba

概要 葉の部分の有効成分研究進む

イチョウは中国原産の落葉樹で、今から約２億５千万年前に存在していたといわれている太古の植物です。その種子は古くから漢方薬の素材として利用されてきました。有効成分の研究が進んでいるのはドイツで、葉の部分が医薬品として利用されています。

イチョウ葉エキスはイチョウの青葉を乾燥させてアルコールで抽出したものです。

作用 血液循環をよくし、認知機能の向上に役立つ

イチョウ葉エキスの有効成分は、ギンコライド、ギンコフラボノイド、ケルセチン、ケンフェロール、プロアントシアニジン類などのポリフェノール類です。これらは主に葉の部分に含まれ、フラボノイド類やギンコライド、ポリフェノール類が作用しているといわれています。特にギンコライドには血管拡張、血行促進、血栓防止、血圧の調整などさまざまな作用があり、記憶低下や認知症など加齢に伴う症状に有効です。

強力な血管拡張作用により、末梢血管閉鎖症患者の歩行時の痛みの軽減、糖尿病患者の網膜症の改善、月経前症候群（PMS）の緩和などに有効であるとの報告もあります。欧州では、記憶障害、耳鳴り、めまいなどの改善に対する使用を認めています。

注意点 エキス中のギンコール酸濃度が5ppm以下であるか確認を

生の葉や実に関しては重篤なアレルギーや症状が出るため、食べないほうがよいでしょう。加熱調理した実も、多量摂取した人に中毒症状が現れた事例があるため､食べる量を調節します。

イチョウ葉エキスは、有効成分のほかにアレルギー物質（ギンコール酸）が含まれており、海外の医薬品規格では濃度を5ppm以下に規制しているため、参考にします。

錠剤やカプセル、お茶、飴などの加工食品が販売されていますが、エキス中のギンコール酸濃度が5ppm（国際規格）であるかを確認しましょう。

血小板の活性化を抑制する働きがあるため、ワルファリンを含む血栓症治療薬を服用中の人も注意が必要です。

（中嶋洋子）

関連する項目

加齢による脳機能低下、耳鳴り、めまい、月経前症候群（PMS）

O 04

消化酵素抑制で、血糖値上昇を防ぐ

いんげん豆抽出物（ファセオリン） Phaseolin

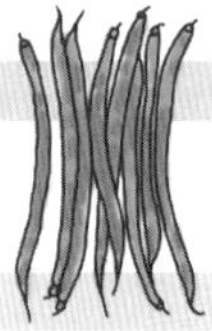

概要 糖質分解酵素抑制で、ダイエット効果

白いんげん豆抽出物に含まれる成分ファセオリンは、糖質分解酵素の働きを抑制することから、炭水化物の消化を遅らせるといわれています。消化されない炭水化物は、腸で吸収されないので、吸収対策成分としてダイエット効果が期待されています。

白いんげん豆は、いんげん豆の白色種で、大福豆や白金時豆はその一種です。豆はカルシウムや鉄、カリウムを豊富に含み、種皮は食物繊維を多く含みます。白いんげん豆の抽出物には、豆を含む全体を用いたものと、さやのみを用いたものがあります。

作用 消化酵素をブロックして血糖値上昇を防ぐ

食物由来のでんぷんは、膵臓から分泌されるα-アミラーゼという消化酵素によってブドウ糖に分解され、小腸の粘膜で吸収されます。ファセオリン中のα-アミラーゼ阻害物質は、消化酵素α-アミラーゼと結合してその働きを阻害し、でんぷんがブドウ糖に分解されにくくします。分解されなかったでんぷんは体外に排出されます。この阻害物質は耐熱性を持ちます。こうした作用から、肥満の改善とともに、糖尿病や脂質異常症の改善にもつながるといわれています。

ドイツのコミッションE（薬用植物評価委員会）は排尿困難の治療補助として、さや抽出物の使用を認めており、2～3カ月使用した事例の有効性及び安全性の報告があります。

血糖値の上昇抑制には、ファセオリンの食前、食中の服用が効果的です。

注意点 生食、加熱不足によるトラブル

米国のファセオリンを使用したサプリメント商品の宣伝文言「ダイエットに絶大な効果がある」に対して、米国食品医薬品局（FDA）が警告を発しました。日本でもテレビの情報番組で白いんげん豆の半生調理によるダイエット効果が報道された後、中毒騒ぎが起きました。生や、加熱が不十分なものを食べると、嘔吐や下痢、胃痛といった症状を引き起こすことがあります。これらは、白いんげん豆に含まれるレクチンというたんぱく質によるものです。調理する場合には、水に十分浸してから、沸騰したお湯で10分以上煮るようにしてください。

（久保 明）

関連する項目

ダイエット、糖尿病、脂質異常症

0 05

胆汁の分泌を促進して肝機能を改善

ウコン（クルクミン）Curcumin

概要 鮮やかな黄色と独特の香りが特徴

ウコンの主成分クルクミンは、ポリフェノールの一種です。胆汁の分泌促進、解毒作用によって肝機能を助ける働きがあります。ウコンはアジア原産のショウガ科の多年草です。カレーに使われる香辛料のターメリックです。

原産地は東インド地方で、アジアやアフリカ、中南米の熱帯から亜熱帯に広く自生しており、世界中で50種類ほどが知られています。春ウコン、秋ウコン、紫ウコンの3種類があり、クルクミンの含有量が多いのは秋ウコンです。乾燥品のほうがクルクミンの含有率は高いですが、生ウコンをすりおろした汁を飲用しても効果があり、サプリメントとしては粉末や粒、ドリンクなどが市販されています。苦みが強いですが、発酵させると苦みがやわらぐと同時に抗酸化力も高まります。

作用 肝臓の機能を高め、胃の調子を整える

肝臓の機能が低下するとアルコールの分解能力が低下し、胆汁の分泌も減少することで肝臓に負担がかかり肝機能をさらに低下させるという悪循環を繰り返しますが、クルクミンは肝臓の解毒作用を強める作用と胆汁の分泌促進の両方に貢献します。

胆汁は脂質の消化吸収に重要な役割を持つ胆汁酸が主成分ですが、胆汁酸をつくり出すにはコレステロールが必要なので、胆汁分泌が活発になればコレステロールも消費され、体内コレステロールが減る効果も期待されます。

ウコンは胃の働きを活発にし、食欲を増進するとの報告があります。消化不良患者対象の比較試験でウコン摂取により症状改善結果が出ています。また、胃液分泌を高め、胃粘膜保護の働きもあります。

クルクミンの抗がん作用に関しては、皮膚がん、大腸がん、肺がん、前立腺がんに対する抑制効果が期待される報告があります。クルクミンの構成成分であるクルクミノイドには、血糖降下作用、炎症抑制作用があることが確認されています。

注意点 胆道閉鎖症の人には禁忌

肝機能障害の人には、ウコンの大量摂取は危険です。ウコンには鉄分が多く、C型慢性肝炎や非アルコール性脂肪性肝炎の患者の症状が悪化する可能性が高いとされています。（佐藤章夫）

関連する項目

よく酒を飲む、消化不良、がん

O 06

免疫力を高めるハーブ

エキナセア Echinacea

概要 感冒の症状を改善する医薬品として普及

エキナセアは北米原産のキク科の多年草で、和名をムラサキバレンギクといいます。初夏から晩秋の間に赤紫色の花を咲かせます。

ネイティブ・アメリカンの間では化膿した傷の洗浄や治療、歯やのどの痛み、感冒（風邪）の治療によいと利用されてきました。現在はドイツを中心に効果・効能の研究が進められ、欧州では風邪やインフルエンザの症状を改善する医薬品やハーブティーとして普及し、特に風邪のひき始めに用いるとよいと考えられています。

作用 アルキルアミドが免疫機能を調整する

アルキルアミド、多糖類、糖たんぱく質、フラボノイドなどが有効成分とされています。アルキルアミドは免疫機能を調整する働きを持ちます。この成分は血液中を流れるリンパ球の一種であるT細胞から分泌されるIL-2(たんぱく質の一種）を抑制し、体内の酸化を防止することが報告されています。またエキナセアから抽出されるアルカミドやポリサッカライド、カフェイン酸がLDL（悪玉）コレステロールの酸化を抑制することがわかっています。

これらの有効成分が免疫に働きかけ、白血球中の好中球やマクロファージを活性化し、病原菌の貪食作用（細胞が細菌や微小な異物を細胞内に取り込むこと）を促進することで、感染症などに対する抵抗力を高めると考えられています。

最近では、抗菌作用や抗ウイルス作用、抗炎症作用などについても報告がなされています。

注意点 自己免疫系疾患を持つ人には禁忌

結核や膠原《こうげん》病、白血病、HIV感染症などの免疫系の進行性疾患を持つ人は免疫不全を引き起こす可能性があるため、禁忌です。

風邪のひき始めなどには、朝食時や就寝前に飲むことや浴槽に入れて入浴することが効果的とされています。これらは1～2週間ほど続けて摂取することが有効とされています。ただし、8週間以上の連続摂取はしないように勧告しているため、注意が必要です。

（上馬場和夫）

関連する項目

風邪、感染症、免疫力低下

O 07

中国では紀元前から用いられている漢方薬

エゾウコギ Siberian ginseng

概要 厳寒の地に自生する落葉低木

エゾウコギ（シベリア人参）は、シベリアや中国東北部、日本では北海道東部の摩周湖や阿寒湖周辺など厳寒の地に自生する落葉低木です。

中国では刺五加《しごか》という漢方薬として紀元前から用いられてきました。ロシアでは、旧ソ連時代から薬効の研究が進められ、モスクワ五輪では、選手がエゾウコギのエキスを身体能力の向上のために利用したことで、有効性が注目されたといいます。

サプリメントやドリンクタイプのもの、お茶などが市販されています。摂取量の目安は1日3g程度です。

作用 免疫力を高め、殺菌、抗炎症作用を有する

主な有効成分に、免疫力を高め、殺菌、抗炎症作用を持つトリテルペノイド系の配糖体が挙げられます。ほかに、血中コレステロールを調整するステロールや血圧を下げ、自律神経のバランスを整えるクマリン配糖体、抗疲労作用や興奮作用を有するシリンジン、抗酸化作用や心臓の冠状動脈拡張作用を持つフラボノイドが確認されています。

これらの有効成分により、代謝促進や滋養強壮、疲労回復、食欲増進、抗ストレス、精神安定、集中力や免疫力の向上が期待されています。

男性の性機能の回復や強化、疲労回復に効果があるといわれていますが、臨床試験では、皮膚の感染症である単純ヘルペスや脂質異常症、不整脈、虚血性発作に対する効果について報告されています。

また、エゾウコギに含まれるピノレジノール・ジクロコサイドは、体内で女性ホルモンと似た働きをするエンテロラクトンという成分に変わることから、今後の研究が期待されています。

注意点 婦人科系の病気を持つ人は使用を控える

女性ホルモンと似た働きをするため、子宮筋腫や子宮内膜症、卵巣のう腫、乳がんなど婦人科系の疾患を持つ人は使用を控えたほうがよいでしょう。ドイツ連邦保健省は、高血圧患者には使用しないように注意喚起しています。

副作用に関しては乳腺痛や憂うつ、いらつき、眠気や不安などが確認されています。　（上馬場和夫）

関連する項目

疲労、ストレス、免疫力低下

O 08

肝臓を保護して炎症を抑える

オオアザミ（マリアアザミ、ミルクシスル）Milk thistle

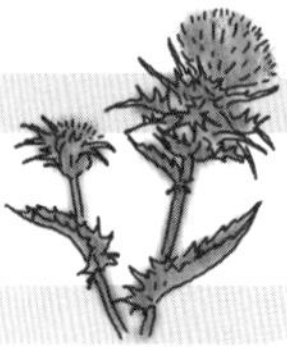

概要 肝臓の保護作用がある民間伝承薬として利用

オオアザミはアジア、北アフリカ、南ヨーロッパ、地中海地域を原産地とする草花です。葉の部分に白いまだら模様があり、5～7月に紅紫色の花を咲かせることが特徴です。別名をマリアアザミ、英名をミルクシスルといいます。この名前は、葉の白いまだら模様を聖母マリアのミルクにたとえたことに由来すると考えられています。

原産地であるヨーロッパでは、2000年も前から肝臓の保護作用があるとして、肝疾患や胆嚢疾患などの伝承薬、Ⅱ型糖尿病と肝硬変を患う人のインスリン抵抗性の低下、乳がんや子宮頸がん、前立腺がんの増殖を抑制する民間薬として用いられてきました。

作用 傷ついた肝細胞の修復を助ける

種子には主に4種類のシリマリン（シリビニン、イソシリビニン、シリクリスチン、シリジアニン）が含まれ、これが活性成分になります。シリマリンは、基礎研究で肝細胞の増殖の促進や酸化（細胞を障害する化学反応）の阻止、炎症の抑制に対し作用する働きがあることがわかっています。ドイツのコミッションE（ドイツの薬用植物の評価委員会）では、種子の粗抽出物の消化不良への使用、標準化製品の慢性肝炎や肝硬変への使用を認めています。

肝臓は摂取した栄養素を体内で活用しやすいように変化させる、アルコールを分解して、体外に排出する、薬などに含まれる有害な物質を無害にするなどの働きを持ちます。日常的に、多くのアルコールを摂取したり、医薬品を服用している場合は、肝臓への負担が大きいため、肝機能の修復を助ける必要があります。

肝機能以外では糖尿病に関する臨床試験も実施されており、これまでに糖尿病患者のHbA1cや血糖値の低下に対する評価がなされています。

注意点 おなかがゆるくなる

副作用には下痢があります。まれではありますが、胃腸への影響があることも報告されています。また、血糖値を下げることがあるため、血糖値に影響を与える薬やサプリメントを服用している人は、医師に相談してください。

（上馬場和夫）

関連する項目

消化不良、肝機能障害、糖尿病

抗菌作用を持つハーブ

オリーブ葉 *Olea europaea*

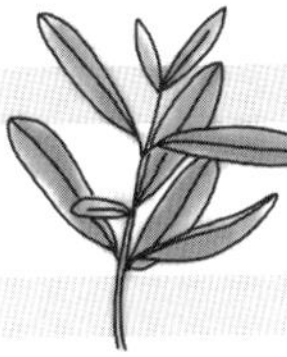

概要 国の繁栄の象徴として植樹

オリーブはイタリアやスペイン、ギリシャなどの地中海地方を原産地とするモクセイ科の常緑樹です。古代ギリシャでは、オリーブを国の繁栄の象徴とみなし、植民地化した土地にオリーブを植樹したといわれています。

日本では小豆島で初めて栽培に成功し、その後瀬戸内海沿岸や九州、兵庫などで広く栽培されるようになりました。

作用 オレウロペインが免疫細胞を活性化させる

オリーブの葉には、オレウロペインや鉄分、カルシウム、ビタミンE、オレイン酸、エレノール酸、ヒドロキシチロシルなどの有効成分が含まれています。

ポリフェノールの一種であるオレウロペインは、強い抗酸化力を持ち、体内で抗生物質のような働きをします。

細菌や真菌、ウイルスが体内に侵入すると、反応して免疫細胞の働きを活性化させ、感染症を予防することが示唆されています。また、水を加えるとヒドロキシチロソールという成分に分解され、肌のシミなどの原因になるメラニン色素の生成を抑制するともいわれています。

またオリーブ葉のオレイン酸は、オリーブ油と同様に血液中のLDL（悪玉）コレステロールを排除し、動脈硬化や心臓病、高血圧を予防することや胃酸の分泌を調整して胃潰瘍を防ぐ働きをすることが知られています。

エレノール酸にはウイルスやバクテリアの生成を抑え、感染症に対する免疫機能を高める働きがあり、ヒドロキシチロシルには抗炎症作用があるといわれます。これらの成分により、オリーブ葉には感冒やインフルエンザなどの感染症、ヘルペス、膀胱炎、糖尿病、循環器系の機能改善、慢性疲労などの有効性が示唆されています。

注意点 酸化しやすいため、作り置きはしない

乾燥した葉を煎じて飲むことや粉末をとることが一般的ですが、酸化しやすいため、作り置きはしないようにします。感冒（風邪）やインフルエンザなどのウイルス感染症を患った際には、3～4時間おきに500mgをとるとよいとされています。（上馬場和夫）

関連する項目

感染症、インフルエンザ、循環器疾患、疲労

O 10

糖尿病に朗報、血糖値を下げるいも

カイアポイモ Batata

概要 アマゾン地方の先住民の健康支える

カイアポイモは、南米ブラジルのカイアポ山地に自生する白甘藷《しろかんしょ》の一種で、南米の白いもと称されています。

カイアポとは、アマゾン地方に住む先住民であるインディヘナのことです。紀元前2000年ころに栽培が始まり、インディヘナの健康を支えてきたといわれています。インディヘナの間では、病気の予防や薬効作用があるとされ、日常生活の中で珍重されてきました。

作用 CAFが血糖値を下げる

栄養価に優れ、滋養強壮や傷の治療、止血、血をきれいにする作用があり、いわば神秘の植物とされてきました。その理由は土壌中に含まれるミネラル分など多くの有効成分を、成長過程でまんべんなく吸収してしまうためです。したがって、栽培した土地は痩せて、一度収穫すると数年は栽培が不可能といわれています。

さらに、近年の研究の結果、血糖値を下げる効果があることが判明しました。有効成分に関する研究は、日本薬学会や日本糖尿病学会などで発表されています。

主な有効成分は、酸可溶性糖たんぱく(CAF)やカリウム、食物繊維、微量ミネラルなどです。

CAFには、インスリンの分泌促進作用と作用改善の効果、血糖値の正常化という効果があります。

カイアポイモの塊根（いも）粉末あるいは皮粉末によるⅡ型糖尿病患者へのプラセボ対照試験を行ったところ、いずれもインスリン抵抗性の改善作用による糖・脂質代謝に対する働きが確認され、副作用はみられなかったと報告されています。

注意点 抗凝固剤との併用には注意が必要

血液の凝固因子に作用するビタミンKが豊富に含まれているため、抗凝固剤との併用には注意が必要です。

カイアポイモは、不足すると不調をきたしやすいカリウムなど、日常生活で不足しがちなミネラルがとれることから、上手に活用したい食品です。

生も手に入れることができますが、粉末、錠剤タイプなども手軽に入手できます。（上馬場和夫）

関連する項目

糖尿病

O 11

抗菌、リラックス作用を持つハーブ

カモミール（かみつれ）*Matricaria recutita*

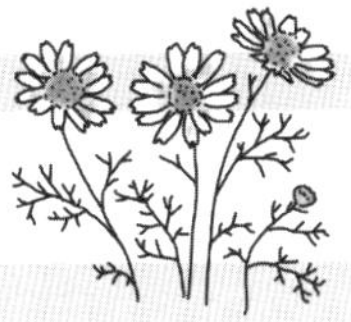

概要　4000年以上前から民間薬として利用

カモミールはキク科シカギク属の一年草で、和名を加密列《かみつれ》といいます。ヨーロッパから西アジアにかけて広く分布し、4000年以上前からヨーロッパで薬草として使用されてきた民間薬です。属名の「マトリカリア」は「子宮」を意味し、婦人病の薬として用いられていたといいます。

丈は60cmほどで、花はりんごの果実に似た特有の強い香りがあります。ハーブティーなどでよく知られていますが、味はフローラルな甘みに少し苦みが加わった風味がします。

カモミールには、ローマン種とジャーマン種がありますが、ハーブティーや精油などでよく利用されているのはジャーマンカモミールです。

作用　抗炎症作用や消炎作用を有する

主な成分は、アズレンやビサボロール、カマアズレン、フラボノイド（ルチン）、アミノ酸、ノニル酸、カプリン酸などです。

カモミールの中でも、ジャーマンカモミールから抽出されたビサボロールやアズレンには、抗炎症作用や抗菌・抗真菌性、消炎作用、防腐効果などがあることがわかっています。したがって、口腔粘膜や消化器系粘膜の炎症やニキビの炎症抑制、口臭予防、乾燥による肌あれ防止などに有効といわれています。

ノニル酸、カプリン酸には、神経を鎮めてリラックスさせることや体を温めて発汗させる作用があることから、ヨーロッパでは感冒（風邪）対策のためにカモミールを用いたハーブティーを飲むことがあります。

また、月経痛の緩和や放射線治療などの化学療法による粘膜の炎症に対する有効性も報告されています。

注意点　鎮静作用で眠くなる場合がある

カモミールには、鎮静作用があり、眠気を誘うことから車を運転する場合は注意をします。また、刺激性があるため、眼の近くで使用することは控えます。

成分の一つであるクマリンには、出血のリスクを高める可能性があるため、出血性疾患のある人や出血のリスクが高くなる薬を飲んでいる人は注意が必要です。（上馬場和夫）

関連する項目

炎症抑制、口臭、肌あれ、ストレス、風邪

0 12

体内の脂肪合成を抑えるダイエットサプリ

ガルシニア・カンボジア *Garcinia cambogia*

概要 オレンジより やや大きい果実

ガルシニア・カンボジアは、インドやスリランカなどの高温多雨地帯に自生する果樹で、マンゴスチンなどと同じオトギリソウ科に属します。

赤色や黄色の果実は、オレンジよりやや大きく、酸味があり、熟したものは生で食べられています。乾燥させた果皮は、スパイスとしてカレーなどに利用されています。

インドの伝統医学であるアーユルヴェーダでも重宝されていたといいます。

作用 体脂肪の合成を 阻害する

果皮にはヒドロキシクエン酸が含まれていて、この成分が体脂肪の合成を阻害する働きを持つことがわかり、抗肥満成分として研究が進められています。

食事でとった炭水化物や砂糖などの糖質は、ブドウ糖に分解され、脳や筋肉に運ばれてエネルギー源になります。このとき、使い切れなかったブドウ糖はグリコーゲンとなって肝臓に蓄えられています。

食前にガルシニアをとっておくと、余ったブドウ糖をグリコーゲンに変わるように促してくれ、エネルギーとして消費しやすくなるといいます。

また、ガルシニアには満腹中枢に働きかけて、空腹感を感じにくくする作用があり、自然に食べる量を減らすことができます。なぜ空腹感を感じにくくなるのかという作用やメカニズムはわかっていません。

また、ガルシニアに含まれるガルシノールには活性酸素を抑える抗酸化作用や抗炎症作用があるといわれています。

注意点 摂取目安量は 1日0.5～1.5g

2002年3月に厚生労働省は「ラットに対して行われた実験で精巣障害が報告されている」として、過剰摂取を控えるように呼びかけています。同省の発表によれば、1日の摂取目安量はヒドロキシクエン酸換算にして1人あたり0.5～1.5gであるといいます。

一度に大量にとったり、長期間にわたり摂取しなければ副作用の心配はありませんが、これまでに、アレルギーや吐き気、胃腸不快感、頭痛などが報告されています。 (上馬場和夫)

関連する項目

肥満

0 13

砂漠で育つアンチエイジングパワー

カンカ *Cistanche tubulosa*

概要 砂漠の高麗人参

カンカの正式名称は、カンカニクジュヨウといい、ハマウツボ科ニクジュヨウ属の寄生植物です。主な原産地は、中国・新疆《しんきょう》ウイグル自治区で、タクラマカン砂漠南部やホータン一帯で確認できます。

漢方薬として処方されるニクジュヨウとは同じ属の植物で、砂漠の高麗人参ともいわれています。砂漠に自生するギョリュウ科の紅柳という植物の根に寄生して、大きなツクシのような外見をしています。

最近では、ニクジュヨウの採取が困難になっていることから、同じ属であるカンカが代替品として注目を集めています。

作用 抗酸化作用や血管を広げる作用

有効成分としては、ポリフェノールの一種で抗酸化力が強いアクテオシド、欧米で感冒（風邪）に効果があるハーブとして知られているエキナセアの主成分であるエキナコシド、血管を広げる作用があるカンカノシドが確認されています。

アクテオシドの抗酸化力は、赤ワインに含まれるポリフェノールの15倍、ビタミンCの5倍といわれています。

これらの有効成分の働きにより、滋養強壮作用や免疫力の向上、抗疲労、脳の老化防止に関する効果が報告されています。

動物試験では、認知症予防の効果や血液を固まりにくくして、流動性を高め、血行をよくする抗血小板凝集作用があることが確認されています。

原産地周辺は、世界でも有数の長寿地域として知られていて、数百人を超える100歳以上の高齢者が元気に暮らしているといわれています。高齢者の中でも認知症患者が少ないといい、カンカとの関連に対する研究もあります。

注意点 用量を守って摂取する

日本では煮出して飲用する乾燥品や粉末、ドリンク剤が一般的です。副作用に関する報告は特にありませんが、サプリメントなどを活用する際は、ラベルに記載された用量を守って摂取しましょう。　（上馬場和夫）

関連する項目

免疫力低下、疲労、脳の老化防止

Q14

解毒を含む多機能成分に世界が注目

カンゾウ（甘草） Glycyrrhiza uralensis

概要 ショ糖の150倍の甘みを持つ

カンゾウは、主に中国の東北地方に自生するマメ科の多年草で、西洋ではリコリス、和名では甘草といわれています。

甘草という名の通り、カンゾウはショ糖の150倍といわれる強烈な甘みを有し、西洋ではグミなどの菓子の材料として親しまれています。カンゾウのエキスは甘味料として使用され、日本では醤油などに添加されています。根や根茎を乾燥させたものは生薬として用いられています。

東洋医学でカンゾウは「百薬の毒を解かすもの」と考えられており、強烈な薬理作用や刺激をやわらげるものとして、漢方の処方に多く配合されている生薬の一つです。

作用 グリチルリチンが解毒作用を発揮

このカンゾウで最も注目されている成分は、グリチルリチンという甘み成分です。もともとは甘いだけの成分だと思われていましたが、最近の研究で、漢方でいう解毒作用がこの成分の働きによるものであることがわかってきました。グリチルリチンは、フグ毒やヘビ毒、細菌性の毒などに対しても解毒作用を発揮します。

また、衰えた胃腸の消化吸収を促す作用や潰瘍などによる出血を抑える効果、肝臓の機能を高める効果などがあり、胃潰瘍や肝機能障害、痛風などの症状改善に効くと考えられています。なかでも、B型、C型肝炎の抗原（異物の侵入から体を守る免疫反応を引き起こす性質を持つ物質）を持つ人の発症を抑える期待は大きいようです。

ほかにも初期の喉頭痛や痰、頭痛、口内炎の改善効果や抗がん作用に関する研究報告もあります。

注意点 血圧の上昇やむくみに注意

生薬のカンゾウを長期間服用すると、血圧の上昇や全身的なむくみなどの副作用が出ることがあります（偽アルドステロン症）。

サプリメントやハーブティーとしてとる場合は目安量を守りましょう。同時に服用している漢方薬があれば、その薬に含まれる量にも注意が必要です。気になる症状が現れた場合には摂取を中止して、速やかに専門家に相談しましょう。（上馬場和夫）

関連する項目

消化不良、肝機能障害、痛風、口内炎、解毒作用

O 15

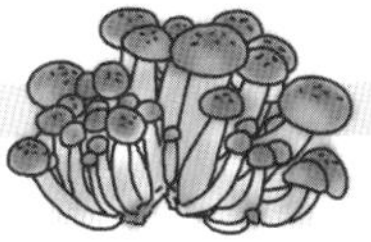

抗がん、免疫強化にパワーを発揮

キノコ類由来多糖類 Active Hexose Correlated Compound (AHCC)

【食物繊維】

概要 注目成分は、β-グルカンの免疫力向上

キノコ類は、たんぱく質や糖質、ビタミン、ミネラルに富んでいます。なかでも注目すべき有用成分は、多糖類の一種であるβ-グルカンです。

β-グルカンは、マクロファージやNK（ナチュラルキラー）細胞などの免疫関連の細胞を活性化して体の免疫力を高めるとされています。生活習慣病とともに、がん予防の効果を提唱しているものもあります。

作用 体の免疫力向上と、生活習慣病の改善

キノコの中でも霊芝《れいし》は、主成分としてβ-グルカンのほかにステロール、トリテルペンなどを含み、免疫細胞活性化によりがんの抑制や、炎症、アレルギーを抑える効果があり、特に血栓症を予防する作用に優れているといわれています。

血栓は、血管の中に血液の固まりなどが詰まることで、動脈硬化の原因になり、脳卒中や心筋梗塞にもつながる危険性が高く、その働きは大いに期待されています。

ヤマブシタケは形が山伏の衣装についた飾りに似ていることから、この名がついていますが、中国でも日本でも食用として用いられます。

有用成分として、ヘリセノンやエリナシンを含み、これが神経成長因子の生産を促進させるとして、抗認知症効果や抗腫瘍活性などが期待されています。乾燥したものは“猴頭《ほうとう》”の名で、漢方薬としても利用されています。

またβ-グルカン含有量がアガリクスの3倍ともいわれているのがハナビラタケです。自生は少なく「幻のキノコ」でしたが、人工栽培が可能になりました。ハナビラタケのβ-グルカンは、抗がん作用が高いβ-(1→3)Dグルカンが大半で、比較的多量に含まれます。

注意点 空腹時の摂取で効果がアップ

免疫力向上効果は、腸の内壁にある免疫細胞に作用して発揮されるので、空腹時に摂取すると効果的です。ただし多糖類を含む食品は、飲みすぎると下痢を起こす場合もあるので注意が必要です。（佐藤章夫）

関連する項目

がん、血栓症、免疫機能低下

016

糖の吸収を抑えるインドの伝統薬

ギムネマ・シルベスタ Gymnema sylvestre

概要 インドの伝統療法で2000年以上前から使用

ギムネマ・シルベスタは、インドの熱帯雨林に生育するガガイモ科のつる性植物で、日本では略してギムネマと呼ばれています。

インドの伝統医学アーユルヴェーダでは、2000年以上も前から、糖尿病の治療に効果のある薬草として用いられてきました。葉には独特の苦みがあり、口に含むと直後にお菓子などの甘い食べ物を食べても甘みを感じないといわれています。

作用 ギムネマ酸が糖の吸収を抑える

ギムネマ酸は、舌の味覚の甘味受容体に甘み成分が触れるのをブロックしていると考えられています。同じ機序で腸管内の糖の吸収受容体の働きをブロックするため、ギムネマ酸には、腸管内で糖の吸収を抑え、血糖値の上昇を抑える働きがあることが知られています。実際に、アーユルヴェーダでは、肥満を抑制する薬草として用いられていました。

20世紀初頭には、英国を中心に糖尿病を治療するハーブとして研究され、最近はダイエット成分として注目されるようになりました。

さらに、ギムネマ酸は食後の血糖値の上昇を緩やかにするため、インスリンの分泌を抑制して、肥満を防止するという説もあります。

最近の研究では、脂肪の吸収を抑える働きについても言及されていますが、肥満の予防に関しては、臨床研究などのデータが少ないため、今後の研究に期待が持てます。

また、便秘の解消や、虫歯の発生を抑えることが報告されています。

注意点 大量摂取による低血糖などの副作用に注意

適量をとることに関しては安全ですが、大量にとった場合に、低血糖などの副作用が報告されています。特に、摂取を開始した時期に、おなかが張る、ガスが出やすくなるなどの症状を訴えた人がいました。

インスリンや糖尿病治療薬を使用している人は、摂取する際に血糖値が下がりすぎないように注意する必要があることから、医師に相談することがよいでしょう。　（上馬場和夫）

関連する項目

糖尿病、肥満

O 17

抗炎症作用を持つハーブ

キャッツクロー *Uncaria tomentosa*

概要 葉の付け根に猫の爪のような棘《とげ》

キャッツクローは、ペルー中部の標高400～800mのジャングルに自生するアカネ科カギカズラ属のつる性植物で、英語で「Cat's Claw」と表記されています。その名の通り、葉の付け根の軸に猫の爪のような棘《とげ》があるのが特徴です。

インカ帝国の時代から伝承薬として利用されていて、ペルーの先住民は樹皮を煎じて飲んでいたといいます。

キャッツクローは、ハーブティーにして飲むことがおすすめです。体内への吸収をよくしたい場合は煎じて飲むことがよいでしょう。

そのほかに、樹皮エキスの粉末をカプセルにしたものや錠剤タイプがあります。1日の摂取目安量は、粉末や濃縮エキスの場合は、100～300mgが目安です。

作用 抗炎症作用や鎮痛作用により関節痛を抑える

キャッツクローの有効成分は、植物が持つ窒素を含むアルカリ性の分子である8種類のアルカロイドやトリテルペン、キノビック酸グルコシド、ポリフェノールなどが確認されています。

特に、キャックロー特有のアルカロイドであるイソプテロポディンは、免疫力を増強する作用が強く、リンコフィリンは血圧降下、抗血栓作用を有します。漢方薬の釣藤鈎《ちょうとうこう》もキャッツクローに似た外見であり、リンコフィリンを含んで血圧降下作用があります。トリテルペンは抗酸化、抗炎症作用、抗腫瘍作用、キノビック酸グルコシドは、鎮痛、抗ウイルス作用、ポリフェノールは抗酸化作用があります。

これらの有効成分により、キャッツクローは関節痛やリウマチに対する有効性が示唆されています。

注意点 自己免疫疾患の人は使用を控える

免疫系を刺激することから、全身性エリテマトーデスなどの自己免疫疾患の人は使用を控えるのがよいでしょう。

臓器移植患者や皮膚移植患者、インスリン投与中、3歳以下の小児の場合は、禁忌です。また、血圧を下げる作用があるため、降圧剤を服用している人の場合、併用して摂取する場合は注意が必要です。（上馬場和夫）

関連する項目

関節痛、リウマチ、高血圧症、血栓症

O 18

血行を促進し、胃腸を活発にし、体調改善を促進する

クマザサ *Sasa veitchii*

概要 古くからの皮膚病、外傷の民間薬、殺菌・防腐作用も

クマザサは家の周辺などに自生する身近な植物で、古くから民間薬として広く使用されています。

胃腸病、糖尿病、高血圧、ぜんそく、風邪など万病に効くといわれています。特に、殺菌･防腐作用があるので、体の内部的な症状だけでなく、防腐作用から外用薬としても用いられます。皮膚病や切り傷、口内炎やイボ、ウオの目、痔などに効きます。薬湯にして入浴すると汗疹（あせも）によいとされています。

サプリメントとして用いるのは、有効成分が豊富な緑色の濃い一年物の若葉です。夏季に生える葉に有効成分が多く含まれていますが、その摂取方法には、乾燥させた葉を健康茶として飲用するほか、抽出液を濃縮したもの、粉末、顆粒などがあります。ササエキスはクマザサのエキスの抽出物です。

作用 血栓予防や貧血の改善、骨粗しょう症にも

クマザサの葉に含まれる成分には、鉄分、カルシウムなどのミネラルのほか、ビタミンC、ビタミンK、ビタミンB_1、ビタミンB_2などがあり、青菜や海藻類にも含まれるクロロフィル（葉緑素）や多糖類のバンフォリン、食物繊維のリグニンなどもあります。

クロロフィルは、コレステロールを下げ血栓を防ぐ、血圧を下げる、貧血を改善する、細胞の強化、解毒、整腸、抗炎症、抗がんなど実に多くの効用を持っています。

バンフォリンは防腐作用によって体の免疫力を高め、リグニンには抗がん作用も認められています。

さらにビタミンKは、血液を固める物質プロトロンビンを増やし、止血作用を促すとともに骨からのカルシウムの溶出を抑制するため骨を丈夫に保つ役割があり、骨粗しょう症の予防には欠かせない成分であります。

またピロリ菌にも効果があるという研究発表もあります。

注意点 止血作用があるので、血栓治療中の人は要注意

時間が経つと有効成分が分解するので、早めに飲みきるほうがよいでしょう。また、クマザサに含まれる成分、ビタミンKには止血作用があるため、血栓症治療薬や抗血液凝固剤を服用している人は、医師への相談が必要です。

（佐藤章夫）

関連する項目

胃腸病、骨粗しょう症、貧血、高血圧、血栓症、がん

019

糖を分解する酵素に結合

桑の葉 *Morus bombycis koidz*

概要　漢方の生薬として珍重

桑はクワ科に属する落葉樹で日本では古くから養蚕のために栽培され、地図記号の一つになるなど、親しまれてきた植物です。もともと自生しているヤマグワに加え、各地方で独自の品種を栽培してきたことから、桑の品種は数多くあります。

桑の葉はもとより、桑枝、桑の根の皮（桑白皮）、桑の実（マルベリー）など桑全体が漢方薬の原料として珍重されてきました。桑の実は例年、4～5月に花を咲かせて実をつけるため、6月初旬から下旬にかけて収穫することができます。

作用　DNJが糖の吸収を抑える

桑の葉には、主な有効成分として、1-デオキシノジリマイシン（DNJ）が含まれています。DNJは糖を分解する酵素であるα-グルコシダーゼに結合することで、糖の吸収を抑制し、血糖値の上昇を抑えます。

血糖値は、ごはんやパンなどの糖質が消化酵素の働きでブドウ糖に分解され、小腸から血液中に吸収されるときに、一時的に上昇します。このとき、膵臓から分泌されるインスリンが働き、ブドウ糖が血液から細胞へ取り込まれ、血糖値が下がる仕組みになっています。

ほかに、亜鉛、マグネシウム、カルシウム、カリウム、鉄などのミネラル類、カロテン、ビタミンC、B_1、B_2、A、食物繊維、γ-アミノ酪酸など多くの成分が含まれます。さらに、フラボノイドの一種であるルチンやイソクエルシトリンも確認されています。

注意点　薬物治療中の糖尿病患者は併用を控える

桑の葉は熱に強いため、粉末を天ぷらの衣に混ぜるなどして食べることができます。ただし、生として使用できる季節は限られているため、継続して摂取するためにも、お茶や錠剤、粉末タイプのサプリメントなどを上手に活用します。お茶は血糖値を抑制することを目的にする場合は、食事の少し前や食事と一緒に摂取すると効果的です。

ただし、薬物治療中の糖尿病患者や妊婦、桑にアレルギーを持つ人は摂取を控えたほうがよいでしょう。

（上馬場和夫）

関連する項目

糖尿病

020

世界最古のスパイス

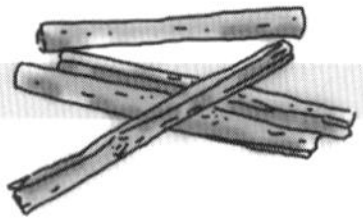

ケイヒ（桂皮、シナモン）Cassia-bark-tree、Chinese cinnamon

概要　古代エジプト以来の最古のスパイス、生薬

ケイヒは、甘い香りを持ち、嗜好品から薬剤まで幅広く使用される生薬です。中国やベトナム北部に分布する常緑高木で、樹皮は桂皮、枝は桂枝、果実は肉桂子と呼ばれ漢方薬の素材、中華料理のスパイスとしてよく使われています。ハーブ名はシナモンで、世界最古のスパイスといわれ、エジプトでミイラの防腐剤として使われています。根皮や樹皮の精油中ではケイヒアルデヒドが主な成分で、ほかにケイヒ酸、オイゲノールを含みます。

作用　血行促進、血糖値コントロール

毛細血管の血行を促進し冷え症を改善すること、冷えからくる風邪の諸症状を緩和すること、胃腸の調子を整え、食欲不振、消化不良、吐き気、下痢などの症状を緩和することなどの有効性が認められています。ほかにも、殺菌・防腐、血糖値調整、鎮静などの有効性があります。

Ⅱ型糖尿病患者または糖尿病前症の患者におけるシナモンおよびシナモン抽出物の摂取は空腹時の血糖値の低下との関連が認められたとの報告があります。また、Ⅱ型糖尿病患者によるシナモン摂取で、空腹時血糖とHbA1cの低下報告があります。

シナモンエキスの摂取で、抗血栓作用、中枢神経抑制（解熱・鎮静）作用が報告されています。また、シナモンエキスは種々の免疫メディエーターに対して作用することが示され、抗アレルギー作用も報告されています。精油中のケイヒアルデヒドに、大腸菌、カンジダなどに対する殺菌作用があるとの報告もあります。

動物実験ですが、ケイヒアルデヒドに、睡眠延長作用、解熱作用、鎮静作用があるとされています。

注意点　適量摂取、糖尿病患者は要注意

過剰量を長期にわたって摂取することは危険性が示唆されています。

血糖値を低下させることがあるので、血糖低下作用のあるハーブやサプリメント、糖尿病治療薬の作用を強めることが考えられます。糖尿病患者は、注意して用い、血糖値をモニタリングしたほうがよいと思われます。

ケイヒを含む製品にはクマリンを多く含むものがあり、肝障害が起こる可能性も考えられます。　（上馬場和夫）

関連する項目

冷え症、風邪、食欲不振、消化不良、高血糖

O 21

有効成分のフォルスコリンが代謝を促進

コレウス・フォルスコリ Coleus forskohlii, Coleus

概要 インド原産のダイエット・ハーブ

コレウス・フォルスコリは、インドやタイ、ミャンマーに自生するシソ科の多年草で、米国ではダイエット素材としても注目されているハーブです。

コレウス・フォルスコリは、インドの伝統医学であるアーユルヴェーダでは、心臓病、腹痛、呼吸器疾患、排尿痛に有効とされています。

1970年代のインドでの研究で、その根から血圧を下げ、心臓の収縮を強める成分が見つかり、フォルスコリンと名づけられ、高血圧の改善効果が期待されています。

作用 脂肪の代謝を促進してダイエットに期待

フォルスコリンは脂肪の分解に関わるβ-3受容体を介さず、直接アデニル酸シクラーゼを活性化するというメカニズムが解明されたとの研究報告があります。アデニル酸シクラーゼは心臓の収縮、血管、気管支にある筋肉、平滑筋の拡張と関係が深いため、心臓の収縮を高める治療にも注射薬で使用されています。

また、アデニル酸シクラーゼは脂肪細胞で脂肪が分解される場合にも必要です。アドレナリンなどの脂肪分解促進ホルモンは、脂肪細胞でアデニル酸シクラーゼを活性化し、次にリパーゼという脂肪分解酵素を活用して脂肪を分解します。これらの過程をフォルスコリンが促進することで、脂肪の代謝を活発化し、ダイエットに結び付けることができます。

肥満の男女に対する臨床試験の報告は実際に数件あり、8～12週間で体脂肪率と体重の明らかな相関関係が報告されています。

注意点 薬との併用、摂取量調整に注意が必要

フォルスコリンを用いて規格化された製品が出回っています。摂取量の目安は、一般的には10％濃度のフォルスコリンエキスで1日500～1000mgとされています。

理論的には強心剤、抗血小板薬と併用すると作用が増強されるので、該当する医薬品との併用には注意が必要です。また、体質によっては、おなかがゆるくなるなどの副作用もあると報告されていますので、少量からスタートして体調を確認しながら摂取するようにしましょう。（佐藤章夫）

関連する項目

肥満、ダイエット、心臓病

022

インド伝来の糖尿病治療の民間薬

サラシア（コタラヒム） Salacia oblonga, Kathala himbutu tea

概要 アーユルヴェーダで使用されてきたハーブ

サラシアは、インドやスリランカ、ミャンマー、タイなどに幅広く散在しているニシキギ科の低木です。

アーユルヴェーダでは、リウマチ、ぜんそく、月経不順、湿疹、糖尿病などの治療に利用されてきたハーブです。サラシアの幹で作ったマグカップの中に水を入れて成分を溶出させ、その水を摂取するなどの方法で利用されてきました。中医学では、サラシアの根をリウマチ性関節炎、腰痛、体力減退などの治療に使用しています。

作用 糖尿病合併症予防への期待

サラシアにはサラシノール、コタラノールという成分が含まれています。これらは糖質を糖に分解するα-グルコシターゼの働きを阻害し、血糖値の上昇を抑制する働きが期待されています。

Ⅱ型糖尿病患者対象の試験で、サラシア抽出液の摂取で、食後の血糖値とインスリン値が低下したとの報告があります。

サラシアには、マンギフェリンという物質も含まれています。糖尿病になると高血圧の状態が続くことがあります。細胞の中のブドウ糖が増加し、ブドウ糖を代謝させるアルドーズ還元酵素が活性化する一方、糖尿病の合併症の原因物質といわれるソルビトールが増えだします。マンギフェリンには、このアルドーズ還元酵素の活性を阻害し、ソルビトールの産出を抑制する作用があるため、網膜症、腎臓病、神経障害といった糖尿病の合併症を予防する効果が期待できます。

最近の研究では、肝臓での血糖の上昇を抑える働きが確認され、次世代の糖尿病用新薬への活用が注目されています。

注意点 食生活改善と並行してお茶として引用

血糖値の上昇を抑えるには食事の直前か食事中にサラシア茶を飲用すると効果的ですが、同時に食習慣の改善も必要です。

妊娠中・授乳中の摂取、肝臓病を患っている場合の摂取は控えましょう。大量摂取により、胃腸不調、おくび、腹痛、吐き気、下痢などが起こる可能性があります。なお、糖尿病の治療薬と併用すると、血糖値を下げすぎる可能性があるので、事前に医師に相談してください。（佐藤章夫）

関連する項目

糖尿病、肥満

023

悪玉コレステロールに働く植物由来の天然成分

植物ステロール Phytosterol

概要 コレステロールの吸収を阻害する

植物ステロールは、果物、野菜、植物油、ナッツ、穀物に含まれているステロールという成分の総称です。特にごま、落花生、大豆に比較的多く含まれており、主なものにスチグマステロール、ベータシトステロール、カンペステロールなどがあります。

植物ステロールには、食物に含まれるコレステロールを体内に吸収されにくくする働きがあります。食べ物に含まれるコレステロールは、胆汁酸と結合して小腸で吸収されますが、植物ステロールをとっておくとコレステロールの代わりに胆汁酸と結びつくため、コレステロールの吸収が阻害されます。吸収されなかったコレステロールは、便となって体外に排出され、その結果、血中のLDL（悪玉）コレステロール値を低下させる働きがあります。

作用 がん細胞の進行を抑制する働きも

植物ステロールの中のベータシトステロールには、免疫機能を高める力もあり、ナチュラルキラー（NK）細胞に働きかけて細菌に感染した細胞を死滅させる働きを強めてくれます。これにより、例えばがんに侵された細胞の進行を抑制するという効果も期待できます。がん治療中の人はもちろん、予防食品として取り入れるとよいでしょう。闘病中で食欲のわかない人でも果物などはスムーズにとれるのでおすすめです。

注意点 継続してとることを心がけて

コレステロール値が高くても自覚症状がない場合、放置し続けると動脈硬化、心筋梗塞や脳出血など重篤な疾病につながっていくリスクがあります。コレステロール低下に威力を発揮する植物ステロールは定期的に食べて初めて効果が期待できます。血中コレステロール値に効果が現れるまでには２～３週間が必要で、逆に植物ステロールをとらなくなると、血中コレステロール値も３週間以内に元のレベルにリバウンドするといわれています。普通１日の平均摂取量は200～400mgといわれています。

ベータシトステロールの経口摂取で、まれに、吐き気、消化不良などを引き起こすことがあります。

（佐藤章夫）

関連する項目

動脈硬化、がん

0 24

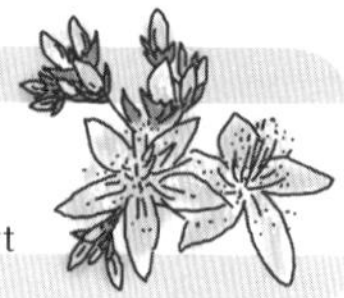

抗うつ作用が認められるメディカル・ハーブ

セント・ジョーンズ・ワート St. John's wort

概要 中世から知られる天然の抗うつ作用

ヨーロッパで中世からメディカル・ハーブとして使われているセント・ジョーンズ・ワートはその天然の抗うつ作用で知られています。

洗礼者ヨハネの血からこの草が芽生えたと言い伝えられるセント・ジョーンズ・ワートは、「悪魔を追い払うハーブ」と呼ばれ、外用で切り傷や火傷に、内服で軽いうつ症状などの治療薬として古くから使われてきましたが、医学的には認められていませんでした。1980年代に、人気のメディカル・ハーブになり、現在ドイツでは天然の抗うつ用薬品として認められています。

特異的有効成分は、ヒペリシンとヒペリフォリンです。ほかにアドヒペリフォリン、シュードヒペリシン、フラボノール類、フラバノール類、テルペン類、精油、タンニン、ニコチン酸、ビタミンCおよびAなどです。

作用 月経痛やリウマチ、肥満やHIVにも効果がある

セント・ジョーンズ・ワートには、抗うつ効果以外にも、多種多様な薬効があります。まず、筋肉をやわらげる作用があるので月経痛・月経不順を緩和、また痰を切る効果もあります。胃潰瘍などの消化器系疾患の治療薬として使用され、消毒作用や鎮痛作用があるため、切り傷、火傷、リウマチや神経痛・坐骨神経痛にも効果が認められています。

有効成分のヒペリシンとプソイドヒペリシンには、HIVウイルスをはじめとするレトロウイルスの増殖を妨げる作用も発見されています。

セント・ジョーンズ・ワートには食欲を抑える働きもあるため、メタボリック・シンドロームや肥満解消の効果も期待されています。

注意点 医薬品と併用する際は医師に相談を

医薬品と併用する場合は注意が必要です。鎮痛薬、抗うつ薬（SSRI）、強心薬、経口避妊薬、気管支拡張薬、抗てんかん薬、抗HIV薬、抗不整脈薬、血液凝固防止薬などを服用している場合、医薬品の効き目が悪くなり副作用が強く出る場合があります。事前に医師に確認するか､服用を控えましょう。また、紫外線に過敏反応を示す可能性があるので、注意を要します。

（佐藤章夫）

関連する項目

うつ症状、月経痛・月経不順、神経痛、肥満、HIV

O 25

古くから下剤として使われてきた歴史を持つ

センナ Senna

概要 便秘解消に有効なアフリカ原産の世界中で使用されているハーブ

センナは、マメ科の常緑低木でアフリカ原産のハーブです。薬用成分のセンノシドを多く含み、便秘解消に有効です。葉や実は、医薬品扱いとなっており、茎のみが食用またサプリメントに使用可能です。

古代エジプト時代から、アラビアの医師によってセンナの葉は下剤として利用されてきました。現在も、欧米ではお茶や粉末剤、シロップ剤などの形で幅広く使われています。葉は番瀉葉《ばんしゃよう》という生薬として、漢方薬としても多く用いられています。センナはセンノシド以外にもアロエエモジン、ケンフェロールなどのフラボノイドを含んでいます。

作用 消化されずに大腸に届き作用する

生薬のセンナは有効成分としてセンノシドを含み、古くから下剤として便秘の改善とそれに伴う頭痛、のぼせ、肌あれ、痔の改善などに使用されてきています。

センノシドは胃や小腸で消化されず、そのまま大腸に届きます。センノシドには、腸内の水分量を増やす働きがあるため、便を軟らかくし、排泄されやすくします。さらに大腸に到達したセンノシドは腸を刺激する物質へと変化し、腸のぜん動運動を活発にして排泄を促します。

健常な人を対象とした試験でセンノシドを飲用した結果、腸内通過時間が早まったことから、センナは便秘改善効果があると報告されています。

また、重度の過敏性腸症候群による重度の便秘を改善したとの報告や、腸のぜん動運動が高まる、便の重量と腸内細菌の乾燥重量が増加したとの報告があります。

注意点 妊産婦、小児は要注意

妊娠中・授乳中の人、12歳以下の小児はセンノシドの使用を避けます。センナの長期使用は、自然のぜん動運動が起こりにくくなるので、控えたほうがいいといわれています。また、便が軟らかくなりすぎると、便とともにミネラル分も体の外に出ていってしまい、ミネラルバランスが崩れるため、センナの常用は避ける必要があります。副作用として腹痛や嘔吐を起こす可能性もありますので、適切な使用が大切です。　（佐藤章夫）

関連する項目

便秘

0 26

PMS、更年期障害を改善、緩和するハーブ

チェストツリー Chaste tree, Monk's pepper

概要 ホルモンバランスを整える女性のためのハーブ

チェストツリーは、地中海やアジアに自生する落葉低木で、薄紫色の花と、ほのかな辛みを持つ種子が特徴で、ホルモンバランスの乱れを整える女性のためのハーブです。

挽いた種子が修道院で香辛料として使用されたことから「モンクス・ペパー」の別称があります。

紀元前400年ごろから薬用として用いられてきたとされていますが、現在、ドイツでは医薬品として、月経不順や乳房の痛みをはじめとする月経前症候群（PMS）に使用されています。

作用 睡眠のリズムを整え、体内時計を保つ働き

月経前症候群（PMS）は、女性ホルモンの乱れによって引き起こされます。主な症状として、体がむくむ、便秘、ニキビや口内炎などの身体的症状のほか、イライラするといった精神的な症状もみられます。チェストツリーは、ホルモンのバランスを整えることによって、これらの症状を緩和します。

また、更年期障害、月経不順や月経痛を改善・緩和する効果を持ちます。

比較試験においても、月経前症候群（PMS）に対して有効性が報告されています。

女性の不妊症にも有効性が示されています。プロゲステロンが不足していて妊娠しにくい女性において、果実の摂取によって妊娠の確率が増加したとの報告があります。

月経困難症に対しての有効性については、続発性無月経、頻発月経、月経過多といった月経異常を正常化したという試験結果があります。

また閉経後の睡眠障害や顔面紅潮に対しての効果があるとの報告もあります。

注意点 相性によっては逆効果も

摂取後、相性が悪い場合、胃腸の不調、頭痛、吐き気、痒み、じんましん、発赤、ニキビ、月経外出血が起こる人もいます。ほてりや乳房痛、月経周期の変化、筋腫の成長、体重増加もまれに報告されています。

使用に際し、ホルモン状態を医療施設でチェックすることが大切です。

（佐藤章夫）

関連する項目

月経前症候群（PMS）、月経痛・月経不順、更年期障害、不妊

O 27

紀元前より用いられてきた不老長寿の生薬

朝鮮人参（オタネニンジン、高麗人参）Oriental ginseng

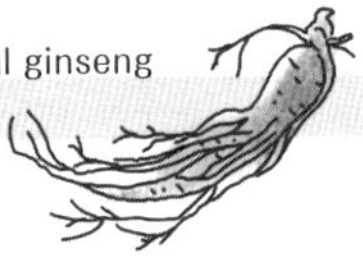

概要 学名はギリシャ語で「万能薬」

オタネニンジン、高麗人参ともいわれる朝鮮人参は、中国東北部や朝鮮半島などに自生するウコギ科トチバニンジン属の多年草の根を乾燥させたものです。

加工法の違いによって呼び名が異なり、主に生のまま乾燥させたものを「白参」、蒸してから乾燥させたものを「紅参」といいます。医薬品として珍重され、学名 Panax ginseng はギリシャ語で「万能薬」を意味する語に由来します。

作用 疲労、認知症などに成分が複合的に働く

代表的な有効成分は、ジンセノイドをはじめとするサポニン配糖体やビタミン、ミネラル、アミノ酸、ペプチドグルカンなどで、これらが複合的に働いて、多くの効果をもたらすと考えられています。

一般的にいわれている効能は、疲労回復、感冒（風邪）などの抗ウイルス作用、免疫力の向上、抗ストレス作用、血行促進、強心作用、糖尿病をはじめとした生活習慣病や認知症の予防・改善、更年期障害の改善などです。

特に紅参には、抗がん作用を認めた報告もあります。経口摂取による認知機能の向上や糖尿病に対する有効性には一定の評価があります。

東洋では古くから不老長寿の霊薬として、滋養強壮などに用いられてきた生薬で、日本でもさまざまな効能を持つ漢方薬として使用されています。現在も国が定めた医薬品の規格基準書である日本薬局方にも記載されています。

注意点 男性ホルモンの生産と分泌が過剰になる場合がある

発熱や腎臓障害によるむくみや尿量の減少、高血圧によるめまいやのぼせがある場合などは、摂取を控えます。長期摂取により、不眠、動悸、頭痛、血圧上昇などが現れた場合も速やかに使用を中止します。

常用することで、副腎や性腺で産生される男性ホルモンの一種であるデヒドロエピアンドロステロンの生産と分泌が過剰になることがあります。

したがって、ニキビが出ることや、顔の毛が濃くなるような場合には、注意が必要です。（上馬場和夫）

関連する項目

認知症、糖尿病、風邪、疲労、更年期障害、がん

O 28

不老長寿の妙薬、万能薬として中国宮廷で珍重されてきた

冬虫夏草（トウチュウカソウ）Caterpillar fungus

概要 昆虫に寄生したキノコ 中国を代表する漢方生薬

冬虫夏草は子嚢菌類のキノコが、チョウやガ、ハチなどの幼虫に寄生したもので、中国の青海、雲南、四川、そしてチベットからネパールの高山帯に分布しています。冬虫夏草菌が昆虫の体内に侵入し、冬の間に昆虫の栄養分を吸収して成長します。これが冬虫です。夏になると、菌に変わった「虫」が発芽して、菌の子実体が地面に出てきます。やがて成長して細長い草になります。これが夏草です。菌の子実体が地面に出たときのものが採取されて、商品化されています。

作用 18種類のアミノ酸など 微量栄養素が作用

中国では昔から、不老長寿の妙薬、万能薬として、秦の始皇帝や唐代の楊貴妃も愛用したとされ、宮廷を中心に珍重されてきました。

冬虫夏草には18種類のアミノ酸をはじめ、ミネラル、ビタミン類などの微量栄養素が含まれます。滋養強壮の作用を持つコルディセピンや免疫細胞を活性化させるβ-グルカン、利尿作用やカルシウム拮抗剤の働きも持つD-マンニトールや、血中のコレステロール値を低下させる働きのあるキチン・キトサンなどがバランスよく、幅広い効果を発揮するとされています。

中医学では虫草素、虫草酸という独特の名称の有効成分が、免疫力の向上、心臓・血管系、呼吸器系、そして糖尿病の改善、精力増強、抗がん作用などに働くと認められています。

冬虫夏草の研究は中国が中心となって進めており、臨床実験の結果では、特に、心臓病、肺病、悪性腫瘍、アトピー性皮膚炎、気管支炎、糖尿病、白血病、鼻炎などで高い効果が得られています。また、免疫力の増強・回復作用、集中力、記憶力、運動能力の向上などが認められています。

注意点 健康食品として カプセルやドリンク剤など

日本では健康食品として、乾燥品（煎じて飲用）、粉末、カプセル、ドリンク剤などが市販されています。

ひと口に冬虫夏草といっても、その品質はピンからキリまであります。産地や成熟度によって大きな差があります。多くは中国の四川省、雲南省のものが市販されていますが、チベット産のものが最も薬効が高いとされています。

（上馬場和夫）

関連する項目

心臓病、肺病、悪性腫瘍、アトピー性皮膚炎、気管支炎、糖尿病、白血病、鼻炎、がん

0 29

古代中国から健康維持と薬用に利用されてきた落葉樹

杜仲（トチュウ）Eucommia ulmoides

概要　6500万年前から自生　樹皮は医薬品にも利用

中国（四川省原産）に自生するトチュウ目トチュウ科の落葉樹で、6500万年前から生存していたとされ、氷河期を生き抜いた生命力の強い樹木です。

中国では、400年前に李時珍が著した「本草綱目」にも効力や用法などが記載され、現在では、樹皮が医薬品に利用されています。食品としてはその葉が利用され、健康茶として製品化されています。

作用　杜仲葉配糖体が血圧降下や血中脂質改善に

杜仲の樹皮に含まれるリグナンという成分が、がん予防や抗ストレス、更年期障害、血圧降下などに有用とされ、滋養強壮剤などの医薬品に、樹皮エキスが配合されています。

一方、杜仲の葉に含まれる、ゲニポシド酸などの杜仲葉配糖体が、血圧降下に作用することが動物実験や臨床試験で明らかにされています。ゲニポシド酸などの固有成分が、血管弛緩因子や副交感神経に作用して、動脈の平滑筋を刺激して血管を拡張させ、血流抵抗を低下させて血圧の上昇を抑えるというものです。

また、杜仲葉エキスには、肥満や血中脂質（コレステロール、中性脂肪）を改善する働きが動物実験で明らかになっており、メタボリックシンドローム（代謝症候群）による動脈硬化、脳梗塞、心筋梗塞などのリスクに対する予防対策として期待されています。

注意点　医食同源の考えから毎日続けて飲む習慣を

杜仲茶の飲み方は、約1リットルの水に杜仲茶パック1袋を入れて火にかけ、沸騰したら弱火にして10～15分ぐらいしたらでき上がりです。

杜仲茶はノンカフェインですので、小さい子どもからお年寄りまで飲めますし、就寝前に飲んでも差し支えありません。

また、熱いうちでも冷やしてもおいしく飲めることから、そのままでも、あるいはウイスキーや焼酎割り、蜂蜜とのブレンド、レモンの搾り汁を加えたりして、幅広い飲み方を楽しめます。

即効性があるわけではありませんが、健康を保つためには毎日続けて飲む習慣をつけることがおすすめです。

（佐藤章夫）

関連する項目

循環器疾患、高血圧症、更年期障害、ストレス、がん

O 30

男性の前立腺肥大症や脱毛症などに有効作用する

ノコギリヤシ Saw palmetto

概要 ヨーロッパでは医薬品 中国では漢方薬に

ノコギリヤシは北アメリカ南部に生育するヤシ科の植物で、葉柄に細かい鋸《のこぎり》のような棘があるのが特徴です。ネイティブアメリカンの間で、その果実が滋養強壮薬として利用され、ヨーロッパでは、19世紀初頭から民間伝承のハーブとして、中国では漢方薬として、泌尿器疾患などの治療に用いられてきました。

作用 ステロール類などが 悪玉ホルモンに作用

ノコギリヤシには脂肪酸やステロール類などの有効成分が多く含まれ、特にオレイン酸の含有率が高く、それらの薬理活性が注目されています。

特に目を引くのは、悪玉男性ホルモンとも呼ばれるジヒドロテストステロン（DHT）の抑制作用です。

加齢によってホルモンのバランスが崩れはじめると、男性の生殖器の一つである前立腺が肥大してきます。それに合わせて5α-リダクターゼという酵素が分泌され、男性ホルモンのテストステロンからジヒドロテストステロンが生成されます。このジヒドロテストステロンがさらに前立腺を肥大化させます。それに伴う尿層閉塞で、排尿が困難になり、膀胱の収縮力が低下するなどの症状を引き起こします。

また、5α-リダクターゼは皮膚腺にも存在し、男性の抜け毛や薄毛に関わっているといわれます。5α-リダクターゼによって分泌されたジヒドロテストステロンが、毛根にダメージを与えるためです。この男性ホルモンのバランスの崩れによって起こる脱毛症にも、ノコギリヤシが期待されています。

注意点 大量服用には注意 医師や専門家に要相談

ヨーロッパでは医薬品となっていますが、日本ではノコギリヤシ果実のエキスを飲みやすくした、顆粒やカプセル状のサプリメントが市販されています。亜鉛と一緒にとると効果が高まるとされています。

ヨーロッパで医薬品とされているように、大量の摂取による副作用も懸念されます。服用にあたっては医師や専門家に相談することをおすすめします。

（佐藤章夫）

関連する項目

前立腺肥大症、脱毛症

O 31

南太平洋の「ミラクルフルーツ」

ノニ Morinda, Noni

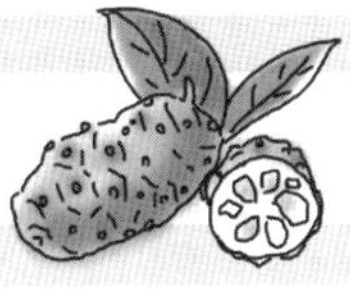

概要 強い生命力を持つ万能薬の素

ノニは、熱帯、亜熱帯の地域に広く自生するアカネ科の常緑小高木で、種子を植えて約８カ月で樹高５～８ｍになって実をつける強い生命力があります。果実は緑色で、熟すと黄色になり強い臭気を出します。ほぼ一年を通して収穫が可能です。

南太平洋の島では、「ミラクルフルーツ」とも称され、葉、根、樹皮のすべてが、民間療法の万能薬として重用されています。果実ジュースや、産地伝統の製法で果実を熟成発酵させた飲料などが販売されています。

作用 抗がん作用を持つ成分が含まれる

ノニの果汁にはプロキセロニン、スコポレチン、ビタミンC、モリンジン、テルペンといった有用成分が、根にはダムナカンタールといった成分が含まれており、これらの中には抗がん作用を持つ物質も含まれているといわれています。

有用成分のそれぞれの働きを見てみると、プロキセロニンは体内でキセロニンとなり、体が本来備えている自然治癒力を高めて細胞の再生を促し、機能を正常に保つ働きを持っています。

また、スコポレチンには、血圧降下、抗菌、鎮痛、抗炎症などの作用があることがわかっています。ビタミンCはウイルスやストレス、紫外線の害などと戦うのに不可欠です。テルペンは、細胞を活性化して臓器の働きを促進する作用を持ちます。モリンジンには鎮痛や鎮静の効果があることが知られています。

また、ノニには脂肪を燃焼させる成分も多数含まれているため、生活習慣病の原因となる肥満の予防や改善にも効果があるとされています。

注意点 腎機能が低下している人は避ける

飲む量の目安は、果汁100％のもので、１日20～40mlです。ノニ独特の強烈な臭いを消すために、ほかのジュース類で割って飲みやすくするとよいでしょう。腎機能不全の人は、高カリウム血症のリスクが高まるので注意が必要です。月経促進の用途もあるので、妊娠中、授乳中の摂取は避けてください。

（上馬場和夫）

関連する項目

生活習慣病、肥満、がん

O 32

神経を鎮め深い眠りに誘うハーブ

バレリアン（セイヨウカノコソウ） Valerian

概要　古代ギリシャ時代からの安全な睡眠ハーブ

バレリアンは古代ギリシャ時代から神経の高ぶりを抑え、深い眠りに導くハーブとして利用されてきました。

バレリアンはオミナエシ科で、日本には江戸時代に蘭方薬として導入され、かのこ草とも呼ばれています。根を乾燥させて薬用として使われます。強烈な臭いを発しますが、この臭いのもとが吉草酸で、有効成分とされています。

作用　目覚めた後の不快感がないのが特長

脳内にはギャバ（GABA）という神経伝達物質があり、この物質の働きの一つに、イライラした状態を改善する精神安定作用があります。バレリアンは、大脳皮質からのギャバの放出を高め、働きを助長することで睡眠を促進すると考えられています。

バレリアンの効果は世界でも認められており、バレリアン抽出物を就寝1時間前に摂取したところ、睡眠の質や眠りにつくまでの時間が改善されたという報告もあります。特に不眠症や、不規則な睡眠で悩んでいる人には効果があるようです。さらにトリアゾラム（ハルシオン）などの鎮静薬に比べて、目覚めたときの不快感がないといったデータもあり、バレリアンを強力な鎮静薬・睡眠剤に代わるものとして承認している国もあります。

注意点　ほかのハーブと併用すると相乗効果も

バレリアンはサプリメントでの摂取が一般的です。軽い不安やストレスで寝つけない場合に即効性があります。摂取量は300～400mgを目安とし、就寝1時間前に服用するとスムーズに眠りに入れます。レモンバームなど、鎮静効果があるハーブと併用すると相乗効果が期待できます。ただしバルビタール系薬剤、抗うつ剤や抗不安剤と一緒にとると効き目が強くなるおそれがあるので避けたほうがいいでしょう。日中のストレス緩和にも役立ちますが、その場合の摂取量は150～200mgです。一般的には副作用はほとんどありませんが、とりすぎると頭痛、気分が落ち着かない、吐き気、翌朝ふらふらするなどの症状が起きることもあり、人によっては適量範囲内でも刺激が強い場合もありますので、注意を要します。

（佐藤章夫）

関連する項目

イライラする、不眠症

O 33

香りで癒す欧州の伝統ハーブ

フィーバーフュー Feverfew

概要 キク科の多年草で、古くから民間療法で使用

フィーバーフューは、トルコ北部からバルカン半島付近原産のキク科の多年草で、ヨーロッパ東部からアジア南西部に分布し、観賞用や薬用にも栽培されています。葉は強い芳香を持ちます。フィーバーフューという名前は、「フィブリフューガ」というラテン語からきていて、下熱作用のある物質という意味です。

欧州では、古くから民間療法として頭痛、関節痛、リウマチ、発熱などの治療に使われてきました。

作用 芳香成分が偏頭痛を緩和、発毛効果、リウマチ、関節炎の炎症緩和

フィーバーフューの芳香成分は、抗炎症と強い殺菌作用を持つセスキテルペン類で、その中のパルテノライドは、偏頭痛に働きかける物質として知られています。

これまでに偏頭痛の頻度および痛み、吐き気、嘔吐、音や光に対する過敏などの症状が軽減したという報告がありますが、メカニズムは明確にわかっていません。一説として、頭痛にはセロトニンという物質が関わっているといわれています。血小板の中に含まれるセロトニンが何らかの理由で過剰に放出されると、頭部で血管が収縮し、その後セロトニンが減少すると血管が拡張するため炎症が生じて、頭痛を引き起こすというものです。このときパルテノライドは、血小板の凝集を抑制させ、脳の血管を収縮させるセロトニンの放出を抑制するため、偏頭痛の緩和に役立つのではないかと考えられています。

最近では、パルテノライドが発毛に効果があるとする報告もあります。パルテノライドの研究の過程で、薄毛だった人に発毛効果が相次いだことから、注目されています。

注意点 苦みが強いので胃が悪い人は食事中に

非常に苦く、生食すると場合によっては口内炎症や胸やけなどの胃腸の異常を起こすこともあります。胃の弱い人は空腹時を避けて、胃酸の分泌がさかんな食事中にとりましょう。

パルテノライドは、血液を固まりにくくするので、ワルファリンを含む血栓症治療薬と併用する際には注意が必要です。キク科植物にアレルギーのある人や妊娠中・授乳中の人は摂取を避けたほうがよいでしょう。（佐藤章夫）

関連する項目

偏頭痛、脱毛、薄毛、リウマチ

O 34

母体と胎児をつなぐ胎盤エキス

プラセンタ Placenta

概要 主に豚の胎盤由来の成分を利用

プラセンタは胎盤のことで、母体の子宮内腔に形成され、母体と胎児の臍帯を連絡する器官です。胎児へ酸素や生育に必要な栄養素を供給したり、母体へ老廃物をわたす機能のほかに、造血、たんぱく質合成、ホルモン分泌などの重要な機能を持ちます。この胎盤からの抽出成分がプラセンタエキスです。

現在、プラセンタの注射薬で厚労省の認可を得ているのは、更年期障害および乳汁分泌不全の治療薬、肝障害の治療剤の２つだけで、これらはヒトの胎盤由来です。健康食品や化粧品の原材料は、豚の胎盤が大半です。

作用 疲労回復と並行して美肌効果を発揮

プラセンタは、胎生動物の母体と胎児をつなぐ大切な働きを持ち、胎児の生命を守るために成分としてアミノ酸やミネラル、ビタミン、酵素などを豊富に含んでいます。

プラセンタは細胞を活性化させるだけではなく、活性酸素を撃退する働きをし、疲労回復や健康な肌をつくる作用のほか、肩こりや冷え症、二日酔い、肝炎、胃潰瘍、十二指腸潰瘍、更年期障害の改善にも役立つとされています。

またプラセンタの美白作用を主とした美肌づくりの効果に注目が集まっています。女性を悩ませる肌あれの多くは、ストレスからくる自律神経やホルモンバランスの崩れが原因で起きますが、プラセンタには疲労回復、自律神経やホルモンバランスの調整、新陳代謝の向上などの効果が期待できます。

また肌の細胞レベルから働きかけるので、シワやたるみなどの肌トラブルを防ぎ、キメを整えます。

ホルモンのバランスを整えるので、更年期障害治療にも使用されています。

注意点 注射やサプリメントでまれに副作用の報告

プラセンタを配合した美容と健康のための栄養機能食品として、カプセル、錠剤など多くの製品が市販されています。プラセンタ注射や経口摂取により、まれにアトピー性皮膚炎、薬剤性肝機能障害、過敏症（発疹、発熱）などが起きることがあるので、要注意です。

（上馬場和夫）

関連する項目

疲労、更年期障害、シワ、たるみ、肌の美白

035

サケの鼻軟骨から抽出した高保水力を持つ成分

プロテオグリカン Proteoglycan

概要 保水力と弾力性を持つ細胞外マトリクス

プロテオグリカンは、たんぱく質を構成するアミノ酸の一部に糖鎖が結合した、糖たんぱく質の一種で、コラーゲンやヒアルロン酸とともに、細胞と細胞の間に存在する細胞外マトリックスです。「プロテオ」はプロテイン、つまりたんぱく質、「グリカン」は多糖類を意味します。

グリコサミノグリカンは、ムコ多糖類として全身に存在するヒアルロン酸や軟骨から分離されたコンドロイチン硫酸などが有名ですが、これらのグリコサミノグリカンの構造解析を行っている中で、1970年にグリコサミノグリカンとコアたんぱく質が一定の結合様式で結合した糖たんぱく質が発見され、プロテオグリカンと命名されました。サケの鼻軟骨から安全で比較的安価な抽出技術が確立され、さまざまな効果が報告されています。サケの廃棄資源、鼻軟骨の有効利用を模索する中で、精製技術ができたといわれています。

作用 保湿力やEGF様作用など優れた美肌効果

プロテオグリカンは、皮膚や軟骨など体内に広く存在し、優れた保湿力と弾力性を持っています。プロテオグリカンに含まれる多数のグリコサミノグリカンは、スポンジのように水を柔軟に保持しながら、弾性や衝撃への耐性といった機能を担っているのです。

またプロテオグリカンには、皮膚成長因子（EGF）と同様の作用があります。EGFは、肌表面の新陳代謝を活性化して、表皮細胞の成長（ターンオーバー）を促進させる効果を持っており、火傷の皮膚移植などにも使われる成分ですが、それに似た美肌作用があります。塗布試験により、シワ改善、弾力改善などの作用が確認されています。コラーゲンやヒアルロン酸などのほかの美容成分と比べても、数倍の美肌効果があると報告されています。

またプロテオグリカンは、関節痛対策としても期待されています。

注意点 適正容量を守れば大丈夫

プロテオグリカンの副作用に関する報告は国内ではありませんが、適正容量を守ることは必要で、過剰摂取は禁物です。

（佐藤章夫）

関連する項目

美肌、関節痛

O 36

抗菌・抗炎症、組織再生促進により自然治癒力向上

プロポリス Propolis

概要 古代から知られる ミツバチがつくった万能薬

ミツバチが集めた樹脂にミツバチの分泌物を混合してできたプロポリスには強い殺菌・消毒作用があり、酸化防止や血液浄化、免疫力増強のほか、抗がん作用も認められています。

「プロ（pro）」は「前面（を守る）」、「ポリス（polis）」は「都市」という意味です。

プロポリスには古い歴史があり、古代エジプトではミイラの腐敗防止に、古代ギリシャ、ローマでも皮膚疾患、切り傷、感染症などの予防や治療に使われていた記録があります。

作用 糖尿病、胃腸不調、循環器障害に

ミツバチはプロポリスを巣の入り口に塗ることで、内部にほかの虫や雑菌が入らないようにすき間を埋め、巣を守っています。

プロポリスの主な成分は樹脂、蜜ろう、精油、花粉などですが、そのほかにも有機酸、脂肪酸、アミノ酸、ミネラル、ビタミンを含みます。これらが作用して抗菌・抗炎症、鎮痛、組織再生促進、酸化防止、血液浄化、免疫力増強などの効果がみられ、また糖尿病、胃腸病、循環器障害などにも効くとされています。

さらに、プロポリスには約40種類のフラボノイドが含まれています。フラボノイドには、毛細血管を保護し、丈夫にすることで自然治癒力を高める作用や抗がん作用を持つものがあります。

注意点 症状に合った 産地の物を選ぶ

使用する際に注意したいのは、プロポリスの有効性は必ずしも一定であるとは限らないという点です。

ミツバチは行動範囲にあるいろいろな樹木から樹脂を集めてきます。例えば、抗菌・抗炎症、免疫強化の成分を多く含むユーカリやポプラがプロポリス採取の主体であれば、その症状に効き、また、針葉樹林に生息するミツバチのプロポリスは、外傷や皮膚炎に有効に作用するなど、効用にも特徴がありますので、症状に合ったものを選択することが大切です。なお、ハチやハチの生産物、針葉樹、ポプラ、サリチル酸にアレルギーのある人は使用禁忌で、外用で用いた場合に接触性皮膚湿疹を起こすこともあります。妊娠中・授乳中の人も使用を控えたほうがよいとされています。（佐藤章夫）

関連する項目

糖尿病、胃腸病、循環器疾患、免疫力低下、がん

O 37

コレステロール値や血圧を正常化する

紅麹（ベニコウジ） Red yeast rice

概要 中国古来の成分、紹興酒造りにも使用

紅麹は、蒸し米に紅麹菌を植菌して発酵させた赤色の麹のことです。

中国では2000年以上前から、消化を助け、血液の循環をよくし、内臓を強くする漢方薬の一つとして珍重されており、紹興酒などを造るのにも利用されてきました。

作用 悪玉コレステロールだけ減少させる

近年、日本では、紅麹に含まれるモナコリンKのコレステロール値を下げる作用が発見され、その効果が注目されています。

体内のコレステロールは食事からとるのは全体の2割程度で、残りは肝臓でつくられています。そのため、コレステロール値をコントロールするには、肝臓のコレステロール合成の抑制がカギになります。

紅麹の有用成分であるモナコリンKはスタチンの一種で、コレステロールがつくられるのを阻害する作用を持ちます。コレステロールは、酢酸をもとに20数段階の過程を経て合成されますが、紅麹の成分、モナコリンKはコレステロール合成に必要なメバロン酸をつくりにくくすることでコレステロールの合成を抑制し、悪玉のLDLコレステロールだけを減少させます。

複数の臨床研究で、紅麹摂取による総コレステロール、LDLコレステロール、トリグリセリドの低下報告があります。

紅麹の有効成分としては、ほかにγ-アミノ酪酸があります。これは脳内に多く存在する神経伝達物質で、作用の一つに血圧を下げる働きがあります。

注意点 就寝前に飲むと効果アップ

紅麹はサプリメントでとるのが一般的ですが、紅麹で醸造した清酒や味噌、醸造酢でも摂取できます。

コレステロールは睡眠中に合成されるので、紅麹を1～3カ月ほど就寝前に継続して摂取すると効果が期待されます。

悪影響として胃炎、腹部不快感、肝臓酵素活性の上昇を引き起こすことが報告されているので、胃腸や肝臓、腎臓に不調のある人は使用を避けたほうがよいと思われます。また、妊婦や小児の摂取、授乳中の摂取についても注意を要します。　（佐藤章夫）

関連する項目

脂質異常症、高血圧

O 38

アンデス高地原産の天然の精力剤

マカ Maca, Peruvian ginseng

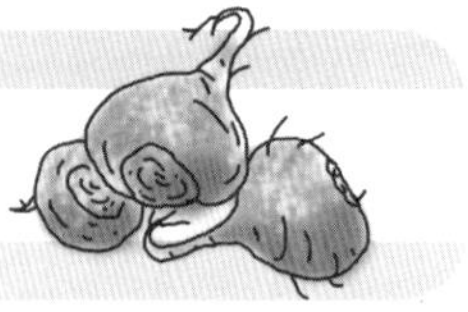

概要 必須アミノ酸を含む豊富な栄養分

南米ペルー原産の多年草で海抜4000～5000メートルの高地で植生するアブラナ科の植物です。カブに似た根茎部分が薬用や食用として利用されてきました。約2000年前のプレインカの時代からアンデス地方一帯で栽培され、高い栄養価を持つことから、現在でも貴重なアンデスの特産品です。

マカには炭水化物、プロテイン、食物繊維、脂肪などの成分があり、大量の必須アミノ酸をはじめ、鉄分、カルシウム、リノレン酸、パルミチン酸、オレイン酸といった脂肪酸、さらに植物ステロールも豊富に含まれています。とりわけアミノ酸のバランスに優れています。

作用 男性性不能症や更年期障害の改善に

マカは、さまざまな栄養素を豊富に含み、女性ホルモンのバランス調整に作用するとともに強壮作用に優れています。ホルモンバランスが崩れると体力低下が起こりますが、マカは滋養強壮のみならず、持久力の強化、男性性不能症の改善、また月経サイクルの正常化、更年期障害や慢性的疲労症候群の改善などに効果があるといわれています。古くから生殖能力強化の目的で医学的にも利用されてきましたが、その機序が現代科学で実証されはじめています。

ステロールを豊富に含有していることから、ボディービルダーの間ではマカをアナボリックステロイドの代替品として利用することも多いようです。粉状にすりつぶされた乾燥マカはカプセルに入れられ、アメリカやヨーロッパではスタミナ維持や性機能強化のためのサプリメントとして販売されています。ペルーのハーブ医学界では、貧血、結核や胃がんの治療、さらに記憶力の向上にも活用されています。

注意点 適量摂取が望ましい 効果過剰、不眠や頭痛に注意

マカは中枢神経系に作用し、ストレスやイライラ、不安などの症状改善に効果がある一方、摂取者によっては効果過剰になること、相性が合わないと不眠や頭痛の症状が出ることがあります。甲状腺疾患患者、妊婦･授乳婦は、摂取してはいけません。性ホルモン生産分泌にも関わる作用があるので、使用前のホルモン検査受診が望ましいとされています。　（佐藤章夫）

関連する項目

精力減退、月経痛・月経不順、更年期障害、慢性的疲労症候群

O 39

北米原産の松由来の成分

松樹皮抽出物 French marine pine bark extract

概要 北米先住民の民間薬が発祥

松樹皮は北米先住民が古くから利用しているもので、乾燥させた内側の樹皮が使われます。また松香（樹脂）は樹幹に傷をつけて採取したもので、これを生松脂と呼び、テレビンチナともいいます。パインバークという呼称のほか、登録商標名であるピクノジェノール、フラバンジェノールなどの表記もあります。

北米ではネイティブ・アメリカンの伝統薬として使用され、またフランスでは1950年代からフランス海岸松の抽出物が研究され、現在では血管治療薬としても使われています。

作用 循環器、神経・感覚器に効果

有用成分は、フラボノイド系の一種であるプロアントシアニジン。強力な抗酸化作用を持つことで知られ、その効果はビタミンCの50倍ともいわれています。

血管を強化し、中性脂肪を低下させるなどの作用があり、循環器系疾患に効果があるとされています。

静脈不全症患者に松樹皮抽出物を3カ月程度摂取させた事例で下肢の痛み、だるさ、浮腫を改善したとの報告や、末梢循環、血小板凝集能などが改善し、心血管疾患予防に役立つとする報告があります。

生殖・泌尿器系では、松樹皮抽出物摂取で、子宮内膜症や月経困難症の女性における骨盤の痛みを和らげる可能性があるとされています。

神経・感覚器系では、糖尿病や動脈硬化を原因とする網膜症の進行を遅らせることができ、視力や網膜の血管新生にもある程度の改善がみられたとの報告があります。

また皮膚の弾力性を維持する機能や、メラニン色素を抑制する働きから、肌のシミ、くすみの改善や美白効果などの美容効果も期待されています。

注意点 免疫抑制治療への影響

松樹皮抽出物摂取により重度のめまいや胃腸障害、頭痛、口内炎が生じることがまれにあります。その免疫賦活作用のため、免疫抑制治療に影響を与える可能性も示唆されています。

（佐藤章夫）

関連する項目

循環器疾患、糖尿病網膜症

040

植物性と動物性の成分をバランスよく含む

ミドリムシ（ユーグレナ） Euglena

概要 葉緑体を持ち、光合成を行う動物

ミドリムシは、主に淡水域に分布する約0.05mmの単細胞生物で、5億年以上前から生息しています。

藻の一種ですが、鞭毛《べんもう》運動をする動物的な性質を持ちながら、葉緑体を持って光合成を行う植物の特徴も持つ不思議な微生物です。学名を「ユーグレナ」といいます。ラテン語で「美しい眼」という意味です。

含まれる成分は培養条件によって異なりますが、主たるものは含硫アミノ酸や多価不飽和脂肪酸です。

作用 独自成分パラミロンは炭のような独自の働き

人間が生きていくために必要な栄養素の大半を含んでいます。野菜に多く含まれるビタミンやミネラルなどの成分に加え、魚に多く含まれるDHA、EPAといった不飽和脂肪酸なども持っています。

ミドリムシの持つ栄養素は59種類、消化率90％以上といわれています。細胞壁がないので、直接野菜を食べるよりはるかに消化・吸収しやすいのです。

植物性としてのビタミン13種類、ミネラル10種類、動物性としてのアミノ酸18種類、不飽和脂肪酸13種類、さらに、ミドリムシだけに含まれている貴重な食物繊維成分のパラミロン（β-グルカン）などの成分です。パラミロンは、「炭」のように無数の穴（ミクロホール）を持っていますが、体内でも炭のような働きをして余分な油などを取り込み、体外に排出したり、プリン体を摂取したときの吸収を抑制するといわれています。またオリゴ糖のように、乳酸菌の働きを活性化させる能力もあります。

1970年代にアメリカ航空宇宙局（NASA）で宇宙開発のために研究され、1990年代にはミドリムシを使った医療、医薬品の開発、二酸化炭素固定などの研究が進められています。2005年に日本企業が大量培養技術の実用化に成功し、事業化がエネルギー分野並びに栄養分野で進んでいます。

注意点 中毒疹の事例も

一方、ミドリムシのサプリメント摂取で、皮疹、紅斑などの中毒疹が出た事例が報告されています。（佐藤章夫）

関連する項目

栄養不良、肥満、脳血管障害

O 41

眼病だけでなく、肝機能向上にも役立つ

メグスリノキ Nikko maple

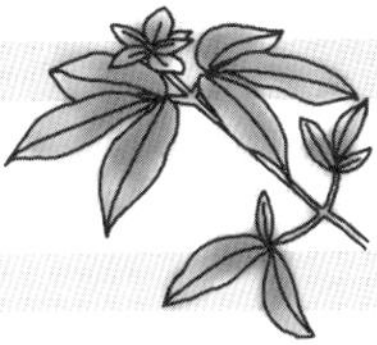

概要 戦国時代から眼病の民間薬

メグスリノキは、日本固有のカエデ科の落葉高木で、本州から四国、九州などに広く分布しています。

戦国時代からその樹皮を煎じて点眼薬や洗眼薬として用いられています。戦国武将黒田官兵衛の祖父がその目薬を売り、黒田家の礎を築いたといわれています。

有効成分には、炎症を抑制する働きのあるエピ・ロードデンドリンや利尿作用、血圧・血糖値降下の働きがあるα-アミリン、コレステロールの吸収を抑えるβ-システロール、アレルギー抑制作用のあるケルセチン、抗酸化力を持つエラグ酸、目の粘膜の保護・修復作用があるカテキンなどを含みます。

作用 樹皮の煎じ液は目に効く

メグスリノキの樹皮にはα-アミリン、β-システロール、ロドデンドロン、カテキンなどの成分が含まれています。

樹皮の煎じ液は、かすみ目、やに目、老眼や仮性近視、結膜炎に効果があるといわれています。

また、眼病に限らず、漢方薬と併用することで肝炎などの肝機能障害や動脈硬化、さらにはじんましんなどに対しても改善例が報告されています。

多くの成分が含まれるメグスリノキですが、各成分と、さまざまな眼性疾患、肝機能障害、動脈硬化の改善などの効用について因果関係の解明はまだ十分ではありません。動物実験などによる研究報告では、肝機能改善の効用を認めていて、有効成分としてロドデンドロンが関与する可能性が高いとされていますが、他の成分との相関関係の解明が待たれます。

眼病の症状改善や予防として用いるときには、小枝や葉を細かく刻み、乾燥させたものを煎じて飲み、肝炎や利尿作用の促進には樹皮を同じように煎じます。また、動脈硬化予防には葉を煮出して飲むとよいとされています。

注意点 健康茶として手軽だが、妊産婦は要注意

健康茶として煎じて飲む場合は、1日あたり15～20gを400mlの水で、3分の1まで煮詰めて、3回に分けて服用します。非常に苦いので少しずつ服用するとよいでしょう。妊娠中・授乳中の女性は、使用を避けたほうがよいとされています。　（佐藤章夫）

関連する項目

目の疾患、動脈硬化、肝機能障害

042

睡眠障害に有効なホルモン

メラトニン Melatonin

概要 日本では医薬品となる“睡眠ホルモン”

メラトニンは脳の松果体で分泌されるホルモンで、アミノ酸のトリプトファンからセロトニンを経て体内で合成されます。

メラトニンの分泌は昼低く、夜高くなる明暗サイクルです。これが睡眠・覚醒周期などの生体の日内リズム（サーカディアンリズム）や内分泌系を制御する働きを持つと考えられています。

メラトニンは海外ではサプリメントとして市販されていますが､日本では､「専ら医薬品として使用される成分本質（原材料）」に区分されています。

作用 睡眠のリズムを整え、体内時計を保つ働き

メラトニンの生成量は光量に関係しており、強い光を浴びると分泌が減少し、暗くなると分泌が増加します。メラトニンが増加することで体温や血圧などが低下し、睡眠に誘導されると考えられています。

よって、よい睡眠を得るためには、朝に太陽の光を浴び、就寝前後はできるだけ暗く保ってメラトニンの分泌を調整し、生体リズムを整えることがよいとされています。

しかし、生活が不規則になったり、太陽光を浴びない生活が続くと、メラトニンの分泌がうまく行われなくなり睡眠障害が生じやすくなります。こうした睡眠障害や時差ボケに対して、メラトニンは有効だとされています。

またメラトニンは、加齢によって分泌量が減少するので、高齢者の不眠症にも関係します。メラトニン欠乏高齢者の不眠症状がサプリメント摂取により改善されたとする報告があります。また、盲目の人の睡眠障害を改善するとの報告もあり、米国ではオーファンドラッグとして承認されています。

一方、メラトニンは血液脳関門を通り抜け、体全体に運ばれる抗酸化物質だといわれており、アンチエイジングに効果があると考えられています。加齢性黄斑変性症に対する予防効果も報告されています。

注意点 妊婦、小児、抗凝血薬使用者は要注意

医薬品に区分される成分で作用が強いので、妊婦並びに小児の使用に関しては、注意を要します。てんかん患者や抗凝血薬服用者の摂取は危険とされています。（佐藤章夫）

関連する項目

睡眠障害、時差ボケ

O 43

活性酸素を消去、除去する作用

ルイボス Rooibos,Red bush tea

概要 南アフリカで古くから飲まれている発酵茶

ルイボスは、南アフリカ共和国の一部の山岳地帯で栽培されるマメ科の低木です。茶葉を発酵、乾燥させたものがルイボスティーで、リン、カルシウム、ナトリウム、カリウム、マグネシウムなどのミネラルを豊富に含んでいる一方、カフェインを含みません。

古くから先住民に発酵茶として利用されています。リンとカルシウムのバランスは1対1が理想とされますが、ルイボスティーは理想どおりのミネラルのバランスを有しています。

作用 緑黄色野菜の数十倍の抗酸化力

緑黄色野菜の数倍から数十倍ともいわれる抗酸化力は、ルイボスが栽培される環境によってもたらされています。ルイボスの原産地、南アフリカの山岳地帯は、昼夜の温度の差が激しく、日中は強い紫外線にさらされる過酷な環境です。その環境から自らを守るために、ルイボスに強い抗酸化力が備わったと考えられています。

ルイボスの抗酸化力は、人体内に備わっている抗酸化酵素を活性化させるとともに、活性酸素を消去、除去するスカベンジ作用もあります。したがって活性酸素が一因となって起こる糖尿病、動脈硬化、高コレステロール血症、白内障などを予防するとともに、細胞の老化を遅らせるのでシミやシワといった肌のトラブル改善にも効果があります。

ルイボスに特有のアスパラチンというフラボノイドは、糖尿病の原因となる高血糖に予防効果があるという研究報告があります。

最近では、ルイボスの抗アレルギー性にも注目が集まっています。アトピー性皮膚炎やかゆみを伴う皮膚炎、ニキビなど皮膚疾患の症状がルイボスの経口投与により改善されたという研究報告もあります。ほかにも口内炎、歯周病、口臭の改善に効果があるとの報告が示されています。

注意点 抗酸化力を引き出すには10分以上煮出す

ルイボスティーの抗酸化力を効率よく引き出すためには、10分以上煮出すと効果的です。1日あたり500mlが目安で、カフェインを含まないので、子どもや高齢者も飲むことができます。

（佐藤章夫）

関連する項目

動脈硬化、糖尿病、脂質異常症、歯周病、口臭、口内炎、アトピー性皮膚炎、美肌

O 44

ミミズ抽出成分による血栓予防

ルンブルクスルベルス *Lumbricus rubellus*

概要 **北米産ミミズの酵素**

ルンブルクスルベルスは、体長4～5cmの北米産のミミズ、レッドワームの学術名です。日本のミミズと異なり、冬眠せずに活動するのが特徴です。

このルンブルクスルベルスの腸や体液からとれる酵素には、血管の詰まりである血栓を溶かす働きがあるとして注目されています。

ルンブルクスルベルスを発見したのは、宮崎医科大学（現・国立宮崎大学医学部）の美原教授と須見教授です。その研究チームによってルンブルクスルベルスから血栓溶解酵素のルンブルキナーゼが発見され、1983年にストックホルム国際血栓止血学会で発表しました。韓国では、1988年から医薬品としての認可を受けています。

作用 **血管の詰まりを溶かす働き**

体内の細胞に栄養素や酸素を運び、不純物を運び出すなど重要な役目を担う血液が老化して、プラスミン（たんぱく質分解酵素の一種）の働きが弱まると、血栓を溶かすことができず、血栓症になります。偏った食事、運動不足、高血圧、ストレスなどで血液中に中性脂肪やコレステロールが増えることも血栓症の原因です。血栓症は、心筋梗塞、脳梗塞など重篤な病気を引き起こす危険があります。

ルンブルクスルベルスの主たる成分のルンブルキナーゼは、血管内の血栓を溶かす作用があり、副作用はありません。

血栓を溶解するには、医療現場では注射薬のウロキナーゼという物質が使用されますが、投与量を間違えれば血栓だけでなく、血管も溶かして内出血を引き起こす副作用もあります。しかしルンブルキナーゼは、血栓の原因のフィブリンだけに作用するため、血栓を安全に取り除けます。

また、血栓以外にも高コレステロール、高血圧の改善にも効果があるといわれています。冷え症、慢性疲労の改善作用を持つともいわれています。

注意点 **適量を守り、1日3回に分けて摂取**

韓国では、医薬品としてルンブルクスルベルスの内臓の活性の強い部分を乾燥粉末にして使用しています。摂取量の目安は1日20～2000mg、1日3回です。

（佐藤章夫）

関連する項目

血栓症、生活習慣病、冷え症、慢性疲労

045

イソフラボンが女性の悩みを緩和

レッドクローバー Red clover

概要 マメ科でイソフラボンを含有

レッドクローバーは、ヨーロッパ、アジア原産のマメ科の多年草で、古くから薬用されてきたヨーロッパ原産のハーブの一種です。

主な有用成分は、イソフラボン類で、お茶として摂取するのが一般的です。

日本国内では、イソフラボンの上限摂取量が決められており、1日あたり40～80mgが目安となります。

花は漢方の素材、紅車軸草として利用されています。レッドクローバーは米国FDAのGRAS（一般に安全と認められる物質）リストに収載されており、多くの飲料や茶に含まれています。

作用 エストロゲンと類似の働き

イソフラボンは、女性ホルモンの一種であるエストロゲン（美しい肌やふくよかな体つきをつくるうえで欠かせない女性ホルモン）と似た働きを持つことが知られています。ホルモンバランスが崩れたときに起こる月経前症候群（PMS）、月経痛・月経不順などの女性特有の悩みに対する効果を期待することができます。

特に加齢や閉経によってエストロゲンの分泌が減ってホルモンバランスが崩れることで、ほてりや発汗、不安などの不快な症状が現れますが、こうした更年期の症状を緩和する作用があるとされています。

イソフラボンを含む食品の代表は大豆ですが、レッドクローバーに含まれるビオカニンA、フォルモノネチンは大豆には含まれない種類のイソフラボンです。選択的エストロゲン調整物質と呼ばれ、エストロゲンの分泌に関して、促進と抑制のどちらの作用も持っており、不足すると補い、過剰になると抑制します。

注意点 妊娠中、授乳中、ホルモン関連疾患の人は要注意

妊娠中または授乳中の女性、あるいは乳がん罹患女性は、ホルモンバランスを崩すリスクがあるので、要注意です。

経口摂取の副作用として、発疹、筋肉痛、頭痛、吐き気、膣出血などがあります。また、抗血液凝固作用のあるクマリン誘導体も含むので、ワルファリンを含む血栓症治療薬などとの併用には注意が必要です。（佐藤章夫）

関連する項目

月経前症候群（PMS）、月経痛・月経不順、更年期障害

O 46

熱を加えても壊れにくい天然のビタミンC

ローズヒップ Rose hips

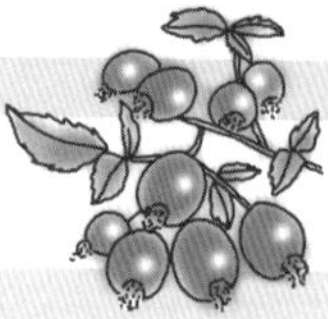

概要 ビタミンCを豊富に含む野ばらの実

ローズヒップは、さまざまなバラ科バラ属の果実をさします。ビタミンA、ビタミンB、ビタミンE、ビタミンC、カロテノイド、フラボノイド、ペクチン、クエン酸、マレイン酸などの成分を含みます。特にビタミンCが豊富に含まれ、果実中のビタミンCはレモンの約7～10倍あるといわれています。

北欧では、冬の間にビタミンC不足から起こる病気の予防に、古くからお茶として愛用されてきました。ハーブティーとして利用されているものが多いのですが､酸味がかなり強いので、蜂蜜を加えて飲むスタイルが人気です。

中国医療では同属のナニワイバラの果実が「金桜子」と呼ばれ、腎臓や泌尿器の不調に使用されています。

作用 ビタミンPがビタミンCの吸収を助ける

通常、ビタミンCは熱を加えると破壊されてしまう成分ですが、このローズヒップに含まれるビタミンCは、熱を加えても壊れにくいのが特徴です。しかもローズヒップに含まれる酵素とフラボノイド（ビタミンP）がビタミンCの吸収を助け、酸化を防いでくれるので、通常より効率よく体内で作用します。

喫煙者には特におすすめのハーブです。というのも、ビタミンCの摂取量は、厚生労働省の食事摂取基準によると成人で1日100mgが目安ですが、たばこを1本吸うだけで、25mgのビタミンCが破壊されてしまうからです。

ローズヒップは、ビタミンCによる疲労回復や風邪予防の効果のほかにも、トマトと同じ成分のリコピンを多く含むので、抗酸化作用も期待できます。

欧州では「妊婦のハーブ」とも呼ばれ、妊娠中の女性の栄養補給にも利用されています。

注意点 胃の不調、不眠などの副作用も稀に

摂取量に上限は決められていませんが、人によっては、ときに胃けいれん、むかつき、不眠などの症状を引き起こす可能性があるので注意が必要です。

（佐藤章夫）

関連する項目

疲労、風邪、ストレス、喫煙、妊娠中の栄養補給

O 47

更年期障害や老化防止に働く定番食品

ローヤルゼリー Royal jelly

概要 女王蜂の生命力の源

ローヤルゼリーは、働き蜂の喉頭腺から分泌されるミルク状の物質で、女王蜂になる幼虫に対して、成長のための食糧として使われます。女王蜂は生命力の源としてローヤルゼリーだけを食べて、働き蜂より2倍大きく育ち、4倍長生きし、毎日2000個もの卵を産みます。

古代ローマのアリストテレスの著書「動物誌」の中にも出てくるほど、古くから知られています。三大栄養素である炭水化物、脂質、たんぱく質をはじめ、ビタミンやミネラル、必須アミノ酸などをバランスよく含みます。

作用 含有アミノ酸に多種多様の働き

ローヤルゼリーの大きな特徴は、単品で40種類以上の栄養素が含まれていることです。アミノ酸類は、20種類以上。なかでもリジンは成長の促進と体の組織の修復に働き、バリンは体力回復と健康維持に役立ちます。

また、ビタミンB群、パントテン酸、アセチルコリン、イノシトールなども豊富に含まれています。パントテン酸は善玉コレステロールを増やして免疫力を向上させる作用があり、アセチルコインには脳の活性化や血圧調整作用があり、イノシトールは脂肪肝や肝硬変を予防します。

ローヤルゼリーだけに含まれる特殊栄養素にはデセン酸と類パロチンがあります。デセン酸は自律神経失調症や更年期障害に有効とされる成分で、皮脂分泌を促進するほか、がん細胞の増殖を抑制する成分として、注目されています。また、類パロチンは体の組織の老化を防ぐといわれている成分です。

ローヤルゼリーにはまだ解明されていない栄養素も多く、今後の研究成果が期待されています。

注意点 蜂蜜と混ぜて摂取しないこと

生ローヤルゼリー摂取時には、蜂蜜と混ぜないのがコツです。蜂蜜の糖分にはビタミンB_1を消耗させる作用があるためです。また、ローヤルゼリーは、刺激物として作用する場合もあるので、空腹時や胃腸が弱っているときには避けたほうがよいでしょう。アトピーや喘息の既往歴がある人は、アレルギー反応が高い頻度で起き、アナフィラキシーに至ることがあるので摂取を避けます。 （佐藤章夫）

関連する項目

更年期障害、老化、脳の老化防止、肝機能障害、血圧調整、がん

Harunobu Amagase

天ケ瀬晴信

薬剤師
米国栄養学会会員

米国の健康食品の変遷を研究

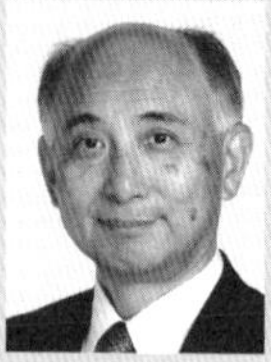

2013年6月に米国より帰国し、在日米国商工会議所のサプリメント小委員会委員長を務めている。また、日本アムウェイのレギュラトリー・ポリシーのヘッドでもある。米国内での知己も多く、特に、アカデミアや行政機関、それに業界団体に太いパイプがある。

広島大学から薬学博士(薬理学)授与後1990年に米国に渡り、ペンシルバニア州立大学で栄養学のポスト・ドックを3年間行った。それを含めて以来23年間、米国で医薬品や健康食品について、がん・心臓病・肥満などの分野で研究・開発・学術・品質管理など多岐の技術分野に携わってきた。

1994年に米国の健康食品に関する法律であるダイエタリーサプリメント健康教育法(Dietary Supplement Health and Education Act, DSHEA)が制定される際には、公聴会に出席し提言するなど積極的に参加し、制度ができていく過程をつぶさに研究した。企業において製品の研究・開発の傍ら、世界各国で製品の申請・登録や種々の学術活動をこなす。

Hiroshige Itakura

板倉弘重

茨城キリスト教大学名誉教授

赤ワイン、チョコレートなど抗酸化食品の研究

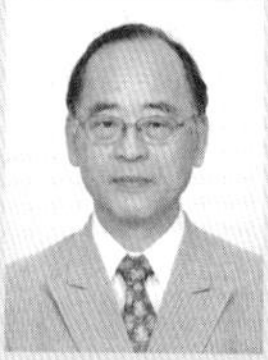

医療法人社団IHL理事長、品川メディカルクリニック医師、日本ポリフェノール学会理事長、日本健康・栄養システム学会理事長、日本サプリメント協会理事、日本栄養・食糧学会名誉会員、日本動脈硬化学会名誉会員。著書は『最新サプリメント・ガイド』(日本評論社)、『ズボラでも血糖値がみるみる下がる57の方法』(アスコム)、『血糖値を自力で下げる』(宝島社)など。

東京大学医学部卒業。専門分野は動脈硬化の予防。特にコレステロール代謝、脂肪酸代謝および抗酸化食品の研究。これまでにスタチンあるいはＥＰＡを用いた大規模疫学試験に関与。脂質異常症の食事療法、薬物療法の臨床的研究を行う。赤ワイン、チョコレート、アスタキサンチンなど抗酸化食品の研究を行う。

最近の研究では、クロレラを対象食品とし、糖尿病予備群を対象とした無作為化二重盲検試験法で遺伝子の網羅的解析を行った。クロレラ摂取がホモシステインを低下させ、耐糖能障害を引き起こすレジスチン遺伝子発現の抑制、ＬＤＬ受容体遺伝子の活性化、炎症性サイトカイン遺伝子の発現抑制傾向が観察され、糖尿病予備群の動脈硬化進行抑制の可能性を報告。

Kazuo Uebaba

上馬塲和夫

生命科学アーユルヴェーダの創生に尽力

帝京平成大学ヒューマンケア学部教授／
医療法人ホスピィー統合医療研究所所長

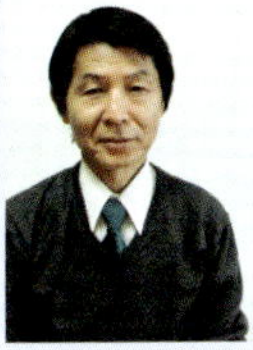

NPO日本アーユルヴェーダ協会理事長、日本補完代替医療学会理事、同学会学識専門医、日本統合医療学会認定統合医療指導医、世界中医薬学会連合会体質研究専門委員会副会長、日本アーユルヴェーダ学会理事長、一般財団法人東方医療振興財団理事長、東方医学会会長。

広島大学医学部卒業後、東西医学の融合をめざして、虎の門病院内科で現代医学を幅広く研究した後、『現代に生きるアーユルヴェーダ』の翻訳を機に、アーユルヴェーダの研究のため北里研究所臨床薬理研究所勤務。東邦大学医学部臨床生理学教室にて学位を取得後、オーストラリアのセントヴィンセント病院心肺移植センターにて脈診の現代医学的研究を行う。その後、富山県国際伝統医学センター次長、富山大学和漢医薬学総合研究所未病解析応用研究部門客員教授を経て、現職。

インドのアーユルヴェーダとヨーガを中心としながら、中国医学、現代医学を融合して、真の生命科学アーユルヴェーダを創生することをライフワークとする。

Akira Kawashima

川嶋 朗

受診者が主体となる統合医療を提唱

東京有明医療大学保健医療学部鍼灸学科教授／
一般財団法人東洋医学研究所附属クリニック
自然医療部門担当

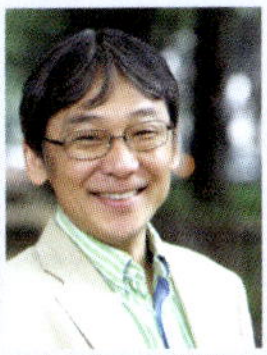

東京女子医科大学腎臓病総合医療センター内科、血液浄化部門講師、准教授、同大学附属青山自然医療研究クリニック所長を経て、現在に至る。腎臓病の専門医だが、近代西洋医学と相補・代替・伝統医療を統合した統合医療を日本ではじめて大学病院内で実践。NPO統合医療塾理事長、日本サプリメント協会理事。

北海道大学医学部卒業。近代西洋医学と代替・相補・伝統医療を統合した医療をめざしている。日本の大学では初めての統合医療の診療施設として、東京女子医科大学附属青山自然医療研究所クリニックを開設。2014年4月より現職に移行し、患者の生活の質を尊重した、受診者が主体となる統合医療を推進している。オルタナティブ・メディスン研究会、「NPO統合医療塾」の主宰など、新時代の医療のあり方を模索しながら統合医療の普及に努める。

『心もからだも「冷え」が万病のもと』（集英社新書）、『川嶋流がんにならない食べ方』（小学館）、『ナースのための補完・代替医療の理解とケア』（学研）、『58歳からの 人には言えないからだの悩み』（講談社）、『すべての病は「気」から！』（大和書房）など著書多数。

Akira Kubo

久保 明

予防医学とアンチエイジング医学の実践

医療法人財団百葉の会銀座医院／
院長補佐・抗加齢センター長

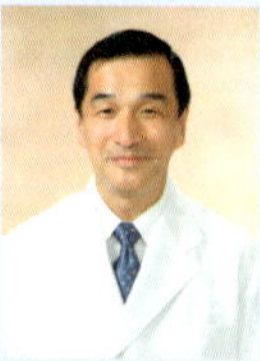

医療法人財団百葉の会銀座医院院長補佐・抗加齢センター長、常葉大学健康科学部教授、東海大学医学部医学科客員教授などを兼任。ほか、厚生労働省薬事・食品衛生審議会専門委員、日本抗加齢医学会評議員、日本臨床栄養協会理事などの活動も行っている。

慶應義塾大学医学部卒業ののち、米国ワシントン州立大学医学部動脈硬化研究部門に留学。帰国後、一貫して予防医療とアンチエイジング医学に取り組む。

人の老化度を科学的に測るドックを開発し、銀座医院ではエイジングケアの一環として「プレミアムドック」を立ち上げ、その結果に基づく運動・栄養・点滴療法などを実践している。また、サプリメントやスポーツ医学の世界最先端の情報と実践を駆使した講演をしたり、企業のアドバイザーとしても活動。著書に『人気の「これだけ健康法」が寿命を縮める』（講談社）、『「糖化」を防げばあなたは一生老化しない』（永岡書店）、『名医が教える！週に１度食べないだけで体の不調はリセットできる』（日東書院本社）など多数。

Akio Sato

佐藤章夫

消化分解と吸収を意識した食生活を提唱

臨床栄養士、ハーブ療法士／
ホリスティック栄養士

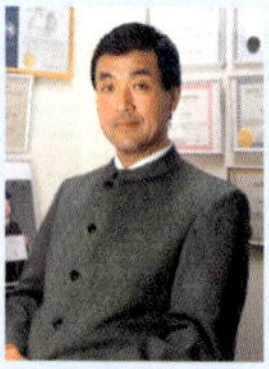

株式会社栄養医学研究所を主宰、栄養療法、臨床栄養を専門とする。鶴見大学歯学部講師（非常勤）、神尾記念病院栄養療法カウンセリング、青山外苑前クリニック栄養療法カウンセリング、Natural Medical Protocol 社（米国）主任研究員、Micro Trace Minerals 社（ドイツ）研究員、Dental Nutrition Support 社理事

玉川大学農学部卒業。研究テーマとして、（１）日常的に自分の消化分解能力の確認のために、自分でできる簡易チェックを身につけてもらい、栄養素を正しく吸収するための習慣を実行させること。（２）ＳＩＢＯ（Small Intestine Bacteria Overgrowth: 小腸におけるグラム陰性菌の異常増殖）の改善。腹部膨満感、便秘、ガスなどの症状の原因と考えられるＳＩＢＯに陥らないようにするための食材の選定、食事の仕方、生活習慣の改善。（３）効率的なエネルギー生産のための食材選択と食事方法。糖分の吸収と代謝のために効率的に糖分変換をするための食材と食事方法には個人差が存在する。個人個人がそれを理解してエネルギー枯渇による慢性症状の構築を緩和させる。

Yoko Nakashima

中嶋洋子

生活習慣病の予防と脂質の嗜好性に関する研究

聖徳大学名誉教授
医学博士

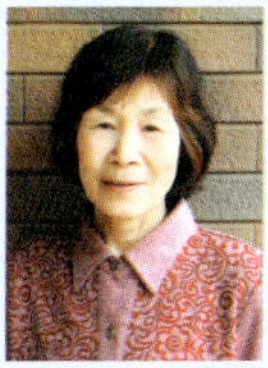

国立健康・栄養研究所において、栄養病理および成人栄養の研究にたずさわり、多くの論文を発表。専門分野は栄養生理学。「栄養士養成功労者」厚生大臣表彰を受ける。著書に『栄養の教科書』（新星出版社）、『食べ物栄養事典』（主婦の友社）、『栄養の生活科学』（同文書院）、『中高年の食と健康』（学習研究社）など。

鳥取大学農学部農芸化学科卒業。国立健康・栄養研究所を経て、聖徳大学大学院人間栄養学教授を 25 年務める。わが国の若年者における食事は畜産物の摂取増加に伴い動物性脂肪の摂取量が増加したが、魚介類の摂取量は低下している。これに伴い脂質異常症、動脈硬化、肥満に伴う各種生活習慣病の若年化が問題となっていることから、脂質の嗜好性に関する研究を主要テーマとしてきた。脂質の嗜好性は動物性脂肪が最も高く、植物油脂、魚油の順に低下する。しかし脂質の嗜好性は妊娠期や授乳期に母親が摂取した油脂の影響を受けることから、妊娠期や授乳期には魚介類の摂取を心がけるとよい。また妊娠期や授乳期の食事制限による低体重の子は、離乳後に最適な成長を成し遂げるためにエネルギー量の高い食事を必要とするため、脂肪の嗜好性が高まる。

Michiko Hori

堀 美智子

薬と食品の相互作用情報の薬剤師への指導を推進

薬剤師

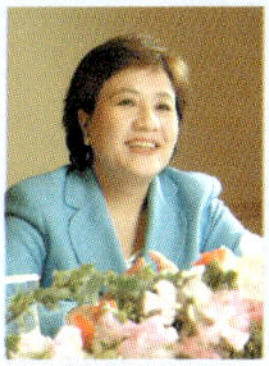

医薬情報研究所㈱エス・アイ・シー取締役、 医薬情報部門責任者、1998 ～ 2002 年日本薬剤師会常務理事を務める。一般社団法人日本女性薬局経営者の会会長、一般社団法人日本薬業研修センター医薬研究所所長、一般社団法人日本臨床栄養協会理事

名城大学薬学部薬学科卒業・同薬学専攻科修了。名城大学薬学部医薬情報室・帝京大学薬学部医薬情報室に 20 年勤務の後、1998 年に医薬情報研究所㈱エス・アイ・シー設立に参加。八王子にアンテナショップとして開設した公園前薬局を運営しながら、各種データベースの作成や書籍作成に携わっている。現在、ラジオ NIKKEI 第 1「健康ネットワーク」のパーソナリティーを務めている。

近著として、『OTC 薬ガイドブック』（じほう 2013）『Dr. 林と Ph. 堀の臨床判断』（じほう 2015）『7 日間でうかる！登録販売者テキスト＆問題集』（日本経済新聞社 2015）などがある。初のエッセイ集『薬剤師が読む枕草子』を 2013 年 9 月に出版。現在、ネットでの通信教育「在宅薬剤師支援養成講座」「みちこの OTC 薬講座」を開講中。

Shigeo Horie

堀江重郎

アンチエイジングと男性医学の研究

順天堂大学大学院教授／
日本抗加齢医学会副理事長

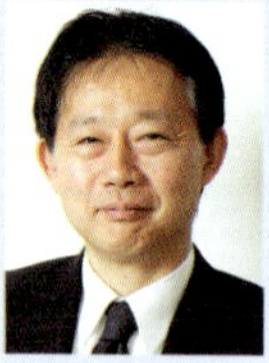

日本泌尿器科学会指導医。日本腎臓学会指導医。泌尿器腹腔鏡技術認定医。米国外国医学校卒業者永久資格。日本泌尿器科学会評議員、日本腎臓学会評議員、日本癌学会評議員、日本癌治療学会評議員、日本 EE 学会評議員、日本抗加齢学会理事、日本性機能学会理事、日本 Men's Health 医学会理事など。

東京大学医学部医学科卒業、泌尿器科医。日米で医師免許を取得。泌尿器がんの根治手術と男性医学を専門とする。日本初の男性外来であるメンズヘルス外来を開設。手術ロボット・ダヴィンチと 3D プリンターを駆使した前立腺、腎臓手術のトップランナーであると同時に、アンチエイジングと男性医学の研究に没頭している。すべての中高年男性を元気によみがえらせるのが生きがい。最先端の技術を提供し，温かみのあるチーム医療を目指す。

著書に『ヤル気がでる！最強の男性医療』(文春新書)、『ホルモン力が人生を変える』（小学館１０１新書)、『名医の図解　最新よくわかる泌尿器の病気』（主婦と生活社）など多数。

Ryuichi Morishita

森下竜一

国家の健康・医療戦略の改革に貢献

大阪大学教授／大学院医学系研究科
臨床遺伝子治療学

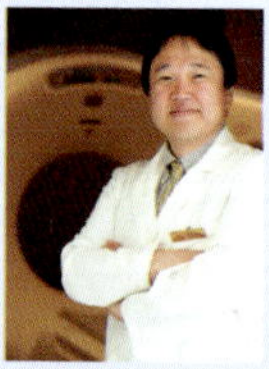

抗加齢医学専門医、老年病学会指導医、臨床内科認定医、大阪府内科医会臨床内科推薦医、日本脈管学会認定脈管専門医など。アメリカ高血圧評議会 Harry Goldbratt 賞、日本医師会研究奨励賞、日本循環器学会佐藤賞、産官学連携推進功労者表彰産官学連携文部科学大臣賞など受賞歴多数。

大阪大学医学部卒業、大阪大学医学部老年病講座大学院卒業 (医学博士)。米国スタンフォード大学循環器科客員講師、日本抗加齢医学会常務理事、NPO 法人抗加齢協会副理事長としてアンチエイジング研究の第一人者。ほかに、学会理事として、日本血管生物医学会、日本遺伝子治療学会 (副理事長)、日本知財学会、日本ベンチャー学会など。

平成 15 年から小泉純一郎内閣総理大臣を本部長とする知的財産戦略本部本部員を務め、安倍内閣では総理の諮問会議である内閣府規制改革会議委員や総理を本部長とする内閣官房健康・医療戦略推進本部の戦略参与を務め、機能性表示食品制度の導入に貢献した。大阪府・市特別参与も務める。

Hidekazu Yamada

山田秀和

皮膚疾患の心理的要因を含めた全身的治療を実践

近畿大学医学部奈良病院皮膚科教授
近畿大学アンチエイジングセンター
副センター長

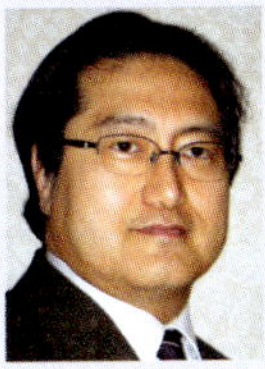

近畿大学医学部皮膚科講師、近畿大学在外研究員（ウイーン大学）を経て、近畿大学医学部奈良病院皮膚科助教授から現職。近畿大学アンチエイジングセンター副センター長を併任。大阪市立大学皮膚科客員教授。日本皮膚科学会専門医、日本東洋医学会指導医、日本アレルギー学会指導医、日本抗加齢医学会専門医、理事。

近畿大学医学部卒業。アトピー性皮膚炎、レーザー治療、美容皮膚科、抗加齢医学を専門とする。近畿大学アンチエイジングセンターの一員として、医学・薬学・農学・運動に関する共同研究を行っている。

皮膚疾患の全身的治療をかかげて各科と連携し、ストレスなどの心理的要因の検証にも取り組む。また内的老化と外的老化の相関性について「老け顔よりも若く見えるほうが長生きである」として〝運動・食事・心〟の3つの重要性を提唱している。

「見た目のアンチエイジング」では紫外線対策として、コーヒーの抗酸化力やビタミンC+ビタミンD+リコピンの日焼け止め作用、ビタミンD摂取量と皮膚がんの相関性などの情報を発表している。

Toshikazu Yoshikawa

吉川敏一

超高齢者社会を導く抗加齢医学の指南役

京都府立医科大学学長／公益財団法人
ルイ・パストゥール医学研究センター
理事長

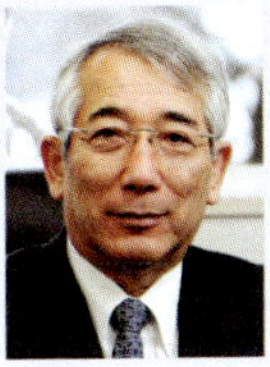

日本酸化ストレス学会名誉理事長、日本抗加齢医学会名誉理事長、日本抗加齢協会理事長、日本機能水学会理事長、医療国際化推進機構理事長、日本ハイパーサーミア学会理事長、国際観光医療学会理事など。日本フリーラジカル学会賞、国際癌治療増感研究協会菅原賞、日本ハイパーサーミア学会平成23年度阿部賞など受賞歴多数。

京都府立医科大学卒業。同附属病院勤務、米国ルイジアナ州立大学客員教授、京都府立医科大学第一内科教授、東京大学先端科学技術研究センター客員教授、東京大学大学院農学生命科学研究科アグリバイオインフォマティクス特任教授などを経て、同大大学院消化器内科教授に就任。その後、同大学長に就任し、現在に至る。

専門は消化器病学、予防医学、フリーラジカル学など。日本抗加齢協会理事長、日本酸化ストレス学会名誉理事長などを務める。著書に『フリーラジカルの科学』（講談社）、『よくわかる最新版ビタミンブック』（主婦の友社）、『生きる力を磨く66の処方箋』（PHP研究所）『15歳若返る 錆びないカラダのつくりかた』（集英社）など多数。

第4章

食品表示法改正と商品紹介64

【製品考察委員】
吉川敏一（京都府立医科大学 学長）
森下竜一（大阪大学大学院医学系研究科 教授）
堀江重郎（順天堂大学大学院医学研究科泌尿器外科学 教授）
山田秀和（近畿大学医学部奈良病院皮膚科 教授）

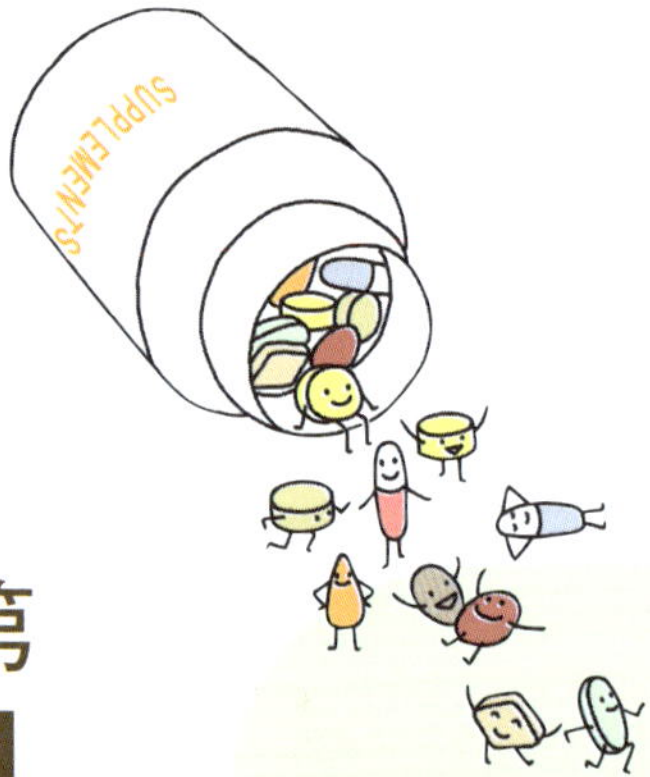

食品の機能性表示

こうした不都合を改善するための一つの方策として、「機能性表示制度」が２０１５年4月にスタートしました。食品表示法として43年ぶりの改正です。

これまで特定保健用食品（トクホ）と栄養機能食品だけに許されていた機能性表示を規制緩和することによる市場の拡大が期待されています。米国のダイエタリーサプリメントの表示制度がそうであったように。

本来、食品にはさまざまな機能性が備わっています。それが体の構造・機能にどのように作用するかを知ることが、国民の健康維持・増進に役立つのであれば、これは国民にとっての利益です。

「健康食品」について国民がどのようなイメージを抱いているかをアンケート調査*でたずねたところ、最も多かったのが「行き過ぎた宣伝・広告が目立つ」（49%）という回答でした。ここには「健康食品は信頼できない」というメッセージが潜んでいます。

残念ながら日本ではいまだサプリメントの定義がなく、「食品」というくくりでの法規制に則っているため、商品がその有効性や機能性に関する表記をすることは薬事法や健康増進法などで禁止されてきました。

このため、販売者は商品の機能性情報を「サラサラ成分」とか「毎日すっきり」「負けない体に」など曖昧な表現や誇大なイメージで伝えようとし、これがときに消費者をミスリードしてきました。

＊平成24年、消費者委員会アンケート調査『消費者の「健康食品」の利用に関する実態調査』の予備調査（n=30000）

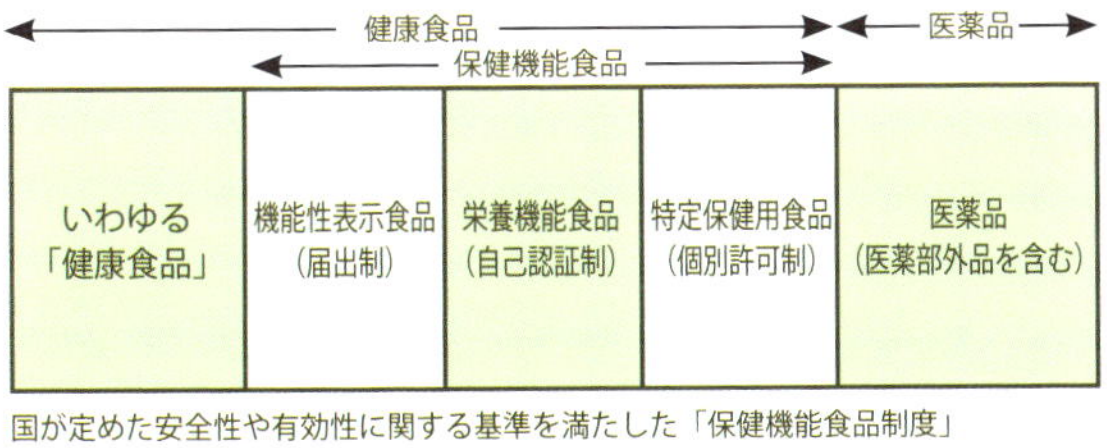

国が定めた安全性や有効性に関する基準を満たした「保健機能食品制度」

そのためには、食品の情報を提供する企業の姿勢が問われます。

一つは「客観性」です。多くの他者の目により評価されたものであるか、信頼に足る指標や規準に適ったものであるか、といった客観的な手続きを経ることが、消費者の信頼に応える重要な要件です。

加えて、消費者の疑問や不安に応える真摯な対応と、情報の「公開」が必要でしょう。

一方、消費者にも心得が必要です。例えば有効性のエビデンス（科学的根拠）があったとしても、科学的な見解はその進歩とともに変わり、ときに覆されることがあるということを知っておくべきでしょう。

さらに製品レベルで見れば、成分の有効性がそのまま製品としての有効性とイコールではないこと（トクホを除く）、有効成分の含有量の分析法や試験法が確立していないものがあること、有効成分の経時的な失効を把握できていないものがあることなど、情報リテラシーを高めることは消費者の責任でもあります。

そして願わくば、互いにリスクコミュニケーションを構築できればいうことはありません。

商品の信頼のキーワードは、「企業責任」

本書では今回、保健機能食品にとらわれずにサプリメントの信頼性を見る指標を設けて、広く業界団体に向けて商品の情報提供を呼びかけました。

その理由は、サプリメントには機能性成分が明確でないもの、あるいは成分は発見されているが単一では作用せず複合的な働きをするもの、人での臨床研究が難しいものなど、現在の規準になじまないものが多くあるからです。

こうした「いわゆる健康食品」を考えるとき、商品そのものを見る視点に加えて、企業を見る視点の必要性を痛感します。そこに「企業責任」の志が見て取れるかどうかが、消費者にとっての安心につながる要素だと考えています。

こうした考え方に立ち、今回、64点の商品情報を掲載しました。掲載にあたっては次に示す10項目の情報公開に応じた製品を紹介しています。

■製品を見る

【1】有用な成分または原材料の名称と含有量

先述のアンケート調査で、購入時に参考にする情報として6割以上が「含有成分名・含有成分量」を挙げています。そして含有量が表記されていることは、企業がその数値への責任を負っていることになります。

【2】原材料までのトレーサビリティ

商品の原材料の情報追跡システムが整っていることは、安心と信頼の指標であるとともに、事故対応能力の評価になります。

【3】特許

商品に関する特許取得は、製法や有効性の研究に取り組む企業努力として評価できます。

【4】安全性

食の安全性を証明する客観的データの情報提供は、消費者の信頼に応える企業の責務です。

【5】科学的根拠

消費者がその有効性に期待し、目的をもった選択をするためには、科学的データの役割は大きいでしょう。有効性を表現するうえでのさまざまな規制はあるものの、その根拠を客観的・科学的に実証することの重要性は変わりません。

■企業を見る

【6】社歴

社歴は、消費者に対する誠実な販売姿勢と信頼に足る商品の提供を行ってきた証の一つといえます。

【7】販売実績

商品の販売期間や販売数は、それに比する消費者からの評価と支持を得ていると考えてよいでしょう。

【8】品質・衛生管理の方法

安全性につながる品質管理は消費者からは見えにくいところです。ISO22000、HACCP、GAP、GMPなどの第三者認証の取得に、管理責任の姿勢が表れます。

【9】消費者相談窓口

相談窓口の対応に、企業の消費者への基本的な姿勢が表れます。また遵法の姿勢も垣間見えます。

【10】社会貢献活動

営利目的だけでなく、企業の責務として社会貢献を行っていることは、社会の構成員としての責任感の表れとして評価できます。

【機能性表示食品】

1

腸まで届ける ナイスリムエッセンス ラクトフェリン

関連するページ（P176）

名　称▶ラクトフェリン含有食品
販売者▶ライオン株式会社
価　格▶6060 円（税抜）

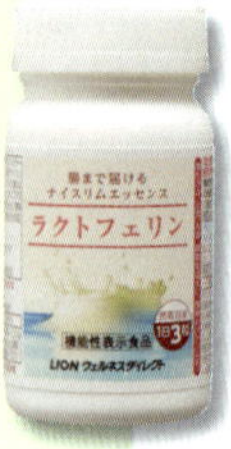

有用な成分または原材料の含有量▶
1 粒中　ラクトフェリン 100mg
表示許可▶機能性表示食品（届出番号：A1）
「本品にはラクトフェリンが含まれるので、内臓脂肪を減らすのを助け、高めの BMI の改善に役立ちます。」
社会貢献活動▶「予防歯科」の推進、森林保護活動など
相談窓口の連絡先▶ 0120-056-208

2

健脂サポート

関連するページ（P294）

名　称▶糖転移ヘスペリジン含有食品
販売者▶株式会社ファンケル
価　格▶2047 円（税込）

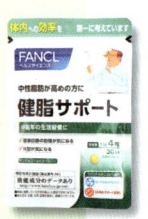

有用な成分または原材料の含有量▶
4 粒中　モノグルコシルヘスペリジン 350mg
表示許可：機能性表示食品（届出番号：A6）
「本品にはモノグルコシルヘスペリジンが含まれます。中性脂肪を減らす作用のあるモノグルコシルヘスペリジンは、中性脂肪が高めの方の健康に役立つことが報告されています。」
社会貢献活動▶福祉施設・特別支援学校でのセミナーなど
相談窓口の連絡先▶ 0120-750-210

3

えんきん

関連するページ（P105、P148、P178）

名　称▶ルテイン・アスタキサンチン含有食品
販売者▶株式会社ファンケル
価　格▶ 2160 円（税込）

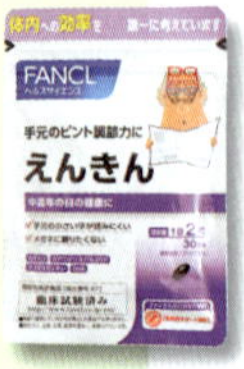

有用な成分または原材料の含有量▶
2 粒中　ルテイン 10mg、アスタキサンチン（フリー体として）4mg
シアニジン -3- グルコシド 2.3mg、DHA 50mg
表示許可▶機能性表示食品（届出番号：A7）
「本品にはルテイン・アスタキサンチン・シアニジン -3- グルコシド・DHA が含まれるので、手元のピント調節機能を助けると共に、目の使用による肩・首筋への負担を和らげます。」
社会貢献活動▶福祉施設・特別支援学校でのセミナーなど
相談窓口の連絡先▶ 0120-750-210

4

ビフィーナ ®R、EX、S

関連するページ（P150）

名　称▶乳酸菌（ビフィズス生菌）利用食品
販売者▶森下仁丹株式会社
価　格▶ R(20 日分)1500 円、EX(30 日分)5000 円、S(30 日分)3571 円（税抜）

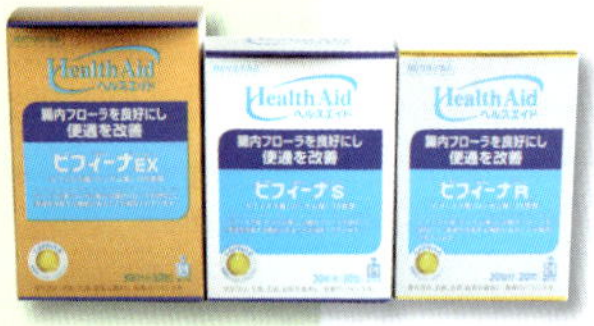

有用な成分または原材料の含有量▶
1 包中　ビフィズス菌（ロンガム種）R(25 億個)、EX(100 億個)、S(50 億個)
表示許可▶機能性表示食品（届出番号：A12、13、14）
「本品には生きたビフィズス菌（ロンガム種）が含まれます。ビフィズス菌（ロンガム種）には腸内フローラを良好にし、便通を改善する機能があることが報告されています。」
相談窓口の連絡先▶ 0120-181-109

ライラック乳酸菌シリーズ（カプセル）
（スタンダード、Fプラス）

関連するページ（P150）

名　称▶乳酸菌含有食品
販売者▶アテリオ・バイオ株式会社
価　格▶31日分3600円、4200円（税抜）

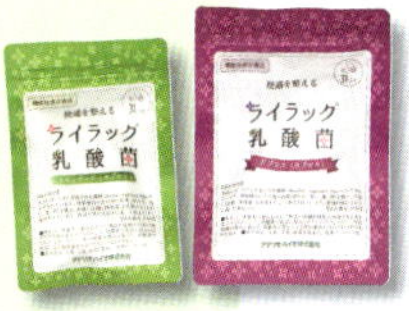

有用な成分または原材料の含有量▶
1粒中　有胞子性乳酸菌（Bacillus coagulans）lilac-01　1億個

表示許可▶機能性表示食品（届出番号：B409、B582）
「本品には生きた有胞子性乳酸菌（Bacillus coagulans）lilac-01が含まれています。便秘傾向の方の便の状態（便の色、臭い、量、形）を整え、お通じ（回数、残便感）を改善することが報告されています。便通が気になる方に適した食品です。」

特許▶第5006986号、第6306170号

相談窓口の連絡先▶0120-074-591

ローズヒップ

関連するページ（P262）

名　称▶ローズヒップエキス含有食品
販売者▶森下仁丹株式会社
価　格▶20日分3000円（税抜）

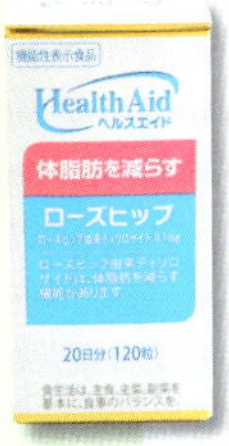

有用な成分または原材料の含有量▶
6粒中　ローズヒップ由来ティリロサイド0.1mg

表示許可▶機能性表示食品（届出番号：A16）
「本品にはローズヒップ由来ティリロサイドが含まれるので、体脂肪を減らす機能があります。」

製造管理▶医薬品GMP、NSF、日健栄協GMP

社会貢献活動▶地域振興プロジェクト（町名看板寄贈）

相談窓口の連絡先▶0120-181-109

計圧サポート

関連するページ（P168）

名　称▶イワシペプチド含有食品
販売者▶株式会社ファンケル
価　格▶1620円（税込）

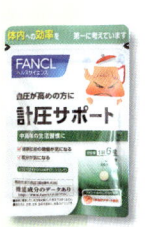

有用な成分または原材料の含有量▶
6粒中　イワシペプチド（バリルチロシンとして）400μg

表示許可▶機能性表示食品（届出番号：A26）
「本品にはイワシペプチド（バリルチロシンとして）が含まれます。血圧低下作用のあるイワシペプチド（バリルチロシンとして）は、血圧が高めの方の健康に役立つことが報告されています。」

社会貢献活動▶福祉施設・特別支援学校でのセミナーなど

相談窓口の連絡先▶0120-750-210

ヒアルロン酸

関連するページ（P152）

名　称▶ヒアルロン酸含有食品
販売者▶森下仁丹株式会社
価　格▶20日分3000円（税抜）

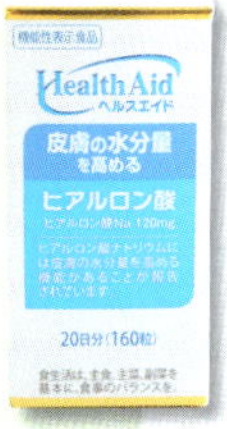

有用な成分または原材料の含有量▶
6粒中　ヒアルロン酸Na 120mg

表示許可▶機能性表示食品（届出番号：A17）
「本品にはヒアルロン酸ナトリウム（ヒアルロン酸Na）が含まれます。ヒアルロン酸ナトリウムには皮膚の水分量を高める 機能があることが報告されています。」

製造管理▶医薬品GMP、NSF、日健栄協GMP

相談窓口の連絡先▶0120-181-109

※製品の内容に関する表記は、各製品の表示に準じました。

11

グリナ®

関連するページ（P132）

名　称▶アミノ酸含有食品
販売者▶味の素株式会社
価　格▶7128 円（税込）

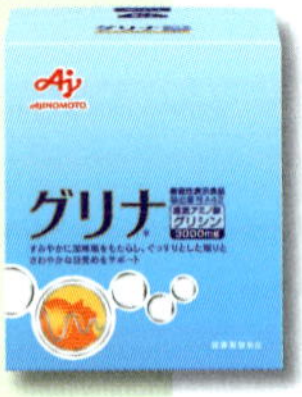

有用な成分または原材料の含有量▶
1 本中　グリシン 3.0g
表示許可▶機能性表示食品（届出番号：A42）
「本品には“グリシン”が含まれており、すみやかに深睡眠をもたらし、睡眠の質の向上（熟眠感の改善、睡眠リズムの改善）や、起床時の爽快感のあるよい目覚め、日中の眠気の改善、疲労感の軽減、作業効率の向上に役立つ機能があります。」
相談窓口の連絡先▶0120-324-324

12

ひとみの恵ルテイン40

関連するページ（P178）

名　称▶マリーゴールド色素含有加工食品
販売者▶株式会社　ファイン
価　格▶オープン価格

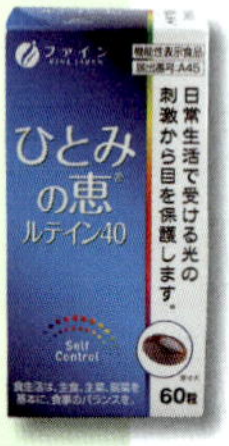

有用な成分または原材料の含有量▶
2 粒中　ルテインエステル 40mg
表示許可▶機能性表示食品（届出番号：A45）
「本品にはルテインエステルが含まれます。ルテインエステルには網膜中心部に蓄積する色素濃度を高 め、日常生活で受ける光の刺激から目を保護する機能があることが報告されています。」
社会貢献活動▶国際協力 NGO ワールド・ビジョン・ジャパンへの寄付など
相談窓口の連絡先▶0120-056-356

9

テアニン

関連するページ（P290）

名　称▶テアニン含有食品
販売者▶森下仁丹株式会社
価　格▶20 日分 2800 円（税抜）

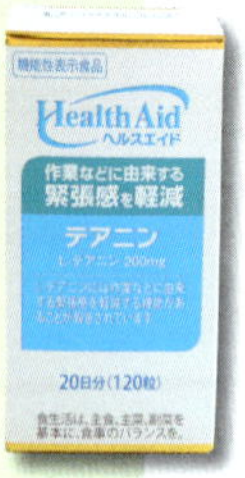

有用な成分または原材料の含有量▶
6 粒中　L- テアニン 200mg
表示許可▶機能性表示食品（届出番号：A28）
「本品には L- テアニンが含まれます。L- テアニンには作業などに由来する緊張感を軽減する機能があることが報告されています。」
製造管理▶医薬品 GMP、NSF、日健栄協 GMP
相談窓口の連絡先▶0120-181-109

10

ディアナチュラゴールド EPA&DHA

関連するページ（P115、P148）

名　称▶EPA 含有精製魚油加工食品
販売者▶アサヒグループ食品株式会社
価　格▶15 日分 /1450 円（税抜）
30 日分 /2200 円（税抜）
60 日分 /3900 円（税抜）

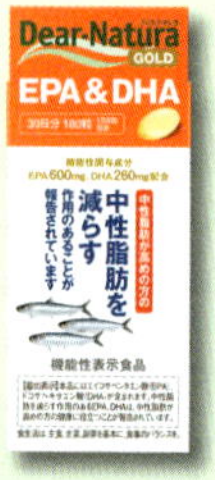

有用な成分または原材料の含有量▶
6 粒中　EPA600mg、DHA260mg
表示許可▶機能性表示食品（届出番号：B540）
「本品にはエイコサペンタエン酸（EPA）、ドコサヘキサエン酸（DHA）が含まれます。中性脂肪を減らす作用のある EPA、DHA は、中性脂肪が高めの方の健康に役立つことが報告されています。」
相談窓口の連絡先▶0120-630-611

三ヶ日みかん

関連するページ（P166）

名　称▶三ヶ日みかん
販売者▶三ヶ日町農業協同組合
価　格▶小売価 格は店舗で決定

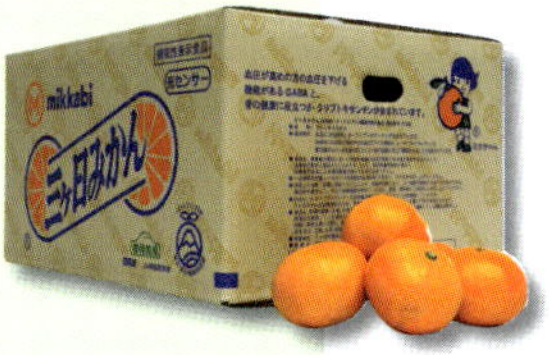

有用な成分または原材料の含有量▶
可食部 270g 当たり　GABA12.3mg
β - クリプトキサンチン 3mg
表示許可▶機能性表示食品（届出番号：F330）
「本品には GABA と β - クリプトキサンチンが含まれています。GABA には血圧高めの方の血圧を下げる機能が、β - クリプトキサンチンには骨代謝のはたらきを助けることにより骨の健康に役立つ機能があることが報告されています。」
相談窓口の連絡先▶ 053-525-1016

サラシア

関連するページ（P238）

名　称▶サラシアエキス加工食品
販売者▶森下仁丹株式会社
価　格▶ 20 日分 3000 円（税抜）

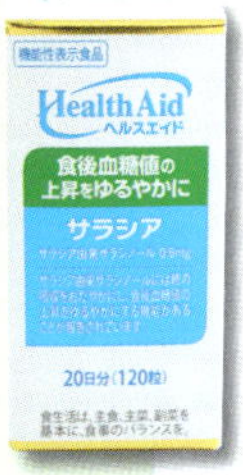

有用な成分または原材料の含有量▶
6 粒中 サラシア由来サラシノール 0.6mg
表示許可▶機能性表示食品（届出番号：A62）
「本品にはサラシア由来サラシノールが含まれます。サラシア由来サラシノールには糖の吸収をおだやかにし食後血糖値の上昇をゆるやかにする機能があることが報告されています。」
相談窓口の連絡先▶ 0120-181-109

大豆イソフラボン子大豆もやし

関連するページ（P112）

名　称▶子大豆もやし
販売者▶株式会社サラダコスモ
価　格▶ 70 円前後

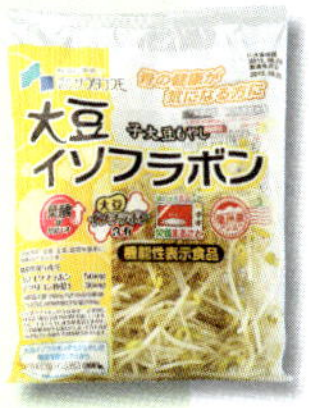

有用な成分または原材料の含有量▶
1 日推奨摂取量 200g 中に 大豆イソフラボン 56mg（アグリコン換算）36mg
表示許可▶機能性表示食品（届出番号：A80）
「本品には大豆イソフラボンが含まれます。大豆イソフラボンは骨の成分を維持する働きによって、骨の健康に役立つことが報告されています。」
社会貢献活動▶高齢者雇用、休耕地再生、
南米日本人農家支援など
相談窓口の連絡先▶ 0573-66-5111

べにふうき緑茶ティーバッグ

関連するページ（P122）

名　称▶メチル化カテキン
含有食品
販売者▶ＪＡかごしま茶業株式会社
価　格▶ 600 円（税抜）

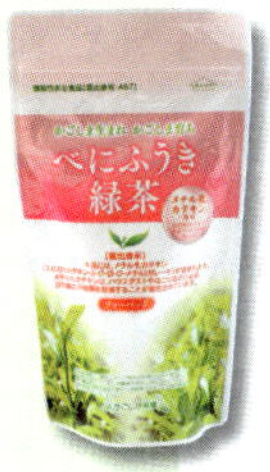

有用な成分または原材料の含有量▶
3 包中　メチル化カテキン 34mg
表示許可▶機能性表示食品（届出番号：A67）
「本品には、メチル化カテキン（エピガロカテキン -3-*O*-[3-*O*- メチル]ガレート）が含まれます。メチル化カテキンは、ハウスダストやほこりなどによる目や鼻の不快感を軽減することが報告されています。」
相談窓口の連絡先▶ 099-269-1721

PURARICO アスタキサンチン

関連するページ（P105）

19

名　称▶アスタキサンチン含有加工食品
販売者▶シャルーヌ化粧品株式会社
価　格▶30日分4500円（税抜）

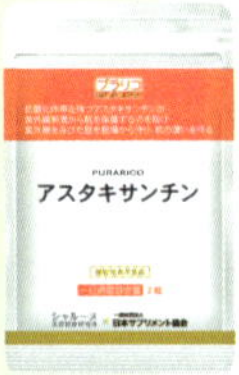

有用な成分または原材料の含有量▶
2粒中　アスタキサンチン4mg
表示許可▶機能性表示食品（届出番号：E849）
「本品にはアスタキサンチンが含まれます。抗酸化作用を持つアスタキサンチンは、紫外線刺激から肌を保護するのを助ける機能性、紫外線を浴びた肌を乾燥から守り、肌のうるおいを守る機能性が報告されています。」
製造管理▶三生医薬株式会社
相談窓口の連絡先▶0120-575-212

PURARICO ブルーベリー&ルテイン

関連するページ（P178、P211）

20

名　称▶ビルベリーエキス含有加工食品
販売者▶シャルーヌ化粧品株式会社
価　格▶30日分4500円（税抜）

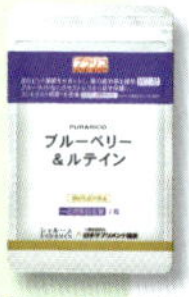

有用な成分または原材料の含有量▶
2粒中　ビルベリー由来アントシアニン43.2mg、ルテイン10mg、ゼアキサンチン2mg
表示許可▶機能性表示食品（届出番号：E713）
「本品にはビルベリー由来アントシアニン及びルテイン・ゼアキサンチンが含まれます。ビルベリー由来アントシアニンには目のピント調節機能をサポートし、眼の疲労感を緩和する事が報告されています。ルテイン・ゼアキサンチンには目の黄斑部の色素量を増やし、ブルーライトなどの光ストレスから保護し、コントラスト感度（ぼやけの解消によりくっきり見る力）を改善する機能があることが報告されています。」
製造管理▶三生医薬株式会社
相談窓口の連絡先▶0120-575-212

還元型コエンザイムQ10

関連するページ（P138）

17

名　称▶還元型コエンザイムQ10含有食品
販売者▶森下仁丹株式会社
価　格▶20日分2800円（税抜）

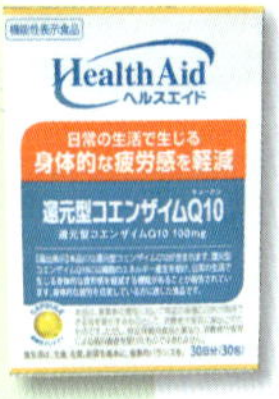

有用な成分または原材料の含有量▶
1包中　還元型コエンザイムQ10 100mg
表示許可▶機能性表示食品（届出番号：A84）
「本品には還元型コエンザイムQ10が含まれます。還元型コエンザイムQ10には細胞のエネルギー産生を助け、日常の生活で生じる身体的な疲労感を軽減する機能があることが報告されています。身体的な疲労を自覚してる方に適した食品です。」
相談窓口の連絡先▶0120-181-109

グルコサミン

関連するページ（P133）

18

名　称▶グルコサミン加工食品
販売者▶甲陽ケミカル株式会社
価　格▶4500円（税抜）

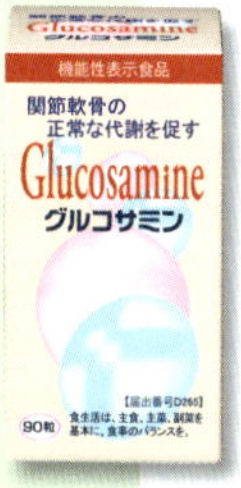

有用な成分または原材料の含有量▶
3粒中　グルコサミン塩酸塩1,500mg
表示許可▶機能性表示食品（届出番号：D265）
「本品にはグルコサミン塩酸塩が含まれます。グルコサミン塩酸塩は運動における軟骨成分の過剰な分解を抑えることで、関節軟骨の正常な代謝を促すのに役立つことが報告されています。関節負荷の少ない方に適しています。」
相談窓口の連絡先▶0800-600-9556

コレストールファイバー

関連するページ（P143）

23

名　称▶粉末清涼飲料
販売者▶森下仁丹株式会社
価　格▶15 日分（30 包）
3600 円（税抜）

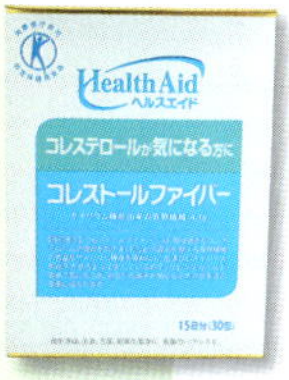

有用な成分または原材料の含有量▶
２包中　サイリウム種皮由来の食物繊維 8.2g
表示許可▶特定保健用食品
「コレストールファイバー」は、取り過ぎたコレステロールの吸収をおさえ、おなかの調子を整える食物繊維の豊富なサイリウム種皮を原料にし、血清コレステロールを低下させるよう工夫しているので、コレステロールが高めで気になる方、おなかの調子が気になる方の食生活の改善に役立ちます。」
相談窓口の連絡先▶ 0120-181-109

【 栄養機能食品・サプリメント 】

マルチビタミン&ミネラル（大ボトル）

関連するページ（P124、P149、P151、P155、P156、P157、P170）

名　称▶酵母加工食品
販売者▶株式会社ヘルシーパス
価　格▶5400 円（税込）

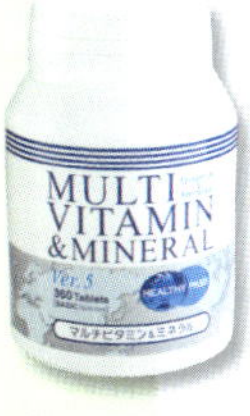

有用な成分または原材料の含有量▶
１日 12 粒中　ビタミン B_1 50mg、ビタミン B_2 50mg、ナイアシン 30mg、パントテン酸 50mg、ビタミン B_6 40mg、ビオチン 300μg、葉酸 400μg、ビタミン B_{12} 100μg、ビタミン C 500mg、カルシウム 100mg、マグネシウム 60mg、亜鉛 15mg、銅 1.5mg、セレン 50μg、クロム 100μg、ホスファチジルコリン 35mg、イノシトール 25mg（医科向け）
相談窓口の連絡先▶ 0120-797-464

【 特定保健用食品 】

仁丹のサーデンケア

関連するページ（P168）

21

名　称▶サーデンペプチド加工食品
販売者▶森下仁丹株式会社
価　格▶30 日分（30 袋）
5000 円（税抜）

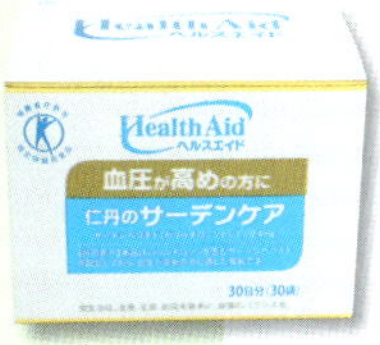

有用な成分または原材料の含有量▶
１袋中　サーデンペプチド
（バリルチロシンとして）0.4mg
表示許可▶特定保健用食品
「本品はバリルチロシンを含むサーデンペプチドを配合しており、血圧が高めの方に適した食品です。」
製造管理▶医薬品 GMP、NSF、日健栄協 GMP
相談窓口の連絡先▶ 0120-181-109

コレカットゼロ、コレカットレモン

関連するページ（P143）

名　称▶清涼飲料水
販売者▶カイゲンファーマ株式会社
価　格▶200 円（税抜）

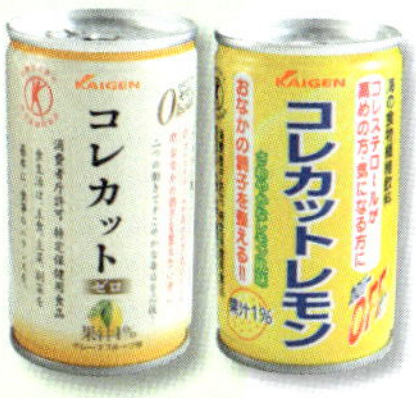

有用な成分または原材料の含有量▶
１日１缶中　低分子化アルギン酸ナトリウム 4g
表示許可▶特定保健用食品
「コレカットゼロ」は、海藻由来の水溶性食物繊維（低分子化アルギン酸ナトリウム）を配合した、ノンカロリーで飲みやすい飲料です。コレステロールの吸収をしにくくし、おなかの調子を整える作用がありますので、食物繊維が不足しがちな現代人の食生活の改善に役立ちます。」
相談窓口の連絡先▶ 0120-101-329

SUPER DRINK V-PHYTO

関連するページ（P107、P124、P149、P151、P154、P156、P159）

27

名　称▶たんぱく加工食品
販売者▶サニーヘルス株式会社
価　格▶ 12600 円（税抜）

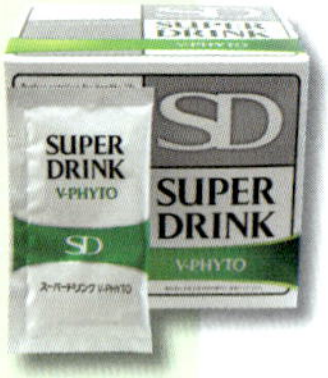

有用な成分または原材料の含有量▶
1 袋 28g 中　たんぱく質 8.0g、VA 225μg (50%)、VB1 0.55mg (55%)、VB 20.60mg (55%)、VB 60.55mg (55%)、VB 121.1μg (55%)、VC 44mg (55%)、VD 2.5 μg (50%)、VE 4.4mg (55%)、カルシウム 300mg (43%)、マグネシウム 138mg (55%) など、(　) 内の%は 1 日の摂取目安量を摂取した場合の栄養素等表示基準値に対する充足率
表示許可▶栄養機能食品（ビタミン A、ビタミン B_1、ビタミン B_2、ナイアシン、パントテン酸、ビタミン C、カルシウム、マグネシウムなど）
相談窓口の連絡先▶ 0120-308-270

アミノエール®

関連するページ（P107、P160）

28

名　称▶アミノ酸・ビタミン D 含有食品
販売者▶味の素株式会社
価　格▶ 5400 円（税込）

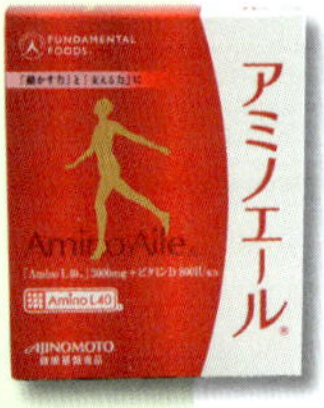

有用な成分または原材料の含有量▶
1 本中　「Amino L40」3,000mg
　　　　ビタミン D 800IU
製造管理▶ ISO9001:2008
社会貢献活動▶東日本大震災復興支援『ふれあいの赤いエプロンプロジェクト』、『AIN プログラム』、『ガーナ栄養改善プロジェクト』、『Smile Earth!』
相談窓口の連絡先▶ 0120-324-324

CHO サポート

関連するページ（P150、P153、P154、P155、P156、P160、P161）

25

名　称▶オリゴ糖・乳酸菌末含有食品
販売者▶株式会社ヘルシーパス
価　格▶ 5400 円（税込）

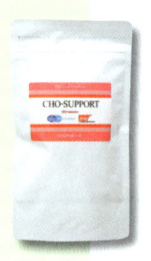

有用な成分または原材料の含有量▶
1 日 6 カプセル中　ビタミン A 1,500μg、ビタミン D 20μg、ビタミン E 20mg、ビタミン B_1 10mg、ビタミン B_2 10mg、ナイアシン 30mg、パントテン酸 100mg、ビタミン B_6 15mg、ビオチン 100μg、葉酸 240μg、ビタミン B_{12} 100μg、亜鉛 15mg、銅 0.5mg、乳酸菌末（*L.plantarum*）20mg（医科向け）
相談窓口の連絡先▶ 0120-797-464

トリプル X

関連するページ（P124、P145、P154、P155、P159、P161、P170）

26

名　称▶・植物濃縮物加工食品
　　　　・アセロラ濃縮物加工食品
　　　　・カキ殻粉加工食品
販売者▶日本アムウェイ合同会社
価　格▶ 14010 円（税込）

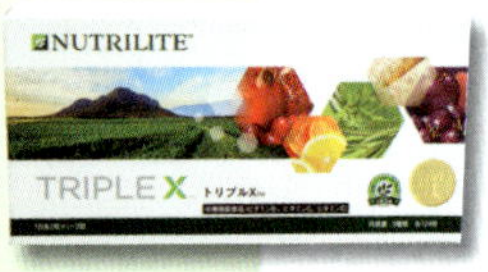

有用な成分または原材料の含有量▶
1 日 2 回（3 種類のタブレットを各 4 粒）摂取の場合
βカロテン 7.2mg、ビタミン B_1 2.8mg、ビタミン C 200mg、ビタミン E 18mg、カルシウム 600mg、鉄 7.5mg、マグネシウム 100mg、セレン 30μg など
表示許可▶栄養機能食品（鉄、ナイアシン、パントテン酸、ビオチン、ビタミン B_1、ビタミン B_2、ビタミン B_6、ビタミン B_{12}、ビタミン C、ビタミン E）
社会貢献活動▶ Remember HOPE ～東北復興支援プロジェクト
相談窓口の連絡先▶ 0120-123-777

ビフィズス菌W【乳フリー】

関連するページ（P150、P119）

名　称▶ビフィズス菌末含有食品
販売者▶株式会社ヘルシーパス
価　格▶ 4320円（税込）

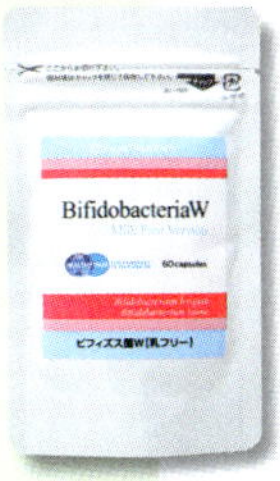

有用な成分または原材料の含有量▶
1日2カプセル中　ビフィズス菌末（*B.longum*）100億個以上、ビフィズス菌末（*B.breve*）100億個以上、ラクトオリゴ糖160mg（医科向け）
品質管理▶製品試験成績書
相談窓口の連絡先▶ 0120-797-464

AFC ラクトヘルス

関連するページ（P150、P176）

名　称▶乳酸菌加工食品
販売者▶株式会社エーエフシー
価　格▶ 4212円（税込）

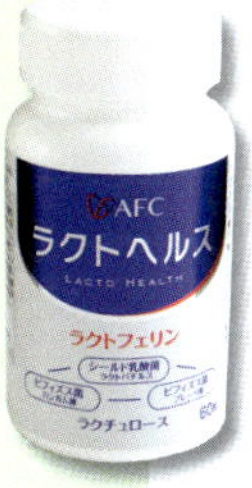

有用な成分または原材料の含有量▶
2粒中　ラクトフェリン21mg
ビフィズス菌ロンガム種（生菌）20億個以上
ビフィズス菌ブレーベ種（生菌）20億個以上
乳酸菌（殺菌）100億個以上、ミルクオリゴ糖300mg
相談窓口の連絡先▶ 0120-464-981

ライラック乳酸菌シリーズ（粉タイプ）
（スタンダード、オリゴプラス、オリゴプレミアム）

関連するページ（P150）

名　称▶乳酸菌含有食品
販売者▶アテリオ・バイオ株式会社
価　格▶ 2400円～4200円（税抜）

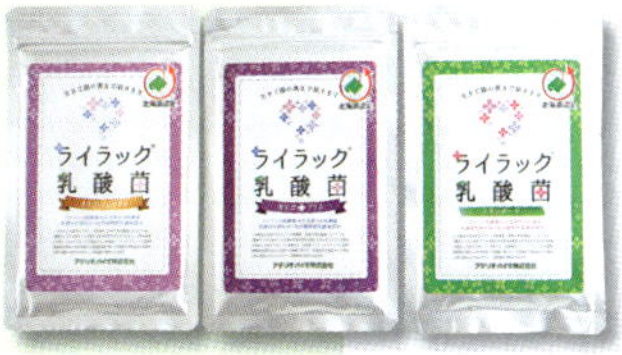

有用な成分または原材料の含有量▶
1日2g当たり　有胞子性乳酸菌（ライラック乳酸菌）1億個以上
表示許可▶北海道食品機能性表示制度（ヘルシーDo）認定
認定番号　第04-0027～0029号
特許▶微生物特許　第5006986号
製法特許　第6306170号
相談窓口の連絡先▶ 0120-074-591

ビヒダスBB536

関連するページ（P150）

名　称▶ビフィズス菌（生菌）利用食品
販売者▶森永乳業株式会社
価　格▶ 3670円（税込）

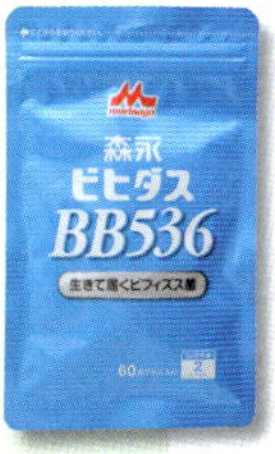

有用な成分または原材料の含有量▶
2カプセル中　ビフィズス菌BB536　150億個
製造管理▶日健栄協GMP、ISO22000取得
成分含有量はロット毎定量確認
社会貢献活動▶「ピンクリボン運動」、環境省「CO2削減/ライトダウンキャンペーン」に参加、「森乳スマイル倶楽部」の社会貢献活動団体への定例寄付など
相談窓口の連絡先▶ 0120-369-592

ブルーベリー 300倍パワー EX

関連するページ（P154）

名　称▶ボイセンベリー加工食品
販売者▶サニーヘルス株式会社
価　格▶3620 円（税抜）

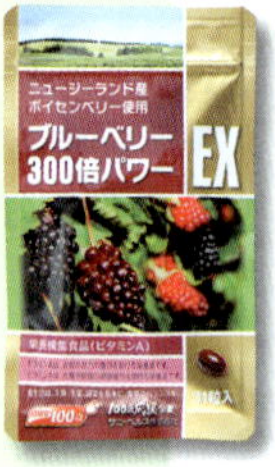

有用な成分または原材料の含有量▶
1 粒中　ビタミン A 160μg
（栄養素等表示基準値に対する充足率 36%）
表示許可▶栄養機能食品（ビタミン A）
品質管理▶残留農薬試験
社会貢献活動▶再生可能エネルギーの推進、国境なき医師団への寄付活動など
相談窓口の連絡先▶0120-222-444

ラクティス

関連するページ（P131、P150）

名　称▶清涼飲料水
販売者▶株式会社ビーアンド
エス・コーポレーション
価　格▶5ml × 30 包 /4500 円、
10ml × 30 包 /8500 円
（税抜）

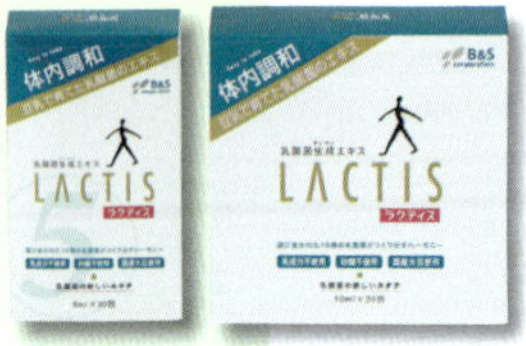

有用な成分または原材料の含有量▶
5ml 中　乳酸菌生成エキス、クエン酸、乳酸
特許▶製法特許　第 3491152 号
製造管理▶日健栄協 GMP 取得
相談窓口の連絡先▶03-3288-0115

ハイガッツ EX300 粒

関連するページ（P161）

名　称▶小麦はい芽油加工食品
販売者▶日本製粉株式会社
価　格▶4000 円（税抜）

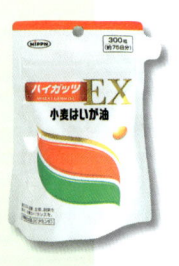

有用な成分または原材料の含有量▶
4 粒中　ビタミン E（α-トコフェロール当量）35mg
総トコトリエノール 10mg
表示許可▶栄養機能食品（ビタミン E）
社会貢献活動▶ふっくらパン教室、為末大学食育学部、ニップン四季の森
相談窓口の連絡先▶0120-184-157

ハイガッツ　アマニ油&ビタミンE

関連するページ（P116、P161）

名　称▶食用アマニ油加工食品
販売者▶日本製粉株式会社
価　格▶3000 円（税抜）

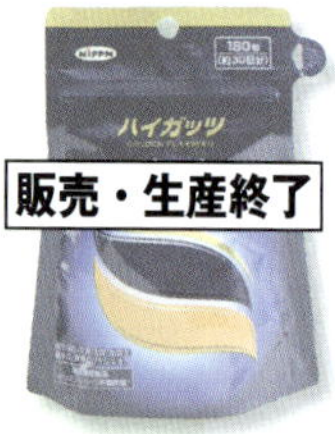

有用な成分または原材料の含有量▶
6 粒中　ビタミン E（α-トコフェロール当量）60mg
総トコトリエノール 15mg
α-リノレン酸（n-3 系脂肪酸）0.6g
表示許可▶栄養機能食品
（ビタミン E、n-3 系脂肪酸）
相談窓口の連絡先▶0120-184-157

マルチビタミン&ミネラルEX

関連するページ（P104、P147、P149、P151、P159、P171）

名　称▶酵母含有食品
販売者▶森下仁丹株式会社
価　格▶30日分4800円（税抜）

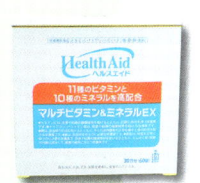

有用な成分または原材料の含有量▶
1日2袋中 ビタミンC 500mg、ナイアシン 20mg、パントテン酸 10mg、鉄 5.0mg、銅 1.0mg、亜鉛 5.0mg
表示許可▶栄養機能食品（ビタミンC・ナイアシン・パントテン酸・鉄・銅・亜鉛の栄養機能表示）、11種のビタミンと10種のミネラル高配合
社会貢献活動▶「カンボジアの子どもたちにサッカーシューズを」プロジェクト
相談窓口の連絡先▶0120-181-109

南瓜オニオン

名　称▶タマネギ・カボチャ加工食品
販売者▶株式会社　龍泉堂
価　格▶12000円（税抜）

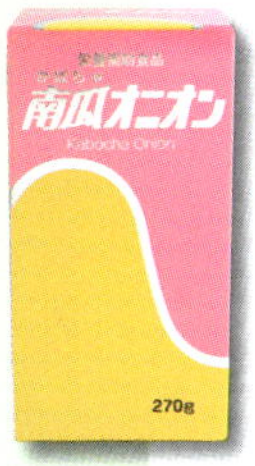

有用な成分または原材料の含有量▶
1粒中　オニオン・パンプキンエキス末 約300mg
特許▶日本特許（特許第4813023号）
米国特許（US Patent 7,122,213）
相談窓口の連絡先▶0120-300-833

タフ

関連するページ（P139、P140）

名　称▶コンドロイチン硫酸含有食品
販売者▶ゼリアヘルスウエイ株式会社
価　格▶4400円（税抜）

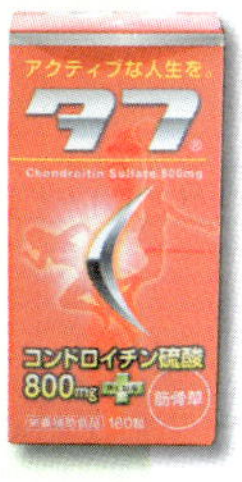

有用な成分または原材料の含有量▶
6粒中　コンドロイチン硫酸 800mg
コラーゲンペプチド 350mg
社会貢献活動▶地域住民への福利厚生施設の開放、国内外の自然災害への支援活動など
相談窓口の連絡先▶03-3663-7318

アルカロン

関連するページ（P104、P124、P143、P147、P170、P171）

名　称▶海藻粉末加工食品
販売者▶株式会社白寿生科学研究所
価　格▶アルミ袋 302g/5400円（税抜）
ボトル　151g/3400円（税抜）

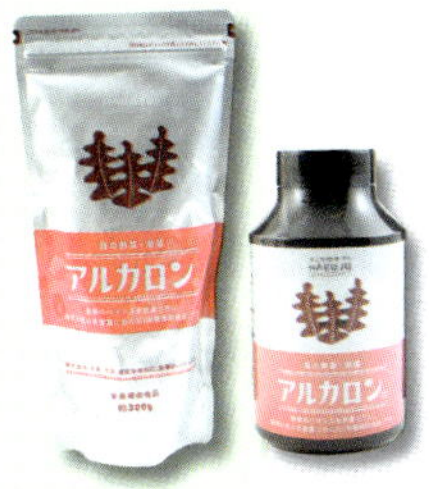

有用な成分または原材料の含有量▶
1日28粒中　食物繊維 2.5g、カルシウム 22mg、カリウム 75mg、マグネシウム 12mg、鉄 0.6mg、亜鉛 0.1mg【主な原材料】海藻混合粉末、難消化性デキストリン、ガラクトオリゴ糖
社会貢献活動▶健康関連イベント開催や地域交流、メセナ活動、アスリートへの支援
相談窓口の連絡先▶0120-05-8910

41

レスベラトロールプラス

関連するページ（P161、P180、P225）

名　称▶レスベラトロール加工食品
販売者▶株式会社山田養蜂場
価　格▶3429円（税抜）

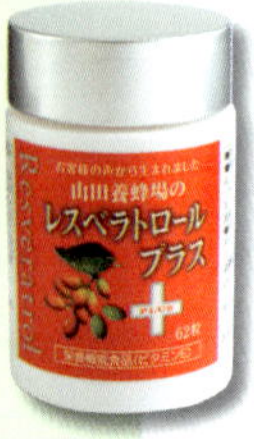

有用な成分または原材料の含有量▶
2粒中　メリンジョ由来総レスベラトロール類31mg、ブドウ由来総レスベラトロール類4mg、ビタミンE 10mg、オリーブ葉エキス
表示許可▶日本健康・栄養食品協会 JHFAマーク
社会貢献活動▶みつばち文庫の寄贈、被災地への支援、読み聞かせセミナー、ミツバチの一枚画コンクール
相談窓口の連絡先▶0120-388-317

42

メチル化レスベラトロール
（プテロスチルベン）

関連するページ（P180）

名　称▶プテロスチルベン含有食品
販売者▶株式会社ヘルシーパス
価　格▶10260円（税込）

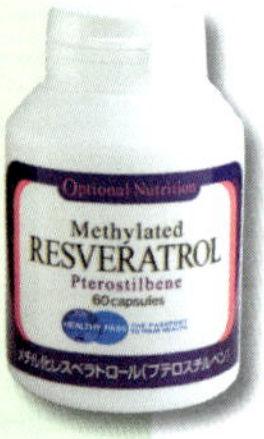

有用な成分または原材料の含有量▶
1日2カプセル中　プテロスチルベン180mg（医科向け）
品質管理▶製品試験成績書
相談窓口の連絡先▶0120-797-464

43

酵素分解ローヤルゼリーキング

関連するページ（P104、P112、P124、P170、P263）

名　称▶調製ローヤルゼリー
販売者▶株式会社山田養蜂場
価　格▶6800円（税抜）

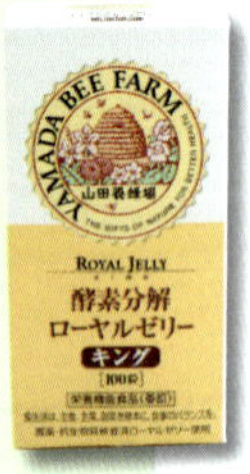

有用な成分または原材料の含有量▶
3粒中　酵素分解ローヤルゼリー2,400mg（生換算）、カルシウム46.5mg、マグネシウム22.6mg、亜鉛2.5mg、大豆イソフラボン
品質管理▶農薬・抗生物質検査、動物及びヒトでの安全性試験実施
特許▶製法特許　第3994120号、第4182366号
相談窓口の連絡先▶0120-388-317

44

山田養蜂場の蜂の子

関連するページ（P129、P156、P158）

名　称▶蜂の子加工食品
販売者▶株式会社山田養蜂場
価　格▶4572円（税抜）

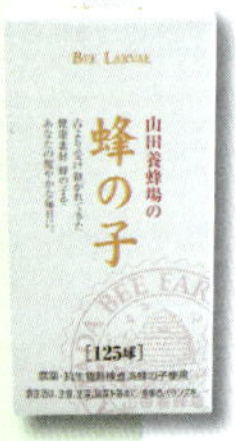

有用な成分または原材料の含有量▶
4球中　蜂の子粉末720mg、ビタミンB_2 4.3mg、ビタミンB_{12} 6μg、γ-アミノ酪酸（ギャバ）30mg
品質管理▶農薬・抗生物質検査、動物及びヒトでの安全性試験実施
社会貢献活動▶植樹活動（国内、ネパール、内モンゴル、中国安徽省）、カンボジア教育支援など
相談窓口の連絡先▶0120-388-317

ST JOHN' S WORT（セイヨウオトギリソウ）FEVERFEW（ナツシロギク）

関連するページ（P240、P249）

名　称▶ハーブ加工食品
販売者▶ニードインターナショナルジャパン有限会社
価　格▶45カプセル 2800円(税抜)

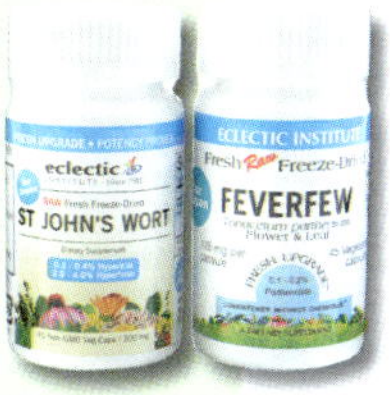

有用な成分または原材料の含有量▶
St. John's Wort：Hypericin 0.2-0.4%
Hyperfolin 2.0-4.0%
Feverfew：Parthenolide 0.1-0.2%
品質▶オーガニック（USA オレゴン州）
製造▶ Eclectic Institute Inc.
相談窓口の連絡先▶ 055-934-1557

隈笹精

関連するページ（P234）

名　称▶クマ笹熱水抽出濃縮物
製造者・販売者▶星製薬株式会社
価　格▶ 22g/9720円
47g/19440円（税込）

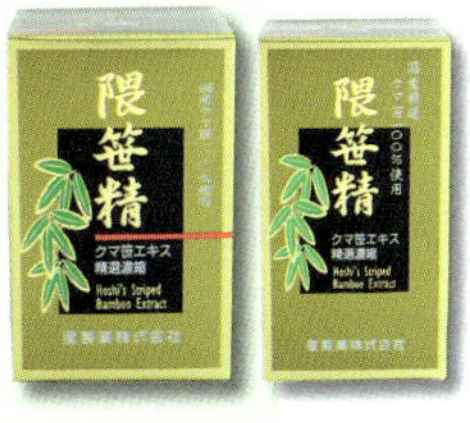

有用な成分または原材料の含有量▶
1瓶中　クマザサ 22g、47g
特許▶特願 2006-300229（ササ属植物の同定方法）
特願 2005-179617（創傷被覆材及びその製造方法）
相談窓口の連絡先▶ 0120-179-033

GINKGO（イチョウ葉）

関連するページ（P219）

名　称▶ハーブ加工食品
販売者▶ニードインターナショナルジャパン有限会社
価　格▶ 45カプセル、または30ml　2800円（税抜）

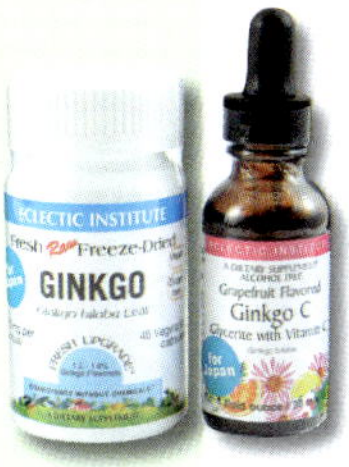

有用な成分または原材料の含有量▶
Ginkgo Flavonols 1.2–1.8%
品質▶カプセル製品はオーガニック（USAオレゴン州）
液体製品は野生ハーブ使用
製造▶ Eclectic Institute Inc.
相談窓口の連絡先▶ 055-934-1557

ECHINACEA（エキナセア）

関連するページ（P222）

名　称▶ハーブ加工食品
販売者▶ニードインターナショナルジャパン有限会社
価　格▶ 45カプセル、または30ml　2800円（税抜）

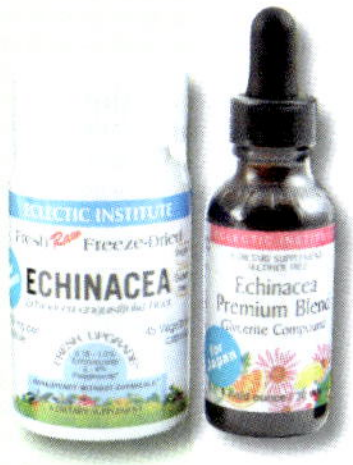

有用な成分または原材料の含有量▶
Echinacoside 0.5-1.0%、Polyphenols 3-4%
品質▶カプセル製品はオーガニック（USA オレゴン州）
液体製品は野生ハーブ使用
製造▶ Eclectic Institute Inc.
相談窓口の連絡先▶ 055-934-1557

仙生露　エキスゴールド

関連するページ（P217）

名　称▶アガリクス茸　仙生露
エキスゴールド
販売者▶株式会社　S・S・I
価　格▶43000円（税抜）

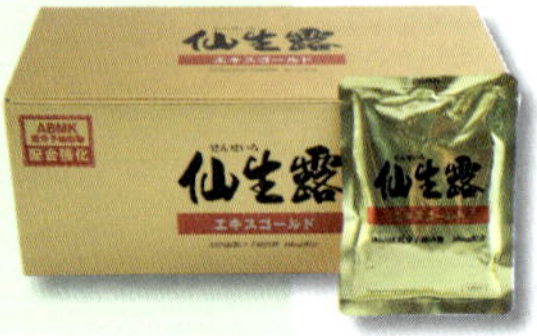

有用な成分または原材料の含有量▶
1袋中　ABMK低分子抽出物 10mg
品質管理▶原料及び製品の国内生産　アガリクス・ブラゼイ協議会認定製品
特許▶製法特許（第4480204号、第4823519号、第5034071号、第4580447号、第4413599号）
社会貢献活動▶がん患者会への協賛
相談窓口の連絡先▶0120-680-111

フコイダンG

関連するページ（P138、P164、P219）

名　称▶もずく抽出物含有加工食品
販売者▶株式会社　元気ドットコム21
価　格▶14800円（税抜）

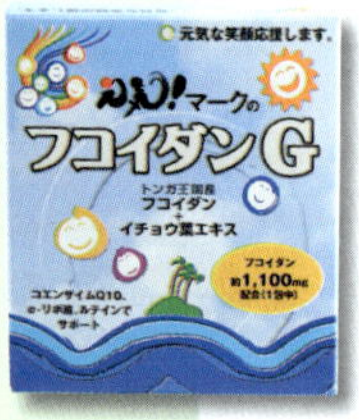

有用な成分または原材料の含有量▶
1包中　フコイダン 1,100mg
イチョウ葉エキス 60mg
コエンザイム Q10 20mg
特許▶用途特許（特開2011-73987）
相談窓口の連絡先▶082-924-1213

プロポリス300

関連するページ（P252）

名　称▶プロポリスエキス加工食品
販売者▶株式会社山田養蜂場
価　格▶7610円（税込）

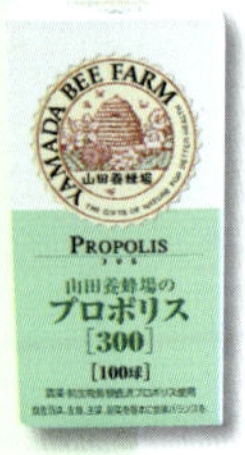

有用な成分または原材料の含有量▶
3球中　プロポリスエキス 226.8mg
小麦胚芽油
品質管理▶農薬・抗生物質検査、動物及びヒトでの安全性試験実施
表示許可▶日本健康・栄養食品協会 JHFAマーク
特許▶第3676272号
相談窓口の連絡先▶0120-388-317

キングアガリクス100

関連するページ（P217）

名　称▶乾燥茸加工食品
販売者▶株式会社ケーエーナチュラルフーズ
価　格▶48000円（税抜）

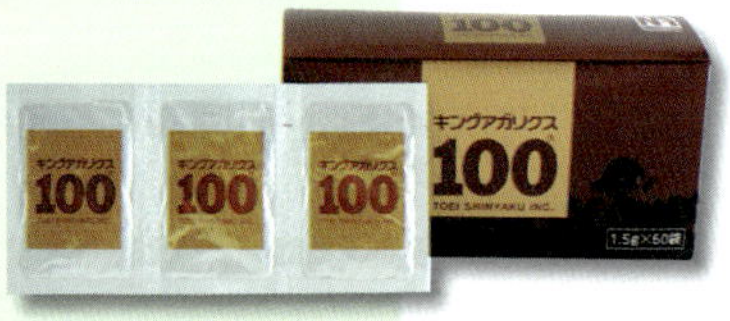

有用な成分または原材料の含有量▶
1袋中　ブラジル産露地栽培アガリクス（キング・アガリクス21株）1.5g
品質管理▶動物およびヒトでの安全性試験実施
社会貢献活動▶東日本復興支援、日本動物愛護協会支援
相談窓口の連絡先▶0120-127-070

【加工食品】

しぜん食感 CHiA ココナッツ / カカオ チアシードビスケット

関連するページ（P116、P204）

名　称▶ビスケット
販売者▶大塚食品株式会社
価　格▶150 円（税抜）

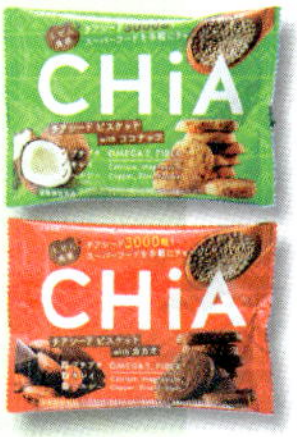

有用な成分または原材料の含有量▶
n-3 系脂肪酸（α-リノレン酸　1.0g/ 食）
チアシード 3000 粒
表示許可▶栄養機能食品「n-3 系脂肪酸は、皮膚の健康維持を助ける栄養素です。」
製造管理▶ ISO9001 取得、HACCP の実践
製品ロットからのトレーサビリティ管理
相談窓口の連絡先▶ 088-665-7131

マンナンヒカリ

関連するページ（P134）

名　称▶米粒状加工食品
販売者▶大塚食品株式会社
価　格▶ 1000 円（税抜）

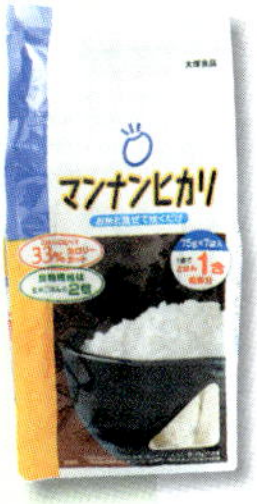

有用な成分または原材料の含有量▶
食物繊維（ポリデキストロース、セルロース、グルコマンナン）
製造管理▶ ISO9001 取得、HACCP の実践
製品ロットからのトレーサビリティ管理
特許▶製法特許　第 5118505 号
相談窓口の連絡先▶ 088-665-7131

THE REISHI

関連するページ（P231）

名　称▶霊芝加工食品
販売者▶株式会社上薬研究所
価　格▶ 14500 円（税抜）

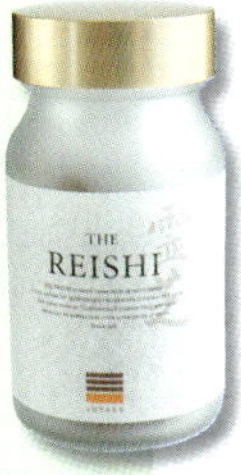

有用な成分または原材料の含有量▶
1 粒中　霊芝エキス末 120mg、酪酸菌 15mg
社会貢献活動▶森林保護活動への寄付
相談窓口の連絡先▶ 0120-555-014

ナノ型コンドロイチン

関連するページ（P140）

名　称▶コンドロイチン含有加工食品
販売者▶丸共バイオフーズ株式会社
価　格▶ 4500 円（税抜）

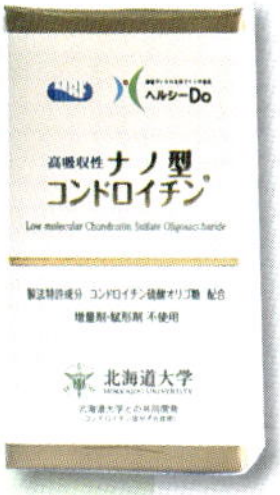

有用な成分または原材料の含有量▶
1 日 2 粒中　コンドロイチン硫酸オリゴ糖 100mg
表示許可▶北海道食品機能性表示制度（ヘルシー Do）認定
認定番号▶第 11-0090 号
特許▶製造特許　第 6146733 号
相談窓口の連絡先▶ 0120-111-081

プレミアム北海道 タマネギドレッシング
オリゴノール

名　称▶ドレッシング類
販売者▶株式会社北海道
　　　　バイオインダストリー
価　格▶900 円（税抜）

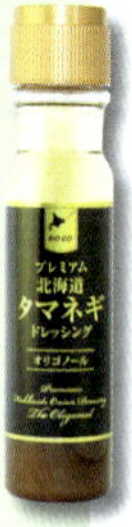

有用な成分または原材料の含有量▶
50ml 中　オリゴノール®
（ライチポリフェノール加工品）100mg
表示許可▶北海道食品機能性表示制度（ヘルシー Do）認定
認定番号　第 02-0014 号
オリゴノールは㈱アミノアップの登録商標です。
相談窓口の連絡先▶ 011-812-2512

カスピ海ヨーグルト プレーン 400g
カスピ海ヨーグルト 脂肪ゼロ 400g

関連するページ（P150）

名　称▶はっ酵乳
販売者▶フジッコ株式会社
価　格▶268 円（税抜）

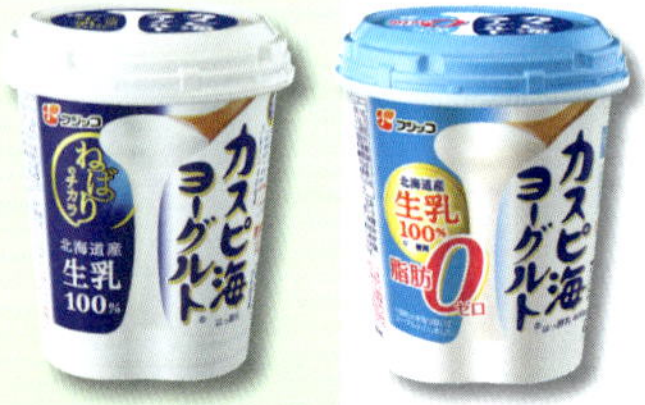

有用な成分または原材料の含有量▶
乳酸菌 ***Lactococcus lactis subsp. cremoris FC***
表示許可▶北海道食品機能性表示制度（ヘルシー Do）認定
認定番号　第 01-0011 号　第 11-0089 号
特許▶第 3878953 号
社会貢献活動▶食育体験活動、ネパールのヨード欠乏症に対する「昆布ミネラルカプセル」の提供
相談窓口の連絡先▶ 0120-078-126

ライラック乳酸菌が入った 北海道産　玉ねぎ＆ごぼうスープ

関連するページ（P150）

名　称▶乳酸菌含有食品
販売者▶アテリオ・バイオ株式会社
価　格▶880 円（税抜）

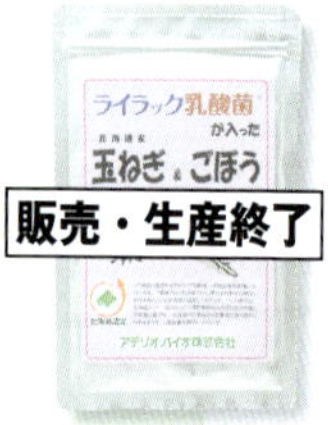

有用な成分または原材料の含有量▶
1日1食当たり　有胞子性乳酸菌
（ライラック乳酸菌）1億個以上
表示許可▶北海道食品機能性表示制度（ヘルシー Do）認定
認定番号　第 04-0031 号
特許▶微生物特許　第 5006986
国際特許出願中　PCT/JP2015/64835
相談窓口の連絡先▶ 0120-074-591

北海道サプリメント 玉葱と乳酸菌の美食スープ

関連するページ（P150）

名　称▶乳酸菌利用スープ
　　　　（乾燥スープ）
販売者▶大志食品企画株式会社
価　格▶1000 円（税抜）

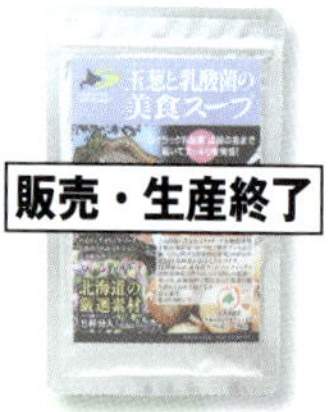

有用な成分または原材料の含有量▶
1日1食当たり　有胞子性乳酸菌
（ライラック乳酸菌）1億個以上
表示許可▶北海道食品機能性表示制度（ヘルシー Do）認定
認定番号　第 05-0051 号
特許▶微生物特許　第 5006986 号
国際特許出願中　PCT/JP2015/64835
相談窓口の連絡先▶ 011-218-0141

POTESU

関連するページ（P112）

名　称▶水餃子
販売者▶イートアンド株式会社
価　格▶オープン価格

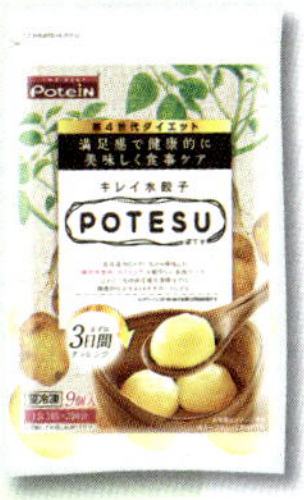

有用な成分または原材料の含有量▶
　一食（15g × 3 個）中　ポテイン® 300mg
社会貢献活動▶清掃活動、ペットの殺処分ゼロ活動など
相談窓口の連絡先▶ 0120-044-041

おいしいだいず水煮

関連するページ（P112）

名　称▶水煮
販売者▶フジッコ株式会社
価　格▶ 145 円（税抜）

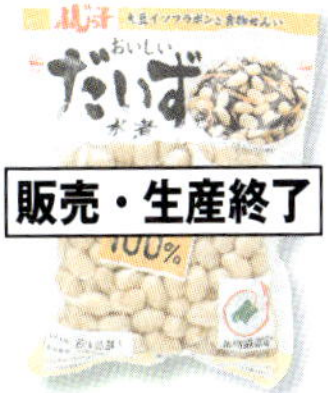

有用な成分または原材料の含有量▶
　約 3 分の 1 量（固形分 50g）に大豆イソフラボン 25mg（アグリコン換算）
表示許可▶北海道食品機能性表示制度（ヘルシー Do）認定
認定番号　第 01-0012 号
社会貢献活動▶食育体験活動、ネパールのヨード欠乏症に対する「昆布ミネラルカプセル」の提供
相談窓口の連絡先▶ 0120-078-126

やすらぎコーヒー
ごきげんコーヒー

名　称▶レギュラーコーヒー
　　　　（ドリップパック入り）
販売者▶有限会社いわい珈琲
価　格▶ 180 円（税抜）

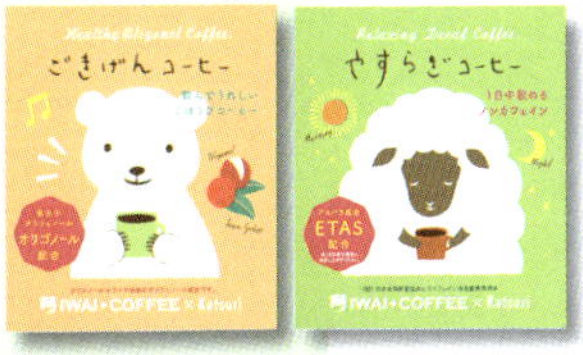

有用な成分または原材料の含有量▶
　ごきげんコーヒー 1 杯（120ml）中　オリゴノール®（ライチポリフェノール加工品）50mg
　やすらぎコーヒー 1 杯（120ml）中　EATS®（酵素処理アスパラガス抽出物）150mg
表示許可▶北海道食品機能性表示制度（ヘルシー Do）認定
認定番号　第 05-0046 ～ 05-0047 号
オリゴノール、ETAS は（株）アミノアップ化学の登録商標です。
相談窓口の連絡先▶ 011-854-6799

紅一点　カレー風味の美養スープ
紅一点　鮭とキャベツの美養スープ

名　称▶即席みそスープ
販売者▶岩田醸造株式会社
価　格▶未定

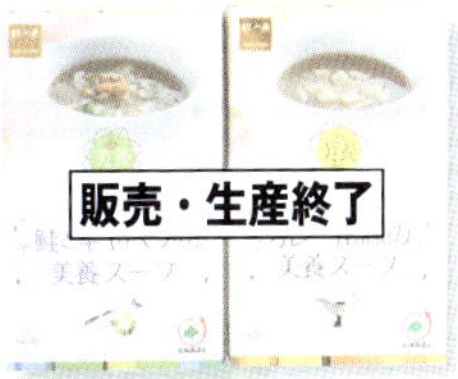

有用な成分または原材料の含有量▶
　1 食中　ETAS®（酵素処理アスパラガス抽出物）350mg
表示許可▶北海道食品機能性表示制度（ヘルシー Do）認定
認定番号　第 05-0053 ～ 05-0054 号
ETAS は（株）アミノアップ化学の登録商標です。
生産管理▶ ISO22000
相談窓口の連絡先▶ 011-200-2788

主な症状と関与成分の一覧表

（作成者／板倉弘重）

【1・脳と神経】

臓器	主な症状、目的	関与物	体内での働き
脳	もの忘れ	EPA、DHA	神経細胞を活性化
		クルクミン	抗酸化作用で神経細胞を保護
		イチョウ葉エキス	脳の血流をよくする
		ギンコライド	脳の血流をよくする
		レシチン	神経細胞の活性化
		ホスファチジルセリン	神経細胞の活性化
		中鎖脂肪酸	神経細胞にエネルギーを供給
		ノビレチン	神経細胞の活性化
		ビンカマイナーエキス（ビンカミン）	神経細胞の活性化
		トコトリエノール（ビタミンE）	抗酸化作用
		アスタキサンチン	抗酸化作用
		コエンザイムQ10	抗酸化作用
	うつ	セントジョーンズワート	神経伝達部位の調整
		EPA、DHA	神経細胞の保護　神経伝達物質を調整
		アセチル-L-カルニチン	神経細胞の保護　神経伝達物質を調整
		ホスファチジルセリン	神経細胞の保護　神経伝達物質を調整
		5－ヒドロキシトリプトファン	神経伝達物質の生成
		イノシトール	神経伝達物質を調整
		トリプトファン	セロトニン生成、抗うつ作用
	ストレス	ビタミンB群	神経機能の調整
		ビタミンC	抗酸化作用で神経興奮を鎮静化
		カルシウム	神経機能の安定化
		マグネシウム	神経機能の安定化
		DHA、レシチン、イチョウ葉エキス、ホスファチジルセリン	脳の神経細胞の機能維持を助ける
		アピイン（アピノール）	不安感を抑え、精神安定化
		テアニン	緊張感軽減作用
		γ-アミノ酪酸（GABA）	精神的ストレス緩和作用
	眠れない	グリシン	睡眠リズムを改善
		バレリアン	リラックス効果
		ビタミンB_6、B_{12}、マグネシウム	神経伝達機能の調整
		ラクチュコピクリン	鎮静作用、睡眠促進効果
		テアニン	睡眠改善作用
	集中力がない	DHA、α-リノレン酸	抗炎症作用
		γ-アミノ酪酸（GABA）	リラックス作用
		バレリアン	リラックス作用
		カカオポリフェノール	精神安定作用
神経	神経痛	ビタミンB_1、B_2	エネルギー代謝改善
		ビタミンE	抗酸化作用
		イチョウ葉エキス	血行をよくし、神経修復作用
	頭痛	マグネシウム	血液循環を調整
	しびれ	ビタミンB_1、B_{12}	神経細胞の活性化
		ビタミンE	末梢血管の血行を改善

	疲れやすい	ビタミンB_1、アリシン、クエン酸	体内でエネルギー産生を高める
		ビタミンA、カロテノイド（リコペン、アスタキサンチン）、ポリフェノール	抗酸化作用で過酸化物を消去し、神経系の機能を回復させる
		イミダペプチド（イミダゾールペプチド）	神経機能の回復
		コエンザイムQ10	抗酸化作用、ミトコンドリア機能を高める、身体的疲労の改善
		リジン	体組織の回復
		グルタミン酸	神経機能の回復
		カルノシン	疲労回復作用、抗酸化作用
	肩こり	ビタミンB_1、アリシン、クエン酸	エネルギー代謝効率を改善
		カルシウム・マグネシウム	緊張状態を改善
		イチョウ葉エキス	血液循環を改善、血行をよくする
		ビタミンE	血液循環を改善、血行をよくする

【2・感覚器】

臓器	主な症状、目的	関与物	体内での働き
目	疲れ目	アントシアニン、アスタキサンチン	抗酸化作用で目の機能を改善する
		ビタミンA	網膜の構造をつくる材料となる
		ルテイン、ゼアキサンチン	黄斑部の構成成分となる、視力低下を抑える
		DHA	神経細胞の機能維持
舌	味がわからない	亜鉛	味覚受容体機能の維持
		ビタミンB_{12}	舌神経系の機能改善
		鉄	舌の機能維持
鼻	鼻づまり	α-リノレン酸	抗炎症作用
耳	耳鳴・めまい	イチョウ葉エキス	内耳の血流をよくする
皮膚	肌あれ	ビタミンA、β-カロテン、ビタミンC、ビタミンE、ポリフェノール	抗酸化作用で皮膚の炎症を防ぎ保湿
		アマニ油、えごま油、リノール酸、コレステロール	皮膚の保水作用
		ヒアルロン酸ナトリウム	皮膚の保水作用
		グルコシルセラミド	皮膚の保水作用
		N-アセチルグルコサミン	皮膚の保水作用
	かゆみ	α-リノレン酸	抗炎症作用
	シワ・シミ	コラーゲン、ビタミンC	皮膚組織の構造維持
		アスタキサンチン	抗酸化作用で皮膚の劣化を防ぐ
		ビタミンE	皮膚の血流改善と抗酸化作用
	抜け毛（脱毛）	コラーゲン	毛髪の原料となる
	薄毛	マルチビタミン（E、葉酸、ビオチン）、マルチミネラル（亜鉛、鉄）	毛髪の発育を助ける
		チロシン	メラニン色素のもとになる

【3・消化器】

臓器	主な症状、目的	関与物	体内での働き
口（歯）	歯と歯ぐきがしみる（歯周病）	カテキン	歯と歯ぐきの保護作用
		マクロカルパールC	歯垢形成阻害作用、抗菌作用
	口内炎	ビタミンB_2	粘膜機能を助ける
	のどのかわき	クエン酸	唾液分泌を助ける
	歯の健康	キシリトール	唾液分泌促進、歯の再石灰化促進
	虫歯予防	CPP-ACP（乳たんぱく分解物）、フノラン	歯の再石灰化促進、歯の脱灰抑制作用
		リン酸オリゴ糖カルシウム（POS-Ca）、緑茶フッ素	歯の再石灰化促進
食道・胃・十二指腸	胸やけ	ビタミンU	胃粘膜保護
	胃もたれ	ジアスターゼ	消化酵素を助ける
		ビール酵母	消化酵素を助ける
		アクチニジン	たんぱく質消化酵素
	胃の痛み	ビタミンU	胃粘膜保護
		乳酸菌	胃粘膜の炎症を緩和する
		ムチン	胃粘膜保護
小腸、大腸	便秘	アロエ	大腸粘膜を刺激してぜん動運動を促進
		サイリウム	便の量を増やし水分を保持
		イヌリン	便の量を増やし水分を保持、糖分吸収を遅らせる
		難消化性デキストリン	便の量を増やし水分を保持、糖・脂肪吸収抑制
		乳酸菌（シロタ株、LC1、L-アシドフィルスC92株、Lヘルペティカス CK60株、ガゼリ菌SP株）	腸内環境の調整
		ラフィノース	ビフィズス菌増殖作用
		ペクチン	腸内環境の改善、便量増加、水分保持
		アルギン酸	腸内環境の改善、便量増加、水分保持
		キチン、キトサン	腸内環境の改善、便量増加、水分保持
		オリゴ糖（乳果オリゴ糖）	腸内環境の改善、整腸作用
		ビフィズス菌	腸内環境の改善、整腸作用
		ガラクトオリゴ糖	ビフィズス菌増殖作用、整腸作用
		枯草菌 C-3102株	腸内環境の改善
		ビール酵母由来小麦ふすま、寒天由来水溶性コーンファイバー、食物繊維（大麦若葉由来グアーガム分解物）、納豆菌K-2株	ビフィズス菌増殖作用、整腸作用
		ポリデキストロース	整腸作用
	下痢	乳酸菌	腸内環境の改善
		ペクチン、アルギン酸、オリゴ糖	腸内細菌叢の調整
肝臓	二日酔い	タウリン	肝臓の解毒機能を高める
		クルクミン	肝臓の解毒機能を高める
		メチオニン	肝臓の解毒機能を高める
		セサミン・セサモリン	アルコール分解を促進

肝臓	脂肪肝	レシチン	脂肪の代謝を促進
		カテキン	脂肪分解を高める
	肝臓保護	グルタチオン	抗酸化作用、肝臓保護作用
		α-リポ酸	抗酸化作用、肝臓保護作用
		分岐鎖アミノ酸	肝臓保護作用
		メチオニン	肝臓保護作用
		リグナン	抗酸化作用、肝臓保護作用
胆のう・胆管	胆のう機能の保護	レシチン	胆汁の流れをよくする、胆石形成抑制

【4・呼吸器】

臓器	主な症状、目的	関与物	体内での働き
咽頭	咽頭痛	蜂蜜	粘膜上皮保護
		フェンネル（ウイキョウ）	粘膜上皮活性化
気管	咳が出る	エフェドラ（麻黄）	漢方成分（気管支拡張剤）で食品として使えない
		ショウガオイル	神経系鎮静作用
		アンズ（アミグダリン）	鎮咳作用
	痰が出る	カリン	去痰作用、鎮咳作用
肺	ゼーゼーする	α-リノレン酸	抗炎症、抗アレルギー作用
		テオフィリン	気管支拡張作用
	息苦しくなる・息切れ	テオフィリン	気管支拡張作用

【5・循環器】

臓器	主な症状、目的	関与物	体内での働き
心臓	心筋の保護	コエンザイムQ10	抗酸化作用、ミトコンドリア保護作用
血管	コレステロールが高い	イソフラボン	LDL 受容体活性を高める
		紅麹	コレステロール生合成抑制
		リノール酸	コレステロール生合成抑制
		エキストラバージンオリーブ油	LDL コレステロール低下作用、抗酸化作用
		大麦β-グルカン	コレステロール吸収抑制
		プロシアニジン	コレステロール低下作用
		キトサン	コレステロール吸収抑制
		低分子化アルギン酸ナトリウム	コレステロール吸収抑制
		サイリウム由来食物繊維	コレステロール吸収抑制
		植物ステロールエステル	コレステロール吸収抑制
		SMCS（ブロッコリー、キャベツ由来天然アミノ酸）	コレステロール吸収抑制
		リン脂質結合大豆ペプチド（CSPHP）	大豆たんぱく質コレステロール吸収抑制

【5・循環器】

臓器	主な症状、目的	関与物	体内での働き
血管	血圧が高い	カテキン	血管内皮機能改善
		カリウム	Na 排泄
		ラクトトリペプチド、サーディンペプチド	アンジオテンシン変換酵素の阻害作用
		α-リノレン酸	血管の緊張緩和
		マグネシウム、カルシウム	血圧調整作用
		ゴマペプチド（LVY）	血圧低下作用
		γ-アミノ酪酸（GABA）	血圧低下作用
		大豆ペプチド	血圧低下作用
		モノグリコシルヘスペリジン	血圧低下作用
		カカオフラバノール	血圧低下作用
		γ-グルタミル-S-アリルシステイン(GSAC)	血圧低下作用
		ノリペンタペプチド	血圧低下作用
		かつお節オリゴペプチド	血圧低下作用
		ローヤルゼリーペプチド	血圧低下作用
		イソクエルシトリン、ハイペロサイド(羅布麻茶フラボノイド)	血圧低下作用
		杜仲茶配糖体	血圧低下作用
		わかめペプチド	血圧低下作用
	中性脂肪が高い	EPA、DHA	脂肪合成抑制
		中鎖脂肪酸	脂肪分解を促進
		カルニチン	脂肪分解を促進
		カテキン	脂肪分解を促進、脂肪吸収抑制
		β-コングリシニン、難消化性デキストリン	脂肪吸収抑制
		モノグリコシルヘスペリジン	中性脂肪低減作用
		ウーロン茶重合ポリフェノール(ウーロンホモビスフラバンB)	脂肪の消化、吸収を抑える
		グロビンたんぱく分解物	脂肪吸収抑制
	血管の健康	ポリフェノール	血管壁の保護、抗炎症作用、抗酸化作用
		EPA、DHA	血管内皮細胞の保護
		L-アルギニン	NO 産生の材料
		コラーゲン、ビタミンC	血管壁の形成
		ルチン	毛細血管の保護
血液・リンパ	貧血	葉酸	赤血球生成に作用
		鉄	赤血球生成に作用
		ビタミンB_{12}、B_6	赤血球生成に作用
	冷え症	カテキン	エネルギー産生を高めるとともに血行促進
		ショウガエキス、ジンゲロール	エネルギー産生を高めるとともに血行促進
		カプサンチン	エネルギー産生を高めて体温上昇
		イチョウ葉エキス	血行を改善
	むくみ	ルチン	血液壁の透過性を改善する
		ヘスペリジン	血液壁の透過性を改善する
		メリロート	静脈循環改善作用、リンパの流れ改善
	血液凝固・線溶系の健康(血液サラサラ)	ナットウキナーゼ	線溶系の活性化
		EPA、DHA	血栓形成の抑制
		硫化アリル（サイクロマリイン）	血栓形成の抑制

【6・免疫】

臓器	主な症状、目的	関与物	体内での働き
	風邪をひきやすい	乳酸菌	免疫能を高める
		ビタミンA、B_2	粘膜機能の維持
		エキナセア	抗ウイルス作用
		タンパク質	抗体をつくるために必要
		プロポリス	抗炎症作用、抗アレルギー作用
	花粉症	ポリフェノール	抗炎症作用で症状改善
		α-リノレン酸	アレルギー反応を抑える作用
		乳酸菌	腸内細菌による免疫調整
		メチル化カテキン	抗炎症作用で症状改善、抗アレルギー作用
	免疫賦活	β-グルカン	免疫細胞活性化作用
		乳酸菌	消化管壁のリンパ球を活性化
	アトピー性皮膚炎	α-リノレン酸	アレルギー症状をやわらげる
		乳酸菌	腸内細菌を介して免疫反応の調整作用

【7・内分泌】

臓器	主な症状、目的	関与物	体内での働き
女性器	更年期障害	イソフラボン（エクオール、ダイゼイン、ゲニステインなど）	エストロゲン、女性ホルモン作用
	月経痛、PMS	イソフラボン（エクオールなど）	エストロゲン作用
		ポリフェノール	抗炎症作用で症状改善
		ビタミンE	抗酸化作用で症状緩和
男性器	精力減退	ビタミンE	テストステロン分泌補助
		亜鉛	性ホルモン産生
		セレン	精子の材料、活動性亢進
		L-アルギニン	精子の産生を助ける
		イラクサ、マカ	テストステロン産生を助ける
甲状腺	甲状腺ホルモン低下	ヨード（ヨウ素）	甲状腺ホルモンの材料
膵臓	血糖値が高い	クロロゲン酸	α-グルコシダーゼ活性阻害、抗酸化作用
		カテキン	α-グルコシダーゼ活性阻害
		ケルセチン	インスリン抵抗性改善
		食物繊維	糖の吸収を抑制
		イヌリン、難消化性デキストリン	糖の吸収を抑制
		フコイダン、グアガム、グルコマンナン	糖の吸収を抑制
		豆鼓エキス	糖の吸収を抑制
		ギムネマ	糖の吸収を抑制
		クロミウム、マグネシウム	インスリン形成
		バナバ	インスリン様作用
		フェヌグリーク	糖の吸収を抑制
		にがうり	インスリン様作用
		桑の葉エキス（デオキシノジリマイシン）	糖の吸収を抑制

【7・内分泌】

臓器	主な症状、目的	関与物	体内での働き
膵臓	**血糖値が高い**	プロポリス	インスリン抵抗性改善
		カフェオイルキナ酸	GLP-1 分泌促進作用
		大麦 - β - グルカン	糖質吸収抑制
		小麦アルブミン	デンプンの消化・吸収抑制
		サラシノール	糖質吸収抑制
		難消化性再結晶アミロース（α-1、4 グルカン会合体）	糖質吸収抑制
		L-アラビノース	糖質吸収抑制
		グァバポリフェノール、ルテオリン	インスリン抵抗性改善

【8・泌尿器】

臓器	主な症状、目的	関与物	体内での働き
腎臓	**むくみ**	フェンネル	利尿作用
		イラクサ	利尿作用
		西洋タンポポ	利尿作用
		メリロート	リンパ系、静脈系の循環改善
膀胱	**トイレが近い**	クランベリー	抗菌作用
		エキナセア	抗炎症作用
		エルダーフラワー	抗炎症作用
		プロポリス	抗炎症作用
前立腺	**尿の出が悪い**	ノコギリヤシ	前立腺肥大抑制作用

【9・骨格と筋肉】

臓器	主な症状、目的	関与物	体内での働き
骨	**骨密度（腰痛）**	イソフラボン	骨形成促進作用、骨吸収抑制作用
		カルシウム	骨を形成
		ビタミンD	カルシウムの吸収・骨形成
		ビタミンK_2（メナキノン-4）	カルシウムの吸収・骨形成
		ポリグルタミン酸	カルシウムの吸収
		乳塩基性タンパク質	カルシウムの吸収
		CCM（クエン酸リンゴ酸カルシウム）	カルシウムの吸収
		CPP（カゼインホスホペプチド）	カルシウムの吸収
		コラーゲン＋ビタミンC	骨基質をつくる
		β-クリプトキサンチン	骨形成促進作用、骨吸収抑制作用
		オレウロペイン	骨量減少抑制、抗酸化作用
関節	**関節痛**	コンドロイチン硫酸	関節軟骨の機能維持
		ヒアルロン酸	関節軟骨の機能維持
		デビルズクロー	抗炎症作用
		S-アデノシルメチオニン	抗炎症作用
		グルコサミン	関節軟骨の機能維持
		コラーゲンペプチド	関節機能維持

筋肉	**筋肉減少**	ロイシン	筋肉たんぱく質をつくる
	筋肉の健康	ホエイタンパク質	筋肉たんぱく質をつくる
		コエンザイムQ10	筋肉の炎症を緩和する
		ポリフェノールA、C、E（レスベラトロール）、セレン	抗酸化作用で筋肉を保護
		ビタミンB_1、B_6、B_{12}、カルニチン	筋肉でのエネルギー代謝
		カルノシン	筋疲労回復作用

【10・脂肪組織】

臓器	主な症状、目的	関与物	体内での働き
	肥満 **内臓脂肪増加過多** **メタボリックシンドローム**	カテキン	脂肪の分解を促進
		中鎖脂肪酸	脂肪の分解、燃焼を高める
		カフェイン	脂肪の分解、燃焼を高める
		ラクトフェリン	内臓脂肪低減作用
		グラブリジン（甘草由来）	体脂肪の増加抑制作用
		酢酸	脂肪燃焼を高める
		キトグルカン	内臓脂肪低減作用
		イソフラボン	内臓脂肪低減作用
		テイリロサイド（ローズヒップ由来）	体脂肪低減
		エピガロカテキン	脂肪燃焼を高める
		オリゴ糖（マンノビオース）	脂肪吸収抑制、体脂肪減少
		クロロゲン酸	脂肪燃焼を高める
		プロシアニジン（りんご由来）	脂肪燃焼を高める
		ケルセチン配糖体	脂肪分解酵素活性化
	褐色脂肪活性化	カテキン	褐色脂肪細胞を活性化
		ノミリン	褐色脂肪細胞を活性化

【11・細胞と遺伝子】

臓器	主な症状、目的	関与物	体内での働き
	ミトコンドリアの保護	レスベラトロール	抗酸化作用
		コエンザイムQ10	抗酸化作用
	細胞膜の保護	ビタミンE	抗酸化作用
	染色体・遺伝子の保護	レスベラトロール	抗酸化作用
		ポリアミン	細胞分裂や増殖の制御
	テロメアの維持	EPA、DHA、ポリフェノール	抗炎症作用
	がん化を抑える	レスベラトロール	細胞のがん化を抑制、抗酸化作用
		β-クリプトキサンチン	細胞のがん化を抑制、抗酸化作用
		クルクミン	細胞のがん化を抑制、抗酸化作用
		長生ドラジ	細胞のがん化を抑制、抗酸化作用
		β-カロテン	細胞のがん化を抑制、抗酸化作用
		スルフォラファン	がん化細胞のアポトーシス
		アリルスルフィド	細胞のがん化を抑制
		カプサンチン	細胞のがん化を抑制、抗酸化作用
		イソチオシアネート	細胞のがん化を抑制、抗酸化作用
		プロポリス	細胞のがん化を抑制、抗酸化作用

索引

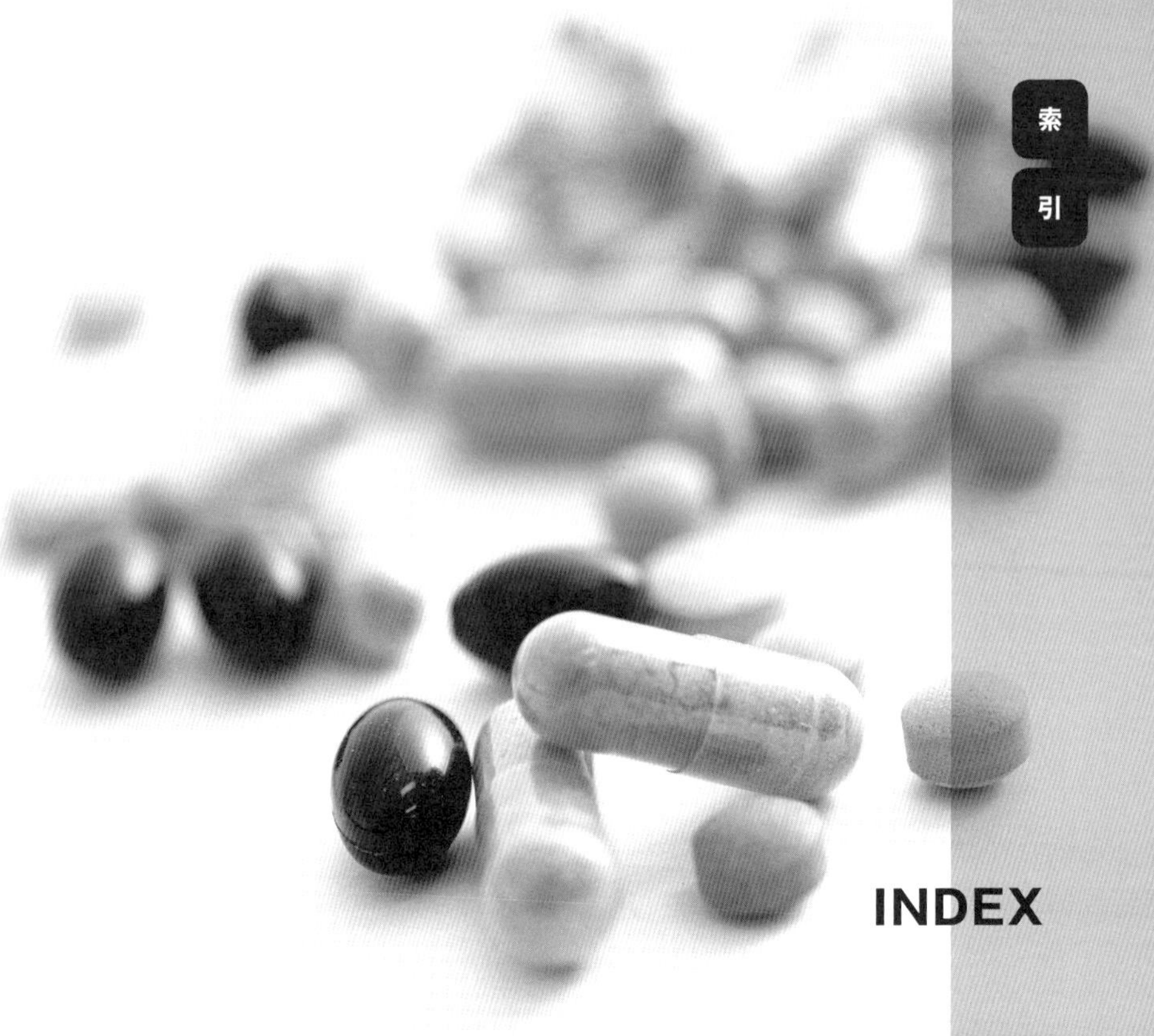

INDEX

INDEX

INDEX

【参考文献】

国立健康・栄養研究所――
「健康食品」の安全性・有効性情報
https://hfnet.nih.go.jp/contents/indiv.html

『サプリメント健康バイブル』
NPO日本サプリメント協会著（小学館）

後藤 典子（ごとう のりこ）
ジャーナリスト・一般社団法人日本サプリメント協会理事長

同志社大学文学部を卒業後、編集プロダクションを経て、ジャーナリストに。おもに政治・経済評論をテーマにした取材、執筆を主軸としてきたが、サプリメントの取材をきっかけに、市場の歪んだ情報の蔓延に義憤を感じ、生活者のための公正中立な情報の必要性を痛感して、2001年、日本サプリメント協会を発足、中立な情報機関として活動を始める。

書籍の発刊や、新聞、雑誌、テレビ、ラジオなど、マスメディアにおいて執筆・評論・コメントを行うとともに、生活者や企業を対象とした講演活動を通じて、ヘルス・プロモーションの啓発に努める。

現在、「日本サプリメント協会」を通して健康リテラシー向上のための情報活動とともに、アジアへの情報発信を行っている。

日本サプリメント協会ホームページ
http://www.j-supplements.com

体の悩みを解決！ ずっと元気に！

サプリメント健《けん》康《こう》事《じ》典《てん》

発行日　2015年12月9日　第1刷発行
　　　　2021年 2月8日　第4刷発行

著　者　一般社団法人 日本サプリメント協会
監　修　NPO日本抗加齢協会

発行者　萱島 治子
発行所　株式会社　集英社
　　　　〒101-8050　東京都千代田区一ツ橋 2-5-10
　　　　（編集部）03(3230)6399
電　話　（読者係）03(3230)6080
　　　　（販売部）03(3230)6393（書店専用）
印　刷　大日本印刷株式会社
製　本　ナショナル製本協同組合

 ISBN978-4-08-333142-8 C0047
定価はカバーに表示してあります。